Die Tuina-Behandlung

Die Tuina-Behandlung

Praktisches Handbuch der Chinesischen Manuellen Therapie

von
Li Jinxue
und
Wei Yuanping

Verlag für Ganzheitliche Medizin Dr. Erich Wühr GmbH
Kötzting / Bayer. Wald

Die Deutsche Bibliothek – CIP-Einheitsaufnahme

Ein Titeldatensatz für diese Publikation ist bei der Deutschen Bibliothek erhältlich.

Haftung: Sämtliche Angaben in diesem Buch sind nach bestem wissenschaftlichen Können der Autoren gemacht. Eine Gewähr übernehmen der Verlag und die Autoren nicht, insbesondere die Behandlung betreffend. Es bleibt in der alleinigen Verantwortung des Lesers, diese Angaben einer eigenen Prüfung zu unterziehen. Wenn er die Methoden, die in diesem Buch beschrieben sind, an Patienten anwenden will, so tut er dies auf eigene Verantwortung und Haftung.

ISBN 3-927344-11-7

Fotos: Fotodesign Christian Kierst, D-93413 Cham

Produktion: Satz & Grafik Ritter, Frühlingstraße 25, D-92711 Parkstein

Inhaltsverzeichnis

Danksagung

Wir danken Herrn Professor Shang Tianyu, Ehrendirektor des Instituts für Orthopädie und Traumatologie und früherer Vize-Präsident der Chinesischen Akademie für TCM, für seine Unterstützung und Beratung bei diesem Buch.

Ebenso wollen wir Dr. Sun Shuchen, Frau Cao Ajing und Frau Zhu Zongping für die große Hilfe bei der Herausgabe des Buches und Herrn Wang Hongliu, Dr. Zhang Lutang, Frau Han Shao und Frau Bu Weiqing für die Anfertigung der Zeichnungen unsere Wertschätzung ausdrücken.

Wir bedanken uns bei Frau Tutta Entzian und Frau Anne Stevenson für die freundliche Überprüfung einiger Kapitel des Buches.

Besonderer Dank gilt dem Senior-Herausgeber Dr. Wang Yanchun und allen Mitarbeitern des Internationalen Akademie-Verlags für ihre große Hilfe bei der Herstellung des Buches.

Dr. Li Jinxue
Beratender Chirurg und TCM-Arzt
Institut für Orthopädie und Traumatologie
Chinesische Akademie für TCM
18 Beixingcang, Dongzhimen Nei
Beijing 100700, China

Wei Yuanping
Herausgeber
Journal of TCM
Chinesische Akademie für TCM
18 Beixingcang, Dongzhimen Nei
Beijing 100700, China

Grundwissen der Chinesischen Manuellen Therapie

1. Konzept der Chinesischen Manuellen Therapie

Chinesische Manuelle Therapie (CMT) ist ein Überbegriff für alle therapeutischen Methoden der Chinesischen Medizin, bei denen Erkrankungen lediglich durch Benutzung der Hände des Therapeuten behandelt werden. Der Therapeut benutzt seine „unbewaffneten" Hände und behandelt die Patienten durch Ausübung milder bis starker Kräfte verschiedener Manipulationen auf definierte Körpergebiete (erkrankte Körpergebiete oder Akupunkturpunkte). Durch diese Manipulationen werden Adhäsionen gelöst, die Auswirkungen von Frakturen und Dislokationen gelindert, Schmerz oder Krämpfe erleichtert, Muskeln und Sehnen entspannt, Meridiane deblockiert, die Blutzirkulation gestärkt, der Fluß der Lebensenergie QI und die Funktionen der inneren Organe und des Nervensystems reguliert. CMT ist nicht nur eine Art von Physiotherapie oder Naturheilverfahren, sondern auch ein wichtiger Bestandteil der Traditionellen Chinesischen Medizin, die mit ihrer spezifischen Theorie und Praxis ein in sich geschlossenes Medizinsystem darstellt. Nur mit seinen beiden Händen ausgestattet, kann der Therapeut sowohl Diagnose als auch Behandlung durchführen. Die Manipulationen bestehen aus „Kneten, Drücken, Stoßen, Klopfen" usw. In der CMT werden Diagnose und Behandlung als untrennbare Einheit verstanden. Die CMT kann zur Behandlung verschiedener Erkrankungen und genauso zur Gesunderhaltung eingesetzt werden. Neben hoher Wirksamkeit und wenigen Nebenwirkungen ist der große Vorteil der CMT, daß weder Hilfsinstrumente noch Medikamente gebraucht werden.

Vor über 2000 Jahren wurde die CMT zum ersten Mal im „Huangdi Neijing" (Innerer Klassiker des Gelben Fürsten, 475-221 v. Chr. erstmals herausgegeben) beschrieben. Damals bestanden lediglich zwei einfache CMT-Methoden: Drücken (chinesisch: AN) und Streichen (chinesisch: MO). Dieses Behandlungsverfahren wurde als ANMO genannt, was heute soviel wie Massagetherapie bedeutet. Seit der MING-Dynastie (1368 bis 1644) wurde der Begriff „ANMO" durch den Begriff „TUINA" ersetzt. Heute gebrauchen wir als Synonym für beide Begriffe den Ausdruck „Chinesische Manuelle Therapie".

Mit der verbreiteten klinischen Praxis und der Entwicklung der CMT-Theorie traten mehr und mehr spezifische Arten von CMT-Methoden auf: Methoden zur Behandlung der Sehnen, Manipulationen an den Knochen, das Beklopfen von Akupunkturpunkten, Massagetherapie bei Kinderkrankheiten, Sportlern sowie zur Gesunderhaltung und zu kosmetischen Zwecken usw. Es gibt ebenso Techniken, die entlang der Meridiane, der Wirbelsäule und der lymphatischen Bahnen therapieren, sowie Techniken zur Behandlung der Kopfhaut und der Füße. In manchen Fällen wird CMT mit der äußeren Anwendung therapeutisch wirkender Flüssigkeiten oder mit Akupunktur kombiniert, um die Wirksamkeit zu steigern. Als essentieller Teil der Traditionellen Chinesischen Medizin wird die CMT sowohl von Ärzten als auch von den Patienten sehr geschätzt.

2. Rückblick auf die Geschichte der Chinesischen Manuellen Therapie

Die CMT ist, wie bereits dargestellt, ein wichtiger Teil der Traditionellen Chinesischen Medizin. Die Therapieverfahren der Traditionellen Chinesischen Medizin sind neben der CMT die Arzneimitteltherapie (innere Medizin), die Akupunktur und Moxibustion, das Medizinische QIGONG sowie die chinesische Lebensführungs- und Ernährungstherapie. Grundlegend für die Verfahren der Traditionellen Chinesischen Medizin ist die Anwendung spezieller Manipulationen an bestimmten, bevorzugten Körperpunkten. Wegen der großen therapeutischen Wirksamkeit bei gleichzeitig einfacher Anwendung ohne komplizierte medizinische Instrumente, ist die Traditionelle Chinesische Medizin seit vielen Generationen in China und mittlerweile über China hinaus in der ganzen Welt verbreitet.

Die CMT hat sich in einem langen historischen Prozeß entwickelt. Bereits urzeitliche Menschen mußten gewußt haben, daß bestimmte Läsionen und Krankheiten durch manuelle Behandlung positiv beeinflußt werden können. Sogar bei Tieren kann beobachtet werden, daß sie erkrankte Gebiete ihres Körpers mit ihren Klauen und Pfoten bestreichen. Dem Menschen als vernunftbegabtes Wesen blieb es vorbehalten, diese eher instinktmäßigen

Manipulationen zu medizinischen Behandlungsverfahren weiterzuentwickeln. Das chinesische Volk hat in tausenden von Jahren durch praktische Erfahrung im Kampf gegen Krankheiten die CMT entwickelt.

Bereits im 26. Jahrhundert v. Chr. hat Yu Fu „Acht Methoden der Massage" zusammengefaßt. Im „Wu Shi Er Bing Fang" (Rezepte für 52 verschiedene Erkrankungen), dem ersten medizinischen Klassiker der TCM, wurde Massage mit äußerer Anwendung von chinesischen Heilkräutern beschrieben. Der Mechanismus und die Indikationen für die Massage wurde im „Huangdi Neijing" erklärt, womit eine theoretische Basis für die CMT geschaffen wurde.

Bis zur QIN- und HAN-Dynastie (221 v. Chr. bis 220 n. Chr.) wurde die CMT ein eigenständiger Teil der Traditionellen Chinesischen Medizin und eine wichtige Behandlung bei bestimmten Arten von Krankheiten. Seit dieser Zeit erschienen eine große Anzahl von medizinischen Monographien über die CMT. Das Buch „Huangdi Qibo Anmo Shijuan" (Zehn Bände über Massagetherapie überreicht durch den Gelben Fürsten und Qibo), die erste Monographie über CMT, ist nicht erhalten geblieben. In „Jin Kui Yao Lue" (Synopsis der Rezepten der Goldenen Kammer, verfaßt von Zhang Zhongjing im 3. Jahrhundert n. Chr.) wird die CMT bei Notfällen, ähnlich der heute üblichen künstlichen Beatmung beschrieben. Außerdem werden funktionelle Bewegungsübungen angegeben. In „Zhou Hou Bei Ji Fang" (Handbuch für Rezepte bei Notfällen, geschrieben von Ge Hong, 281-341 n. Chr.) sind manipulierende Methoden zur Behandlung von Frakturen und Luxationen sowie zur medizinischen Selbstbehandlung und zu kosmetischen Zwecken aufgezeichnet.

In den SUI- und TANG-Dynastien (581 bis 907 n. Chr.) erfuhr die CMT große Fortschritte. Die CMT wurde in die kaiserliche medizinische Ausbildung von Ärzten aufgenommen. Die Behandler wurden in Ärzte, Techniker und Masseure eingeteilt. Die CMT wurde als Verfahren zur Behandlung von Verletzungen und Frakturen gelehrt.

Das „Zhu Bing Yuan Hou Lun" (Abhandlung über die Ätiologie und Symptomatologie von Erkrankungen, verfaßt von Chao Yuanfang im Jahr 610 n. Chr.) stellt in mehr als 260 Kapiteln die CMT und körperliche Bewegungsübungen zur Prävention und Therapie von Erkrankungen dar. Das „Qian Jin Fang" (Rezepte für Tausend Goldmünzen von Sun Simiao 682 n. Chr.) führt achtzehn Methoden der CMT ein. Im „Li Shang Xu Duan Mi Fang" (Geheimnisse der Behandlung von Wunden und Knochenbrüchen von Lin Daoren im Jahr 846 n. Chr.) wird die CMT zur Behandlung von Frakturen und Luxationen eingesetzt. In dieser Periode wurden auch medizinische Salben und Massagehilfsmittel entwickelt und angewandt.

Auch in der Periode der SONG-, JIN- und IUAN-Dynastie (960 bis 1368 n. Chr.) wurde die CMT mit sich erweiterndem Indikationsgebiet und großer therapeutischer Wirkung angewandt. Von Pang Anshi ist ein Fallbeispiel überliefert: Er behandelte eine Frau mit seit sieben Tagen bestehender Dystokie (Geburtsstörung) erfolgreich mit CMT.

Im „Shi Yi De Xiao Fang" (Wirksame Rezepte seit Generationen bewährt von Wei Yilin im Jahr 1337 n. Chr.) werden manipulative Techniken zur Entspannung von Muskeln und Sehnen sowie zur Behandlung von Frakturen und Luxationen eingeführt.

In der MING-Dynastie (1368 bis 1644 n. Chr.) wurde große klinische Erfahrung bei der Behandlung von Kinderkrankheiten durch CMT angesammelt. Es erschienen eine große Anzahl von Monographien über dieses Behandlungsgebiet: „Xiao Er Tui Na Mi Jue" (Geheimnisse bei der Behandlung von Kinderkrankheiten durch Massage), „Tui Na Huo Ying Mi Zhi" (Geheimnisse der Manuellen Therapie zur Behandlung von Notfällen bei Kindern) und „Xiao Er An Mo Jing" (Erfahrungen in der Massagetherapie bei Kinderkrankheiten).

Auch in der QING-Dynastie (1644 bis 1911 n. Chr.) erschienen weitere Arbeiten über CMT: „Tui Na Yi Zhi" (Populäre Manuelle Therapie), „Tui Na Zhi Nan" (Anleitung zur Manuellen Therapie), „Tui Na Jie Jing" (Kurzes Lehrbuch zum Erlernen der Manuellen Therapie) und „Tui Na Tu Jie" (Illustriertes Handbuch der Manuellen Therapie. Das „Zheng Gu Xin Fa Yao Zhi" (Quintessenz der Manuellen Therapie) ist ein Teil des „Yi Zong Jin Jian" (Der goldene Spiegel der Medizin) in dem insgesamt 80 Personen unter der Leitung von Wu Qian insgesamt 90 Bände verfaßten. Dieses Buch wurde auf kaiserlichen Befehl geschrieben und erschien im Jahre 1749 n. Chr. Es beschreibt die Erfahrungen bei der Behandlung von traumatischen Verletzungen und faßt acht manipulative Techniken zur Reposition von Knochen zusammen.

In diesem Jahrhundert verbreitete sich die CMT über ganz China. 1956 wurde ein Übungskurs für CMT in Shanghai durchgeführt, wo zwei Jahre später eine Schule für CMT etabliert wurde. In den vergangenen Jahren wurden in den meisten Hochschulen für Traditionelle Chinesische Medizin Abteilungen für CMT eingerichtet. Es erschienen eine große Anzahl von wissenschaftlichen Veröffentlichungen über CMT.

Auch Vertreter der westlichen Medizin in China zeigten Interesse an der CMT und kombinierten sie mit westlichen Verfahren, um die therapeutischen Wirkungen zu verbessern und die klinischen Indikationen zu erweitern. Das Indikationsgebiet der CMT umfaßt heute innere, pyschoneurologische, gynäkologische Erkrankungen, Geschlechtskrankheiten, Kinderkrankheiten sowie Verletzungen der Knochen, Gelenke und Weichgewebe. Auch in der Chirurgie wird die CMT unterstützend eingesetzt.

Im November 1977 wurde das Institut für Orthopädie und Traumatologie der Chinesischen Akademie für Traditionelle Chinesische Medizin etabliert. Dort wurden in den letzten zehn Jahren sowohl in der klinischen Behandlung als auch in der experimentellen Forschung große Fortschritte erzielt. Das Institut unterhält Kontakte zu ähnlichen Einrichtungen in anderen Ländern und führt akademischen Austausch durch. Im Jahre 1986 wurde die „Hochschule für Akupunktur und Orthopädie" in Beijing, als eine weitere staatliche Institution für Akupunktur, chinesische Orthopädie, Traumatologie und manuelle Therapie, inauguriert. Alle diese Maßnahmen fördern die Weiterentwicklung der CMT. Wir hegen die Hoffnung, daß sich die TCM weiter im chinesischen Volk und über China hinaus verbreiten wird.

3. Einige grundlegende Konzepte der Traditionellen Chinesischen Medizin

3.1. YIN-YANG

Die Theorie von YIN und YANG bedeutet, daß jedes Objekt oder Phänomen im Universum aus zwei gegensätzlichen Aspekten, nämlich YIN und YANG besteht. Diese beiden Aspekte stehen sowohl im Gegensatz zueinander als auch in gegenseitiger Abhängigkeit voneinander. Diese Beziehung zwischen YIN und YANG ist ein universelles Gesetz der materiellen Welt, das Prinzip und die Quelle der Existenz von Myriaden von Objekten, die Ursache für das Gedeihen und Verderben aller Dinge.

Die Theorie von YIN und YANG bezieht sich hauptsächlich auf den Gegensatz, die Abhängigkeit, den gegenseitigen Verbrauch, die gegenseitige Unterstützung und die Beziehung der gegenseitigen Ineinanderumwandlung von YIN und YANG. Diese Beziehungen werden in der Traditionellen Chinesischen Medizin intensiv benutzt, um die Physiologie und Pathologie des menschlichen Körpers zu erklären. Sie dienen als Grundlage zur klinischen Diagnostik und Behandlung.

3.1.1 Der Gegensatz und die gegenseitige Abhängigkeit von YIN und YANG

Der Gegensatz von YIN und YANG generalisiert das Sichwidersprechen und den Kampf zweier Gegensätze innerhalb eines Objekts oder Phänomens. Früher benutzten Gelehrte Wasser und Feuer, um die grundlegenden Eigenschaften von YIN und YANG zu symbolisieren. Die grundlegenden Eigenschaften von YIN simulieren die des Wassers einschließlich Kälte, Ausrichtung nach unten, Dunkelheit usw., während die grundlegenden Eigenschaften von YANG die des Feuers sind, einschließlich Hitze, Ausrichtung nach oben, Licht usw. Daraus kann geschlossen werden, daß alles, was die Eigenschaften von Ruhe, Kälte, unterer Position, Ausrichtung nach unten, innerer Position oder Ausrichtung nach innen, Dunkelheit, Asthenie, Hemmung, Langsamkeit hat oder alles was substantiell usw. ist, zu YIN gehört. Dagegen gehört alles, was sich bewegt, heiß ist, sich oben befindet und sich nach oben bewegt, sich außen befindet oder sich nach außen bewegt, leuchtend, stark, gereizt, schnell, nicht substantiell usw. ist, zu YANG.

Da die YIN-YANG-Natur von Dingen nur durch den Vergleich existiert und darüberhinaus jedes Ding nahezu unbegrenzt in YIN- und YANG-Aspekte geteilt werden kann, ist die YIN-YANG-Natur in keiner Weise absolut, sondern immer relativ. Unter bestimmten Bedingungen können sich die beiden Gegensätze eines Objektes verändern. Das bedeutet, daß sich die YIN-YANG-Natur der Dinge verändert. So kann sich innerhalb des YIN-Aspekts ein weiterer YIN-Aspekt entwickeln, innerhalb des YANG-Aspekts ein weiterer YANG-Aspekt. Die Entwicklung von YANG kann durch YIN, die Entwicklung von YIN kann durch YANG erschwert werden.

Die Gewebe und Organe des menschlichen Körpers gehören entweder zu YIN oder zu YANG. Sie werden entsprechend ihrer relativen Lokalisationen und Funktionen eingeteilt. Wenn wir den Körper als ein Ganzes betrachten, so gehören die Körperoberfläche und die Extremitäten, da sie außen liegen, zu YANG. Während die inneren Organe ZANG-FU im Körperinneren liegen und zu YIN gehören. Betrachten wir die Körperoberfläche und die vier Extremitäten alleine, so ist der Rücken YANG, während die Brust und der Bauch YIN sind. Der Teil über der Hüfte gehört zu YANG. Der Teil unter der Hüfte gehört zu YIN. Der seitliche Aspekt der vier Extremitäten ist YANG. Der mediale Aspekt ist YIN. Die Meridiane, die entlang des seitlichen Aspekts einer Extremität laufen, sind YANG-Meridiane. Die Meridiane entlang des medialen Aspekts der Extremitäten sind YIN-Meridiane. Wenn wir von den Organen ZANG-FU alleine sprechen, gehören die Organe FU mit ihrer Hauptfunktion der Umwandlung und Verdauung von Nahrung zu YANG, während die Organe ZANG ihrer Hauptfunktion von Speicherung der Lebensenergie QI und der Essenz zu YIN gehören. Jedes der Organe ZANG-FU selbst kann wiederum in YIN- oder YANG-Aspekt unterteilt werden, z. B. YIN und YANG der Niere, YIN und YANG des Magens usw. Zusammenge-faßt kann man sagen, daß, egal wie komplex die Gewebe und Strukturen des menschlichen Körpers und ihre funktionellen Aktivitäten auch sind, sie immer durch die Beziehung von YIN und YANG generalisiert und erklärt werden können.

Die Beziehung der gegenseitigen Abhängigkeit von YIN und YANG meint, daß die Existenz von YIN die Bedingung der Existenz von YANG ist und umgekehrt. Keiner der beiden Aspekte kann für sich isoliert und allein existieren. Es gäbe keinen Tag ohne die Nacht, keine Förderung ohne Hemmung usw.

Wir haben gesehen, daß YIN und YANG sowohl im Gegensatz zueinander als auch in gegenseitiger Abhän-gigkeit voneinander bestehen. Sie sind in ihrer Existenz voneinander abhängig und bestimmen durch ihr Zusam-menwirken eine Einheit. Die Bewegung und die Verän-derungen eines Objekts oder Phänomens sind also nicht nur Folge des Gegensatzes und Konflikts zwischen YIN und YANG, sondern auch die Folge ihres Zusammenwir-kens und ihrer gegenseitigen Unterstützung.

Die physiologischen Aktivitäten sowie die Umwandlung von Substanzen in Funktion oder umgekehrt, bestätigt die Theorie der gegenseitigen Abhängigkeit von YIN und YANG. Die Substanz gehört zu YIN, die Funktion zu YANG. Erstere ist die Basis von letzterer, während letztere die Spiegelung der Existenz der ersteren, also die motivierende Kraft für die Produktion der ersteren, darstellt. Nur wenn genügend ernährende Substanz im Körper vorhanden ist, können die funktionellen Aktivi-täten der Organe ZANG-FU normal sein und umge-kehrt. Nur wenn die funktionellen Aktivitäten der

Organe ZANG-FU gesund sind, können sie dauernd die Produktion der ernährenden Substanzen stimulieren. Die Koordination und das Gleichgewicht zwischen Substanz und Funktion sind die vitale Garantie physiologischer Aktivitäten. Im „Huangdi Neijing" steht: „Das YIN ist im Inneren als die materielle Grundlage des YANG. Während das YANG außen ist als die Manifestation der Funktion von YIN.

3.1.2 Die Beziehung des gegenseitigen Verbrauchs, der gegenseitigen Unterstützung und der Ineinanderumwandlung von YIN und YANG

Der Begriff „Verbrauch" impliziert die Bedeutung von Verlust oder Schwäche. Der Begriff „Unterstützung" impliziert Gewinn oder Stärkung. Die zwei Aspekte YIN und YANG innerhalb eines Objekts sind nicht festgelegt. Sie sind in einem Zustand ständiger Bewegung. Entspre-chend des Gegensatzes und der Unterstützung von YIN und YANG beeinflußt die Abnahme oder Zunahme eines Aspekts zwangsläufig den anderen, z.B. führt der Ver-brauch von YIN zu einer Zunahme von YANG. Wäh-rend umgekehrt der Verbrauch von YANG in einer Zunahme von YIN resultiert. Auf der anderen Seite führt eine Zunahme von YIN zu einem Verbrauch von YANG und eine Zunahme von YANG zu einem Verbrauch von YIN. Wir erhalten somit vier Möglichkeiten des Aus-drucks der gegenseitigen Unterstützung und des gegen-seitigen Verbrauchs von YIN und YANG. Die funktio-nellen Aktivitäten des menschlichen Körpers brauchen eine bestimmte Menge ernährender Substanzen. Es wird YIN verbraucht und YANG gewonnen. Die Bildung und Speicherung von ernährenden Substanzen dagegen hängt von funktionellen Aktivitäten ab. Der Verbrauch funktio-neller Energie bedeutet bis zu einem bestimmten Grad einen Verbrauch von YANG zugunsten eines Gewinns von YIN. Diese grundlegende Beziehung von gegenseiti-gem Verbrauch und gegenseitiger Unterstützung resul-tiert nicht in ein absolutes Gleichgewicht. Unter norma-len Bedingungen bleiben die gegensätzlichen Aspekte in einer relativen Balance. Während unter krankhaften Bedingungen ein Überwiegen des einen und eine Insuffi-zienz des anderen Aspekts auftritt.

Wenn im Prozeß des gegenseitigen Verbrauchs und der gegenseitigen Unterstützung sich ein Verlust der relativen Balance zwischen YIN und YANG manifestiert und diese Balance nicht wiederhergestellt wird, resultiert daraus ein Überwiegen eines Aspekts und eine Insuffizi-enz des anderen.

Die gegenseitige Umwandlung von YIN und YANG meint, daß unter bestimmten Bedingungen und in bestimmten Stadien der Entwicklung sich jeder Aspekt YIN und YANG innerhalb eines Objekts in den entgegengesetzten Aspekt umwandelt. YIN wandelt sich in YANG und YANG wandelt sich in YIN. Ob diese Umwandlung wirklich auftritt, hängt davon ab, ob innerhalb des Objekts überhaupt die Möglichkeit der Veränderung besteht. Ist diese Möglichkeit gegeben, so spielen auch äußere Bedingungen eine Rolle.

Die gegenseitige Umwandlung von YIN und YANG ist das universelle Gesetz, das die Entwicklung und Veränderung von Dingen steuert. Ein Beispiel ist der Wechsel der vier Jahreszeiten. Der Frühling mit seiner Wärme beginnt, wenn der kalte Winter seinen Höhepunkt erreicht hat. Der kühle Herbst setzt ein, wenn der heiße Sommer seinen Höhepunkt erreicht hat. Die Veränderung von Erkrankungen ist ein anderes Beispiel. Ein Patient mit kontinuierlich hohem Fieber bei einer akuten fiebrigen Erkrankung kann eine Senkung der Körpertemperatur, Blässe und Kälte der Extremitäten mit einem schwachen fadenförmigen Puls erfahren, was anzeigt, daß sich die Natur der Erkrankung von YANG in YIN verändert hat. Die Methode der Behandlung dieses Patienten muß entsprechend verändert werden.

Die Beziehungen des Gegensatzes zueinander, der gegenseitigen Abhängigkeit voneinander, des gegenseitigen Verbrauchs und der gegenseitigen Unterstützung sowie der gegenseitigen Umwandlung von YIN und YANG kann kurz als das „Gesetz der Einheit von Gegensätzen" zusammengefaßt werden. Diese vier Beziehungen zwischen YIN und YANG können nicht voneinander isoliert gesehen werden. Sie beeinflussen einander und jede dieser Beziehungen kann die Ursache oder die Wirkung einer anderen sein.

3.2 Lebensenergie-QI und Blut-XUE

QI und XUE sind die grundlegenden Substanzen, die in allen Geweben und Organen existieren und in den Meridianen und Nebengefäßen permanent zirkulieren. In der Traditionellen Chinesischen Medizin schließt QI die physischen Funktionen der verschiedenen Organe ein. QI kann in verschiedene Arten klassifiziert werden, z. B. bildet sich das Nieren-QI aus der Nieren-Essenz. Die funktionelle Aktivität der Niere besteht darin, das Wachstum und die sexuelle Entwicklung zu kontrollieren, während das Abwehr-QI in den Meridianen und

Blutgefäßen an der Körperoberfläche zirkuliert und den Körper gegen äußere krankheitsverursachende Faktoren schützt.

Das Blut-XUE ist die grundlegende Substanz für die funktionellen Aktivitäten der verschiedenen Gewebe und Organe. Es entsteht in der Niere aus der Nahrungs-Essenz und zirkuliert in den Gefäßen, den Meridianen und den Nebengefäßen, um alle Teile des Körpers zu ernähren.

Das Verhältnis zwischen QI und Blut kann so erklärt werden, daß das QI aus dem Blut entsteht und seinerseits die Zirkulation des Blut steuert.

3.3 Außen-BIAO und Innen-LI

Außen und Innen sind zwei diagnostische Prinzipien, die sich aus der Tiefe der erkrankten Körperteile und der Entwicklung der Erkrankung ergeben. Äußere Syndrome beziehen sich auf Erkrankungen, die aus der Invasion von äußeren krankheitsverursachenden Faktoren in die oberflächlichen Körperteile entstehen. Diese Erkrankungen sind durch plötzlichen Beginn und durch kurze Dauer gekennzeichnet. Die hauptsächlichen Manifestationen sind Unverträglichkeit von Kälte oder Wind, Fieber, Kopfschmerz, Nasenverstopfung und oberflächlicher Puls. Innere Syndrome können aus der Verlagerung äußerer krankheitsverursachender Faktoren in das Körperinnere entstehen, falls diese nicht rechtzeitig eliminiert werden. Außerdem können innere Syndrome durch einen direkten Angriff äußerer krankheitsverursachender Faktoren auf die inneren Organe ZANG FU verursacht werden. Ebenso ist die Dysfunktion innerer Organe ZANG FU eine Ursache für innere Syndrome.

Allgemein gesagt, ist das Hauptzeichen zur Indentifizierung innerer und äußerer Symptome „Fieber". Ist das Fieber mit einer Unverträglichkeit von Wind oder Kälte verbunden, handelt es sich um ein äußeres Syndrom. Ist dies nicht der Fall, so liegt ein inneres Syndrom vor. Sowohl äußere als auch innere Syndrome können durch Kälte, Hitze, Leere oder Fülle kompliziert werden. Ihre klinischen Manifestationen variieren. Zwischen diesen muß sorgfältig unterschieden werden.

Äußere Syndrome sind üblicherweise mild und oberflächlich. Sie sind in oberflächlichen Körperteilen lokalisiert. Innere Syndrome sind meistens ernst und tief gelegen. Sie betreffen das Körperinnere und stören die inneren Organe ZANG FU.

3.4 Kälte und Hitze

Kälte und Hitze sind zwei Eigenschaften von Erkrankungen. Erkrankungen, die durch krankheitsverursachende Hitze, Sommerhitze oder Trockenheit verursacht werden, sind Hitze-Syndrome. Analog sind Erkrankungen, die durch äußere krankheitsverursachende Kälte entstehen, Kälte-Syndrome. Ein Kälte-Syndrom kann sich in ein Hitze-Syndrom umwandeln. Darüberhinaus kann ein Mangel von YIN und YANG zu einem Hitze- oder Kälte-Syndrom vom Leere-Typ führen. Diese Syndrome sollten sorgfältig von den Syndromen vom Fülle-Typ unterschieden werden.

3.5 Leere und Fülle

Leere und Fülle sind zwei diagnostische Prinzipien, die benutzt werden, um während eines Krankheitsverlaufs die gegeneinanderwirkenden Kräfte von krankheitsverursachenden und krankheitsentgegenwirkenden Faktoren zu analysieren und zu bestimmen. Syndrome vom Leere-Typ beziehen sich auf Erkrankungen, bei denen die Körperfunktion geschwächt, die krankheitsentgegenwirkenden Faktoren insuffizient und die Koordination von YIN und YANG schwach sind, während der Einfluß der krankheitsverursachenden Faktoren bereits unauffällig geworden ist.

Syndrome vom Fülle-Typ beziehen sich dagegen auf Erkrankungen, in denen die Körperfunktionen nicht geschwächt und die krankheitsentgegenwirkenden Faktoren noch immer stark sind, während der krankheitsverursachende Faktor überaktiv ist und sich ein harter Kampf zwischen den krankheitsentgegenwirkenden und krankheitsverursachenden Faktoren abspielt. Falls die krankheitsentgegenwirkenden Faktoren schwach werden und den krankheitsverursachenden Faktoren keinen Widerstand mehr leisten können, ergibt sich eine Erkrankung zwischen einem Leere- und einem Fülle-Typ. Syndrome vom Leere-Typ sollten durch tonisierende Methoden behandelt werden, Syndrome vom Fülle-Typ durch sedierende Methoden. Bei einem Misch-Typ werden Methoden der gleichmäßigen Stimulation (Sedierung und Tonisierung) angewandt.

Syndrome vom Fülle-Typ und vom Hitze-Typ treten oft zusammen auf. Ebenso wie Syndrome vom Leere-Typ und vom Kälte-Typ. Das bedeutet, daß Hitze-Syndrome oft vom Fülle-Typ und Kälte-Syndrome oft vom Leere-Typ sind.

4. Funktionen der inneren Organe ZANG FU

Der Begriff ZANG FU bezieht sich in der Traditionellen Chinesischen Medizin auf die großen anatomischen Einheiten der inneren Organe. Gleichzeitig bedeutet er eine Generalisierung der physiologischen Funktionen des menschlichen Körpers. Die fünf Organe ZANG sind Herz, Leber, Milz, Lunge und Niere. Ihre hauptsächlichen physiologischen Funktionen sind die Bildung und Speicherung essentieller Substanzen, wie Essenz-JING, QI, Blut-XUE und Körperflüssigkeit. Die sechs Organe FU sind Dünndarm, Gallenblase, Magen, Dickdarm, Blase und Dreifacher Erwärmer. Ihre hauptsächlichen Funktionen sind die Annahme und die Verdauung von Nahrung, die Absorption von ernährenden Substanzen und deren Umwandlung sowie die Ausscheidung. Zusätzlich gibt es außerordentliche Organe FU, wie das Gehirn und den Uterus. Die Organe ZANG gehören zu YIN, die Organe FU zu YANG.

4.1 Organe ZANG

4.1.1 Herz

Der Herzmeridian steht mit dem Dünndarm in Verbindung. Deshalb besteht eine Innen-Außen-Kopplung zwischen Herz und Dünndarm. (Jedes innere Organ ZANG ist mit einem Organ FU über einen Meridian gekoppelt. Diese Kopplung bezeichnet man als Innen-Außen-Kopplung bzw. YIN-YANG-Kopplung.) Das Herz öffnet sich in die Zunge. (Jedes Organ ZANG öffnet sich in ein Sinnesorgan, was eine enge strukturelle oder physiologische und pathologische Beziehung zwischen den inneren Organen und den Sinnesorganen anzeigt.) Die hauptsächlichen physiologischen Funktionen des Herzens sind die Kontrolle des Blutes und der Blutgefäße sowie die Beherbergung des Verstandes und des Bewußtseins.

Kontrolle des Blutes und der Blutgefäße: Das Herz läßt das Blut permanent durch die Blutgefäße zirkulieren, um den gesamten Körper zu ernähren. Bei ausreichender Blutversorgung und Zirkulation ist die Gesichtsfarbe rosig und glänzend. Der Mensch ist voller Vitalität. Die Gewebe und Organe sind gut ernährt; ihre Funktionen sind in Ordnung.

Beherbergung des Verstandes und des Bewußtseins: Das Herz wird als Hauptorgan bei der Steuerung mentaler Aktivitäten angesehen. Geist, Bewußtsein, Gedächtnis, Denken und Schlafen werden durch die Funktion des Herzens dominiert.

Öffnen in die Zunge: Die beiden o. g. Funktionen des Herzens stehen in enger Beziehung zu Farbe, Form, Beweglichkeit, Geschmackssensibilität der Zunge. In der Traditionellen Chinesischen Medizin heißt es: „Die Zunge ist der Spiegel des Herzens".

4.1.2 Leber

Die Leber liegt anatomisch in der rechten Oberbauchregion. Sie ist mit der Gallenblase innen-außen-gekoppelt. Sie öffnet sich in die Augen. Ihre hauptsächlichen physiologischen Funktionen sind die Speicherung des Blutes, die Aufrechterhaltung des Flusses des QI und die Kontrolle der Sehnen.

Speicherung des Blutes: Die Leber hat die Funktion der Speicherung des Blutes und der Regulierung der Blutzirkulation. In Ruhe bleibt ein Teil des Blutes in der Leber. Diese Reserve wird in der Aktivität benutzt, um das zirkulierende Blutvolumen nach Bedarf zu erhöhen. Zusammen mit dem Herzen versorgt die Leber die Gewebe und Organe mit Blut. Bei Frauen beeinflußt sie die Menstruation.

Aufrechterhaltung des Flusses des QI: Die Leber ist verantwortlich für die harmonischen und unbehinderten Funktionen des menschlichen Körpers. Dies schließt die folgenden drei Aspekte mit ein:

a) Die Leber steht in Beziehung zu den emotionalen Aktivitäten, vor allem Depression und Ärger. Fortgesetzte Depression oder Ärger können die Leber so schwächen, daß sie unfähig wird, den ungehinderten und freien Fluß des QI aufrechtzuerhalten. Umgekehrt ist eine Dysfunktion der Leber oft mit emotionalen Veränderungen, wie Depression und Reizbarkeit, verbunden.

b) Die harmonische Funktion der Leber fördert die Funktionen der anderen Organe ZANG FU, der Meridiane und Nebengefäße, vor allem die Funktionen der Milz und des Magens bezüglich der Verdauung und Absorption.

c) Die Funktion der Leber betrifft auch die Gallensekretion, deren Speicherung in der Gallenblase und deren Exkretion in den Darm.

Kontrolle der Sehnen: Die Essenz-JING und das Blut der Leber ernähren die Sehnen, damit diese die Harmonie zwischen Kontraktion und Entspannung aufrechterhalten können.

Öffnen in die Augen: Da sich die Leber in die Augen öffnet, hat sie eine enge Beziehung zu okularen Funktionen, wie Gesichtssinn und Bewegung der Augen.

4.1.3 Milz

Die Milz ist mit dem Magen gekoppelt. Sie öffnet sich in den Mund. Die hauptsächlichen physiologischen Funktionen der Milz sind die Steuerung des Transports und der Umwandlung von Nahrung, die Kontrolle des Blutes in den Blutgefäßen und die Beherrschung der Muskulatur.

Steuerung des Transports und der Umwandlung der Nahrung: Der Transport beinhaltet die Weitergabe. Die Umwandlung beinhaltet Verdauung und Absorption. Die Milz hat die Funktion der Verdauung von Nahrung, der Aufnahme von essentiellen Substanzen und einem Teil der Flüssigkeiten sowie deren Weitergabe zum Herzen und zur Lunge, von wo aus sie zu allen Teilen des Körpers geschickt werden, um diesen zu ernähren.

Kontrolle des Blutes: Die Milz erhält die Zirkulation des Blutes in den Gefäßen aufrecht und verhindert Extravasation.

Beherrschung der Muskulatur: Die normale Funktion der Milz bezüglich Transport und Umwandlung befähigt die Muskulatur, ausreichend essentielle Bestandteile der Nahrung zu erhalten und die Muskeldicke und -stärke aufrechtzuerhalten.

Öffnen in den Mund: Die Milz und der Mund sind funktionell in der Aufnahme, dem Transport und der Umformung von Nahrung koordiniert. Wenn die Funktion der Milz in der Steuerung des Transports und der Umwandlung normal ist, wird der Appetit des Menschen gut sein. Die Lippen werden rot und glänzend sein.

Das QI der Milz hat darüberhinaus die Funktion, die inneren Organe an ihren normalen anatomischen Positionen zu halten.

4.1.4 Lunge

Die Lunge ist anatomisch in der Brust lokalisiert. Sie ist mit dem Dickdarm innen-außen-gekoppelt. Sie öffnet sich in die Nase. Ihre hauptsächlichen physiologischen Funktionen sind die Beherrschung des QI und die Kontrolle der Atmung sowie die Regulation der Wasserpassage und die Beherrschung der Haut und der Haare.

Beherrschung des Atem-QI und Kontrolle der Atmung: Die Lunge ist das Atmungs-Organ des Menschen. Durch ihre Funktion der Verteilung und Abführung nimmt sie sauberes Atem-QI auf, versorgt alle Körperteile und gibt verbrauchtes Atem-QI ab. Da die Funktion der Lunge einen starken Einfluß auf die funktionellen Aktivitäten des ganzen Körpers ausübt, beherrscht sie das QI des gesamten Körpers.

Regulierung der Wasserpassage: Die verteilende und abführende Funktion der Lunge reguliert die Wasserpassage und fördert den Wasserhaushalt. Ihre verteilende Funktion wandelt einen Teil der Körperflüssigkeit in Schweiß um, während ihre abführende Funktion kontinuierlich einen Teil der Körperflüssigkeit nach abwärts zur Niere schickt. Überflüssige Körperflüssigkeit wird über die Blase als Urin ausgeschieden.

Beherrschung der Haut und der Haare: Die Haut und die Haare kennzeichnen die gesamte Körperoberfläche. Die Lunge verteilt die essentiellen Bestandteile der Nahrung über die Körperoberfläche und gibt dieser eine glänzende Haut und glänzende Haare. Sie reguliert das Öffnen und Schließen der Hautporen und somit die Schweißbildung.

Öffnen in die Nase: Die Nase ist das Tor der Atmung. Eine unbehinderte Atmung und ein funktionierender Geruchssinn hängen von einer guten Funktion der Lunge ab.

4.1.5 Niere

Die Nieren sind in der Lumbalregion lokalisiert. Sie sind mit der Blase gekoppelt und öffnen sich in die Ohren. Die hauptsächlichen physiologischen Funktionen sind: Speicherung der Essenz-JING und Beherrschung der Fortpflanzung, des Wachstums und der Entwicklung.

Speicherung der Essenz-JING: Die Essenz der Niere wird auch als das YIN der Niere bezeichnet. Sie besteht aus zwei Teilen: Vererbte Essenz, die von den Eltern kommt und erworbene Essenz, die aus den essentiellen Bestandteilen der Nahrung umgewandelt wird. Die Essenz der Niere ist ein wichtiger Aspekt des QI der Niere. Sie beeinflußt stark die Funktion der Niere bezüglich Fortpflanzung, Wachstum und Entwicklung. Bei Mädchen im Alter von 14 und Jungen im Alter von 16 Jahren beginnt das QI der Nieren aufzublühen; bei Frauen ist es der Beginn der Menstruation, bei Männern der Beginn der Zeugungsfähigkeit. Bei Frauen im Alter von 28 und Männern im Alter von 32 Jahren erreicht das QI der Niere seinen Höhepunkt. Bei Frauen im Alter von 49 und Männern im Alter von 64 beginnt das QI der Niere abzunehmen. Der Körper beginnt zu verwelken; gleichzeitig nimmt die Fortpflanzungsfähigkeit ab.

Produktion des Marks, Bildung des Gehirns, Beherrschung der Knochen und Bildung des Blutes: Die Niere speichert die Essenz, welche das Mark (einschließlich Rücken- und Knochenmark) bilden kann. Der obere Teil des Rückenmarks versorgt das Gehirn, während das Knochenmark die Knochen ernährt und das XUE bildet. Die Versorgung des Gehirns, die Stärke der Knochen und die Funktionsfähigkeit des Blutes stehen deshalb in enger Beziehung zum Zustand der Essenz der Niere.

Dominierung des Wasserhaushalts: Von der Lunge wird ein Teil der Körperflüssigkeit nach unten geschickt und erreicht die Niere. Durch das YANG (Funktion) der Niere wird die Körperflüssigkeit in zwei Teile geteilt: klare und trübe. Der klare und nützliche Teil der Körperflüssigkeit wird im Körper behalten. Der trübe überflüssige Teil fließt in die Blase und wird als Urin ausgeschieden.

Aufbewahrung des QI: Die Atmung wird durch die Lungen aufrechterhalten; aber die Niere hilft durch ihre Funktion der Aufnahme von QI.

Öffnen in die Ohren: Die Hörfunktion ist abhängig von der Versorgung mit QI durch die Nieren. Taubheit alter Menschen ist hauptsächlich durch einen Mangel an QI der Niere verursacht.

4.2 Organe FU

4.2.1 Dünndarm

Der Dünndarm ist an seinem oberen Ende mit dem Pylorus des Magens verbunden. Distal endet er in den Dickdarm. Seine Hauptfunktion ist die Aufnahme und die vorübergehende Speicherung bereits teilweise verdauter Nahrung.

4.2.2 Gallenblase

Die Gallenblase ist mit der Leber innen-außen-gekoppelt. Ihre Hauptfunktion ist die Speicherung und kontinuierliche Exkretion der Galle in den Darm, um die Verdauung zu unterstützen.

4.2.3 Magen

Der Magen ist oben mit dem Ösophagus und unten mit dem Dünndarm verbunden. Er ist mit der Milz innen-außen-gekoppelt. Seine Hauptfunktion ist die Aufnahme und Vorverdauung von Nahrung. Magen und Milz arbeiten als wichtigste Organe beim Transport, der

Absorption und der Umwandlung von Nahrung zusammen. Es heißt: „Milz und Magen sind die Quelle der Gesundheit".

4.2.4 Dickdarm

Das obere Ende des Dickdarms ist mit dem Dünndarm verbunden. Distal erreicht der Dickdarm am Anus die Körperoberfläche. Die Hauptfunktion des Dickdarms ist die Aufnahme und Weiterleitung unverdaulicher Materialien sowie die Aufnahme von Flüssigkeit und die Ausscheidung von Fäzes.

4.2.5 Blase

Die Blase ist im Unterbauch lokalisiert und mit der Niere innen-außen-gekoppelt. Ihre Hauptfunktion ist die vorübergehende Speicherung und die Ausscheidung von Urin, wenn sich eine bestimmte Menge angesammelt hat. Diese Funktion der Blase wird durch das QI der Niere unterstützt.

4.2.6 Dreifacher Erwärmer

Der Dreifache Erwärmer ist mit dem Perikard (in der westlichen Terminologie: Funktionskreis Kreislauf-Sexualität) innen-außen-gekoppelt. Der Dreifache Erwärmer ist kein substantielles Organ, sondern als Verallgemeinerung von bestimmten Funktionen einiger Organe ZANG FU zu verstehen. Er ist in drei Etagen der Körperhöhle lokalisiert:

a) *Oberer Erwärmer (Repräsentation der Brust)*: Er ist eine Verallgemeinerung der Funktion des Herzens und der Lunge beim Transport der Lebensenergie QI und des Blutes, um die verschiedenen Körperteile zu ernähren. Er ist wie ein alles durchdringender Dampf.

b) *Mittlerer Erwärmer (Repräsentation des Epigastrikums)*: Er ist eine Verallgemeinerung der Funktion der Milz und des Magens bei der Verdauung und Absorption. Dies kann verglichen werden mit dem Einweichen von Nahrung in Wasser, um Substanzen aufzulösen.

c) *Unterer Erwärmer (Repräsentation des Hypogastriums)*: Er ist eine Verallgemeinerung der Funktionen der Niere und der Blase bei der Kontrolle des Wasserhaushalts wie auch bei der Speicherung und Ausscheidung von Urin. Er ist wie ein Aqädukt, ein Weg für den Fluß des Wassers.

4.3 Außerordentliche Organe

4.3.1 Gehirn

Bereits im „Huangdi Neijing" wurde das Gehirn wie folgt beschrieben: „Das Gehirn ist ein See aus Mark. Sein oberer Teil liegt unter der Kopfhaut des Scheitels (Baihui, LG 20). Sein unterer Teil erreicht den Punkt FENGFU (LG 16)". Im „Yixue Yuanshi" (Ursprung der medizinischen Wissenschaft) wurde ein umfassenderes Verständnis des Gehirns eingeführt. Es wurde erkannt, daß die Sinnesorgane, Ohren, Augen, Mund und Nase im Kopf nahe zum Gehirn lokalisiert sind. Aufgrund dieser exponierten Lage der Sinnesorgane können Objekte leicht wahrgenommen und diese Informationen an das Gehirn direkt weitergeleitet werden.

In „Yilin Gaicuo" (Medizinische Korrekturen) wurde darauf hingewiesen, daß das Denken und Erinnern die Hauptfunktionen des Gehirns wären. Wie bereits o. a. produziert die Essenz der Niere das Mark, das das Gehirn bildet. Das Auffüllen des „See des Marks" hängt von der Essenz der Niere ab.

4.3.2 Uterus

Die Funktion des Uterus ist es, die Menstruation zu kontrollieren und den Fötus zu ernähren. Innere Organe und Leitbahnen, die mit der Funktion des Uterus in Verbindung stehen, sind folgende:

Niere: Der Uterus ist mit der Niere verbunden. Nur bei ausreichender Menge von Essenz der Niere kann die Menstruation regelmäßig und normal auftreten sowie die Empfängnis und das Wachstum des Fötus möglich sein.

Leber: Die Leber hat die Funktion der Speicherung des XUE und der Regulierung des Volumens der Blutzirkulation und ist deshalb auch für eine normale Menstruation verantwortlich.

Konzeptionsgefäß und CHONG-Nebengefäß: Beide entspringen im Uterus. Das Konzeptionsgefäß reguliert die Funktionen aller YIN-Meridiane und ernährt den Fötus. Das CHONG-Nebengefäß hat die Funktion der Regulierung von QI und Blut in den zwölf Hauptmeridianen. Das QI und das Blut der zwölf Hauptmeridiane erreicht durch diese beiden Gefäße den Uterus und beeinflußt die Menstruation und ihren Zyklus.

5. Ätiologie in der Traditionellen Chinesischen Medizin

Der menschliche Körper hat die Fähigkeit, dem Angriff verschiedener Arten von krankheitsverursachenden Faktoren zu widerstehen. Diese Fähigkeit wird durch das Abwehr-QI (WEI QI) aufrechterhalten. Alle Faktoren, die das Abwehr-QI verletzen oder verbrauchen können und damit das normale Gleichgewicht zwischen YIN und YANG zerstören, werden als XIE QI bezeichnet. Krankheiten treten dann auf, wenn das Abwehr-QI vom XIE QI überwunden wird. Die grundlegenden Prinzipien der Behandlung sind deshalb die Stärkung des ZHENG QI und gleichzeitig die Schwächung oder Zerstreuung des XIE QI.

Das Abwehr-QI bezieht sich auf die normalen Schutzfunktionen des Immunsystems und komplementärer Systeme, während das XIE QI alle pathogenen Faktoren (äußere und emotionale Faktoren) beinhaltet.

Im folgenden werden die Eigenschaften der krankheitsverursachenden Faktoren beschrieben:

5.1 Sechs äußere krankheitsverursachende Faktoren

Wind: Krankheitsverursachender Wind tritt vor allem im Frühling auf. Die Exposition an Wind nach Schwitzen oder durch Schlafen in einem Luftzug sind die verursachenden Faktoren für viele Erkrankungen. Wenn der Wind in den Körper durch den Mund, die Nase oder die Körperoberfläche eintritt, befällt er oft den oberen Teil des Körpers. Dies schwächt das Abwehr-QI und verursacht eine Störung des Öffnens und des Schließens der Poren der Körperoberfläche. Die Symptome beinhalten Kopfschmerz, Nasenverstopfung, Entzündung der oberen Luftwege, Aversion gegen Wind, Schwitzen usw.

Krankheitsverursachender Wind ist auch durch schnelle Veränderung und dauernde Bewegung charakterisiert. Als Beispiel kann Gelenksschmerz, der durch Wind verursacht ist (rheumatoide Arthritis), aufgeführt werden: Am Morgen kann der Schmerz in der Schulter auftreten und bis zum Abend zum Knie gewandert sein. Der wandernde Schmerz kann begleitet werden von Krämpfen und Zittern der Extremitäten, Steifheit des Nackens, der Schulter, Fazialisparese, Erbrechen usw.

Kälte: Krankheitsverursachende Kälte befällt den Körper oft in den kalten Jahreszeiten. Mangelhafte Kleidung, Exposition an Kälte nach Schwitzen und naßkaltes Wetter können Anlaß zu krankheitsverursachender Kälte

sein, die das YANG-QI (funktionelle Aktivitäten) des Körpers verletzen kann. Die Symptome sind Frösteln, Zittern, kalte Extremitäten, Schmerz, blasse Gesichtsfarbe, Diarrhoe mit unverdauter Nahrung im Stuhl, gesteigerte Urinmenge usw. Kälte kann auch eine Kontraktion der Meridiane und Nebengefäße und damit eine Behinderung der Zirkulation von QI und Blut verursachen.

Sommerhitze: Die Sommerhitze verbraucht QI und YIN (substantielle Essenz) und kann die mentalen Funktionen stören. Sie verteilt sich nach oben gerichtet und verursacht üblicherweise übermäßiges Schwitzen, Durst, Kurzatmigkeit, Mattigkeit, konzentrierte spärliche Urinmengen, hohes Fieber und sogar Koma. In Kombination mit Nässe können Schwindel, Schweregefühl im Kopf, Erstickungsgefühl, Übelkeit, schlechter Appetit, Diarrhoe usw. auftreten.

Nässe: Krankheitsverursachende Nässe tritt hauptsächlich in den regenreichen Jahreszeiten des Spätsommers oder in besonders feuchten Regionen auf. Sie ist charakterisiert durch Schwere und Trübheit. Die Symptome sind: Schwere- und Spannungsgefühl im Kopf, Schwindel, allgemeine Mattigkeit, Völlegefühl in der Brust und im Epigastrium, Übelkeit, Erbrechen und klebriger bis süßlicher Geschmack im Mund. Die Nässe ist auch durch Eindickung und Stauung charakterisiert.

Trockenheit: Der Befall des Körpers durch krankheitsverursachende Trockenheit geschieht oft im Spätherbst und verursacht trockene, rauhe, sich schuppende Haut, trockenen Mund und Nase, Trockenheit und Entzündung der Kehle, trockenen Husten mit wenig Sputum usw.

Hitze (Feuer): Hitze und Feuer sind von gleicher Natur, aber von verschiedener Intensität. Sie sind der Sommerhitze ähnlich, haben aber im Unterschied zu ihr folgende Eigenschaften: Die äußere Hitze bringt inneren Wind zum Aufbrausen, stört das XUE und verursacht eine Infektion der Haut. Wenn die Hitze oder das Feuer das YIN der Leber erschöpft, werden die Sehnen und Muskeln schlecht ernährt. Es tritt hohes Fieber in Verbindung mit Delirium oder Koma auf, ebenso wie Muskelkrämpfe, Steifheit des Nackens, Opisthotonus, aufwärtsstarrende Augen usw.

5.2 Innere (emotionale) krankheitsverursachende Faktoren

Die Emotionen können in Freude, Ärger, Melancholie, Grübeln, Kummer, Furcht und Angst als die sieben emotionalen Faktoren in der Traditionellen Chinesischen Medizin klassifiziert werden. Sie stellen die normalen Reflektionen des emotionalen Zustands eines Menschen dar, wie er von verschiedenen Umwelteinflüssen bewirkt wird. Falls diese Emotionen sehr intensiv oder dauernd sind oder falls das Individuum übersensibel ist, können Erkrankungen entstehen.

Verschiedene emotionale Veränderungen beeinflussen verschiedene Organe ZANG FU und verursachen verschiedene Erkrankungen mit unterschiedlichen Symptomen, z. B. verletzt Ärger die Leber, Furcht und übermäßige Freude das Herz, Kummer und Melancholie die Lunge, Grübeln die Milz und Angst die Niere. Die emotionalen Faktoren beeinträchtigen die Funktionen der Organe ZANG FU. Dies kann durch CMT ausreguliert werden.

5.3   Überlastung und Streß oder Verletzungen

Geeignete Übungen dienen der Gesundheit des Menschen. Überlastung und Streß dagegen verletzen die inneren Organe ZANG FU, die Muskeln, Gelenke oder Ligamente. Ebenso können traumatische Verletzungen zu Instabilität der Wirbelsäule, der Gelenke und der Extremitäten sowie zu Degeneration der Gelenke und der umgebenden Gewebe führen. Dies resultiert in Subluxation oder Dislokation der Intervertebralgelenke, des Kiefergelenks, der Iliosakralgelenke, der Karpalgelenke usw. Es treten verschiedene klinische Symptome auf, wie akute Entzündung, Hyperplasie und Adhäsion. Alle diese Zustände sind Indikationen für die CMT.

5.4   Andere krankheitsverursachende Faktoren

5.4.1 Unregelmäßige Nahrungsaufnahme

Übermäßiges Essen oder Essen von roher oder kalter Nahrung kann die Funktionen der Milz und des Magens bei der Aufnahme, dem Transport, der Umwandlung und der Verdauung von Nahrung schwächen. Dies verursacht Übelkeit, Erbrechen, Aufstoßen von fauligem Gas, Aufstoßen saurer Flüssigkeit, Oberbauchschmerzen oder Spannungsgefühl, Borborygmus und Diarrhoe.

Alkoholabusus oder fettige, stark gebratene Nahrung kann Nässe-Hitze oder Schleim-Hitze hervorrufen, die zuallererst die Milz und den Magen verletzen.

Unterernährung kann eine Folge von Mangel an Nahrungsmitteln, Schwäche der Milz und des Magens oder einseitiger Ernährung aufgrund persönlicher Vorlieben

sein. Diese Fehlernährung resultiert in einem Mangel von QI und Blut.

5.4.2 Stauung von Blut und Schleim

Stauung von Blut: Dies ist eine Folge von Behinderung der Zirkulation aufgrund verschiedener Ursachen und die Folge von Gefäßaustritt des Blutes in die Gewebszwischenräume oder Körperhöhlen. Erkrankungen, die durch gestautes Blut verursacht werden, sind charakterisiert durch:

a) stechenden oder bohrenden Schmerz, manchmal schweren kolikartigen Schmerz. Üblicherweise ist das Schmerzgebiet fixiert.

b) Blut mit dunkler, purpurner Farbe oder mit purpurnen Klumpen.

c) Ekchymosen und Petechien in Form von purpurnen Flecken auf der Haut oder der Zunge.

d) Tumoren oder Vergrößerungen der inneren Organe.

Schleim: Funktionelle Störungen der Lunge, der Milz und der Niere können Störungen des Wasserhaushalts verursachen. Dabei verändert sich die Verteilung der Körperflüssigkeit pathologisch. Ein Teil dieser Körperflüssigkeit kondensiert sich zu Schleim. Dieser kann in verschiedenen Teilen des Körpers verbleiben und verschiedene Syndrome verursachen:

a) Schleim-Nässe, die die Lunge befällt mit Symptomen von Husten und Asthma und Auswurf von übermäßigem Sputum.

b) Schleim befällt das Herz mit Koma und röchelndem Atem.

c) Schleim blockiert die Meridiane und Nebengefäße mit Symptomen der Hemiplegie, Abweichen der Augenlider und Mundwinkel und Taubheit der Extremitäten.

d) Subkutane Retention von Schleim mit weichen beweglichen Knötchen, die subkutan liegen.

6. Physiologische Wirkungen der CMT

Die Traditionelle Chinesische Medizin und die moderne Wissenschaft beurteilen die physiologischen Wirkungen der CMT aus verschiedenen Blickwinkeln. Dies ist hauptsächlich die Folge ihrer unterschiedlichen Geschichte und theoretischen Systeme. Es ist wichtig zu lernen, welches die Gemeinsamkeiten und welches die unterschiedlichen Ansichten bezüglich der CMT sind. Die Traditionelle Chinesische Medizin hilft uns, die wirksame Anwendung der CMT zu erlernen, während die moderne Wissenschaft ihren wissenschaftlichen Wert nachweisen kann.

6.1 CMT aus dem Blickwinkel der Traditionellen Chinesischen Medizin

CMT ist ein Teil der Traditionellen Chinesischen Medizin (TCM). Die grundlegenden Theorien sind die gleichen wie die der anderen Verfahren der TCM, z. B. die Theorie von QI und XUE, von den Organen ZANG FU, von YIN und YANG, von den Meridianen und Nebengefäßen usw. Die Meridiane und Nebengefäße sind über den ganzen Körper verteilt. Sie verbinden die inneren Organe ZANG FU mit den verschiedenen Geweben und mit der Körperoberfläche. So verbinden sie den Körper zu einer organischen Einheit. Im Netzwerk der Meridiane und Nebengefäße sind die Hauptmeridiane die wichtigsten Meridiane, die jeweils einem inneren Organ ZANG FU zugeordnet sind. Die Nebengefäße sind kleinere Äste, verteilt über den ganzen Körper, die eine gleichmäßige Zirkulation von QI und Blut ermöglichen und so normale physiologische Aktivitäten aufrechterhalten. Die Funktionen der CMT sind die Regulierung dieser physiologischen Aktivitäten, falls pathologische Zustände auftreten. Sie werden im folgenden beschrieben:

6.1.1 Förderung der gleichmäßigen Zirkulation von QI und Blut, um die Muskeln und Sehnen zu entspannen, die Meridiane und Nebengefäße zu erwärmen und Kälte zu zerstreuen.

Entsprechend der Theorien der Traditionellen Chinesischen Medizin wird Schmerz durch Kälte verursacht. Die Invasion von äußeren krankheitsverursachenden Faktoren wie Kälte, Wind und Nässe oder das Essen und Trinken von kalter Nahrung bzw. Getränken führt zu einer Verstopfung der Meridiane und Nebengefäße und einer Stauung von QI und Blut, was Schmerz bedeutet, z.B. Magenschmerzen können aus Kälte im Magen resultieren, Schmerzen in den vier Extremitäten oder in den Gelenken können durch äußere Kälte verursacht werden. In diesen Fällen ist das Behandlungsprinzip die Zerstreuung der Kälte in den Meridianen und Nebengefäßen. Hierzu kann die CMT angewandt werden.

Im „Huangdi Neijing" wird die CMT zur Behandlung von Schmerz empfohlen und wie folgt beschrieben: „Der Schmerz kann durch die erwärmende Wirkung von Drücken und Streichen erleichtert werden". Magenschmerzen können durch eine Wärmflasche über der Bauchregion verbessert werden. Heißer Schlamm wird zur Behandlung von Arthritis benutzt, heiße Bäder bei rheumatischen Erkrankungen. Dies sind einige Beispiele für erwärmende Therapieverfahren. Die CMT zeigt diesen Verfahren gegenüber jedoch einige Vorteile. Einige zusätzliche Wirkungen werden gleichzeitig erreicht, zum Beispiel kann das Drücken und Kneten eine harmonisierende Wirkung auf die Knochen, Gelenke und Sehnen haben, die Muskeln entspannen und gleichzeitig eine Erwärmung der Meridiane und Nebengefäße zur Zerstreuung der Kälte und Förderung der gleichmäßigen Zirkulation von QI und Blut bewirken.

6.1.2 Aktivierung der Zirkulation von Blut, um die Stauung von Blut zu eliminieren und den Fluß von QI zu regulieren.

Wind, Nässe und psychoemotionaler Streß können eine Kontraktion der Blutgefäße und der Muskeln verursachen. Trauma kann zu Angiorrhexie mit lokalem Hämatom und Adhäsion führen. Beide Zustände können als Stauung von QI und Blut und Verstopfung der Meridiane und Nebengefäße angesehen werden. Dies verursacht wiederum Schmerzen. Mit anderen Worten können wir sagen, daß die Stauung von QI und Blut oder die Verstopfung der Meridiane und Nebengefäße die hauptsächliche pathogenetische Quelle vieler Erkrankungen ist, bei denen Schmerz ein Symptom darstellt. Dieser Standpunkt geht in gewissem Sinne auch mit der westlichen Medizin konform, z. B. Entzündung infolge von lokaler Blutung und Hämatom kann zu einer Kompression und Irritation der Nervenendigungen führen, was in Schmerz resultiert. Wir können sagen, daß die lokale Blutung und das Hämatom hier mit den Begriffen „Verdauung oder Verstopfung" in der Traditionellen Chinesischen Medizin gleichgesetzt werden können. Die TCM meint, daß die Wiederherstellung gleichmäßiger Zirkulation des QI und des Blutes und eine Eliminierung der Verstopfung der Meridiane und Nebengefäße den Schmerz erleichtert, was in den Begriffen der westlichen Medizin einer Beseitigung der Entzündung gleichkommt.

Im „Goldenen Spiegel der Medizin" (1749 n. Chr.) steht, daß CMT entlang der Meridiane und Nebengefäße zur Belebung der Zirkulation von QI und Blut benutzt werden kann, um Schwellungen und harte Knoten aufzulösen. Moderne Experimente haben nachgewiesen, daß CMT die Herzfunktion verbessert, die Zirkulation von Blut und Lymphe beschleunigt, die lokale Körpertemperatur steigert, die Blutkapillaren erweitert, die Anzahl und die Phagozytoserate von Leukozyten erhöht, den lokalen und systemischen Stoffwechsel verbessert und die Exkretion von Metaboliten und sauren Stoffen fördert. Diese Wirkungen verbessern die Blutzirkulation und erleichtern den Schmerz.

6.1.3 Linderung und Entspannung von Muskelspasmen

CMT kann Muskelspasmen lindern, die Ernährung des Muskels verbessern und die Kontraktionsfähigkeit und die Ausdauer der Muskulatur steigern.

Klinisch kann Muskelspasmus schweren oder sogar unerträglichen Schmerz verursachen. CMT ist ein wirkungsvolles schmerzlinderndes Behandlungsverfahren, z. B. Magenkrämpfe können durch Druck auf die Punkte M 36, KG 12 und KG 4 verbessert werden. Wadenkrämpfe durch Drücken des Punktes B 57, in Kombination mit lokalem Stoßen und Kneten. Die Manipulationen zur Linderung und Entspannung von Muskelspasmen und Sehnen wird üblicherweise als der erste Schritt in der CMT angesehen.

6.1.4 Wiederherstellen von JIN, Einrenken und das Auflösen von Adhäsionen

In der TCM bezeichnet JIN viele Begriffe wie Muskeln, Sehnen, Bänder, Blutgefäße und Nerven. Mit Knochen meint man in der TCM Knochen und Gelenke.

Erst mit der Erfindung moderner medizinischer Technologie wie Röntgen, Computer-Tomographie und Nukleartechnik wurde es möglich, die wirkliche Beschaffenheit von Knochen, Muskeln und Sehnen zu erfassen. Um Informationen über den Körper zu erhalten, benützten die alten Ärzte nur ihre Hände zur Palpation im Zusammenhang mit ihren vielfältigen Erfahrungen. Üblicherweise werden Auffälligkeiten des JIN entweder als abweichend, frakturiert und verdreht bezeichnet, zusammenfassend mit dem Ausdruck der TCM: „Das JIN ist aus den Fugen geraten".

CMT-Techniken können angewendet werden, um das JIN wieder in seine Normalfunktion zurückzubringen.

CMT ist bei totalem Muskel-, Sehnen-, Bänder- oder Nervenriß kontraindiziert. Hier sollte vor einer CMT-Behandlung zuerst chirurgisch behandelt werden. Bei teilweiser Fraktur kann CMT ergänzend zur äußeren Fixation angewendet werden. Dieselben Anwendungen wie bei Abriß und leichten Muskel-, Sehnen- und Bänderverletzungen sind auch die Mittel zur Schmerzlinderung und JIN-Regulierung.

Knochenbrüche, Luxationen sowie Periost- und Knorpelverletzungen kommen häufig vor. Brüche und Luxationen müssen zuerst eingerenkt bzw. fixiert werden. Diese Techniken werden in diesem Buch nicht besprochen, obwohl sie in der TCM auch Indikationen der CMT sind.

CMT legt ihren Schwerpunkt auf die Behandlung von leichteren Störungen der Wirbelsäule und der Gelenke im Sakralbereich, von Muskelverkrampfungen, von Prellungen und Gelenkkapselquetschungen. Durch Drehen, Ziehen und Stoßen, Kneten und Pressen, Stoßen und Einrenken wird die ursprüngliche Stabilität und Funktionsfähigkeit wiederhergestellt.

6.1.5 Auflösen von Adhäsionen und Abbau von Ablagerungen

Oft entstehen nach einem Trauma eine Blutung und sich daraus ergebende pathologische Veränderungen: Austritt von Flüssigkeit, Bindegewebswucherungen und Adhäsionen von Muskeln, Sehnen und Nerven. Diese verursachen Funktionseinschränkungen der Gelenke und führen zu Schmerzen. CMT und geduldige Übungen können helfen, Adhäsionen aufzulösen und die Gelenke wieder frei beweglich zu machen. Durch eine Verbesserung der Blutzirkulation und des Stoffwechsels werden Vernarbungen abgebaut oder degeneratives Bindegewebe erneuert.

6.1.6 Anregen des QI und das Ausgleichen von YIN und YANG durch die Regulierung der Funktion der Organe ZANG FU

In einem Kapitel des Huangdi Neijing wird dargestellt, solange YANG stabil ist, bleibt YIN ausgeglichen. Mit diesem Gleichgewicht wird Gesundheit und Wohlbefinden garantiert. Deshalb achtet die TCM in ihrer Behandlung von Krankheiten gezielt auf die Balance zwischen YIN und YANG, indem sie den Fluß der Lebensenergie anregt, die Funktion der Organe ZANG FU reguliert und den Blutkreislauf unterstützt.

Meridiane, Nebengefäße und Akupunkturpunkte sind über den ganzen Körper verteilt. Gleichzeitig sind sie mit den inneren Organen ZANG FU verbunden. Wird mit CMT auf die Hautoberfläche eingewirkt, kann sich der Effekt über die Meridiane und die Nebengefäße auf den ganzen Körper verteilen. Als Beispiel: CMT am Bauch und Rücken des Patienten angewendet, verbessert die Darmperistaltik sowohl bei Hyper- als auch Hypo-Aktivität. Genauso kann die Magen-Funktion durch das Kneten der Punkte PISHU (B 20) und WEISHU (B 21) angeregt werden. Zur Sedierung wird der Punkt ZU-SANLI (M 36) gedrückt.

6.1.7 Wiederherstellen von schützender und aufbauender Energie

Schützende und aufbauende Energie spielt eine sehr wichtige Rolle, um den Körper vor äußeren Krankheitsfaktoren zu schützen. Ist der Fluß schützender und aufbauender Energie gestört, können Wind, Kälte und Nässe über die Haut in die Gelenke und Organe eindringen. Dadurch werden Meridiane und Nebengefäße blockiert und somit Schmerzen und Bewegungseinschränkungen verursacht. Mit CMT-Techniken, wie Kneten, Zwicken und Glätten usw., wird ein leichtes Schwitzen ausgelöst, um den äußeren Einflüssen wie Wind, Kälte und Nässe entgegenzuwirken. Schmerz und Versteifungen lösen sich auf. Zeigt ein Patient bei einer gewöhnlichen Erkältung Symptome wie Fieber, Kopfweh und Kälte-Unverträglichkeit, weist dies auf einen Mangel an schützender Energie und auf die Einflüsse von Wind und Kälte hin. Gezielte Einwirkungen auf die Punkte der Meridiane und Nebengefäße verlaufen über Kopf und Rücken und lösen möglicherweise ein Wärmegefühl und leichtes Schwitzen aus. Der Patient fühlt sich anschließend besser.

6.1.8 Tonisierende und sedierende Effekte der CMT

Genau wie bei chinesischen Heilkräutern unterteilt man die Wirkung der CMT in zwei Kategorien, nämlich in tonisierend und sedierend. Tonisieren bedeutet die Lebensenergie zu verstärken, um dadurch funktionale Aktivitäten und die körperliche Widerstandskraft zu erhöhen. Mit Sedieren meint man die Abwehr pathogen wirkender Faktoren und die Verhinderung von Hyperaktivität der Organe. Klinisch richtig angewendet, harmonisieren diese tonisierenden und sedierenden Methoden YIN und YANG und regulieren die Körperfunktionen.

CMT wird auf bestimmten Körperzonen, Akupunkturpunkten und entlang der Meridiane ausgeführt. Die tonisierende oder sedierende Wirkung verteilt sich über das Netz der Meridiane und das Nervensystem und wirkt lokal begrenzt, aber auch im gesamten Körper. Die Wirkung ist abhängig von der Intensität, Absicht, Häufigkeit und Dauer jeder Behandlung. Durch Experimente wurde nachgewiesen, daß durch kräftige und schnelle Manipulationen das Zentralnervensystem angeregt wird, während sanfte und langsame Manipulationen seine Aktivitäten beruhigen.

CMT am Nacken sediert eine Hyperaktivität der Leberfunktion. Magen- und Darmkrämpfe können durch Pressen der Punkte PISHU (B 20) und WEISHU (B 21) aufgelöst werden. Dies weist darauf hin, daß die Behandlung der entsprechenden Stellen und Punkte über einen tonisierenden oder sedierenden Einfluß therapeutisch wirkt.

Das Konzept der Wirkung von Tonisieren und Sedieren ist schon seit einigen tausend Jahren erfolgreich. Das Huangdi Neijing stellt fest, daß bei einem Fülle-Symptom-Komplex sediert und bei einem Leere-Symptom-Komplex tonisiert werden muß. Diese Techniken wurden seither wesentlich weiterentwickelt und erweitert.

a) Der Zusammenhang zwischen der Reihenfolge der Meridiane und der Wirkung der CMT

In den Meridianen und Nebengefäßen fließt die Lebensenergie und das Blut. Die Zirkulation verläuft in einer bestimmten Ordnung, die in Kapitel 2 beschrieben wird. CMT, angewendet in der Fließrichtung oder in der Reihenfolge der Meridiane, hat tonisierende Wirkung (angewandt bei einem Leere-Symptom-Komplex). In umgekehrter Reihenfolge oder gegen die Fließrichtung wirkt CMT sedierend (angewandt bei einem Fülle-Symptom-Komplex). Als Beispiel: Der Blasen-Meridian verläuft vom Kopf abwärts. Wird in Richtung des Meridianverlaufs geknetet und gezwickt, wirkt dies belebend auf die Lebensenergie QI und das Blut. Dies wird bei Verspannungen und Schmerzen im Nackenbereich angewendet. Ein anderes Beispiel: Eine stoßende Bewegung vom Nabel abwärts bis zum Unterbauch hat eine sedierende Wirkung – in der umgekehrten Richtung wirkt sie tonisierend, weil die drei YIN-Fuß-Meridiane vom Fuß aufwärts zur Brust verlaufen.

Rotierende Bewegungen im Uhrzeigersinn wirken tonisierend, in entgegengesetzter Richtung bewirken sie Sedierung. Leichte Diarrhoe aufgrund eines Mangels der Milz-Energie wird im Uhrzeigersinn behandelt. Eine Behandlung in die falsche Richtung verschlimmert den Zustand.

b) Der Zusammenhang zwischen Intensität und Wirkung der CMT

Die TCM ist überzeugt, daß die Wirkung der CMT von der Intensität der Behandlung abhängig ist.

Sanfte und schnelle Manipulationen stärken die Lebensenergie und das Blut und erhöhen die körperlichen Abwehrkräfte (= aufbauende Methoden bei einem Leere-Symptomkomplex). Kräftige Manipulationen sind sedierende Maßnahmen und werden üblicherweise bei Stauungen des Blutes (Durchblutungsstörungen), Auflösen von Knoten und bei der Schmerzlinderung angewendet. Das Konzept über die Behandlungsintensität umfaßt viele Faktoren wie z. B. die Dauer einer jeden Behandlung und die dabei angewandte Kraft.

Generell gilt: Sanfte Manipulationen, nur kurz und oberflächlich angewendet, sind tonisierende Methoden, die Muskelzellen anregen. Kräftige Manipulationen wirken länger anhaltend auf die tieferen Gewebsschichten ein und gehören zu den sedierenden Maßnahmen. Sie wirken sedierend auf die Muskelzellen.

Die moderne Wissenschaft bestätigt diese Ideen. Entsprechend physiologischer Erkenntnisse weiß man, daß es zwei Arten sensorischer Nerven in der Haut gibt, tonisierende und sedierende. Die Erstgenannten verteilen sich mehr direkt unter der Hautoberfläche und reagieren sofort auf eine Stimulation. Sie werden als schnell anpassungsfähige Fasern bezeichnet. Die anderen liegen in tieferen Gewebsschichten und werden als langsam anpassungsfähige Fasern bezeichnet. Die schnell anpassungsfähigen Nervenfasern initiieren die Muskelaktivitäten. Die langsam anpassungsfähigen Nervenfasern wirken umgekehrt. Gerade deshalb wirken tonisierende Maßnahmen mit sanften Manipulationen über die schnell anpassungsfähigen Fasern und passen für eine Behandlung von Muskelermüdung, Muskelschwäche und Muskelschwund. Kräftige Manipulationen erreichen die langsam anpassungsfähigen und wirken sedierend auf die Muskelaktivitäten. Sie werden bei Muskelhypertonie usw. angewendet.

Dieselben Auswirkungen gelten auch für die Funktionen der inneren Organe. Sanfte Stimulation tonisiert ihre Funktion, eine kräftige Manipulation wirkt sedierend. Als Beispiel: sanftes Stoßen und Kneten der Punkte PISHU (B 20), WEISHU (B 21), ZHONGWAN (KG 12) und QIHAI (KG 6) wirkt belebend auf Milz und Magen, während starkes Drücken auf Akupunkturpunkte am Rücken zur Schmerzlinderung und Muskelentkrampfung bei Magen- und Darmkrämpfen angezeigt ist.

In jedem Fall wirkt CMT entweder tonisierend oder sedierend. Genauer ausgedrückt – Tonisierung und Sedierung wirken gleichwertig, indem sie entsprechend zur Regulierung lokaler pathologischer Veränderung angewendet werden. Entsprechend haben rotierende Manipulationen im Uhrzeigersinn oder entgegengesetzt oder auch Auf- und Abwärts-Manipulationen dieselbe Bedeutung.

6.2 CMT im Lichte moderner Wissenschaft

6.2.1 Wirkungen auf die Schichten der Haut

Die Auswirkungen der CMT spielen sich zunächst hauptsächlich in der Haut ab. CMT regt die Blutzirkulation an, verbessert die Atmung der Haut, fördert die Funktionen der Talg- und Schweißdrüsen, bewirkt die Produktion gewisser histamin-ähnlicher Substanzen, die die Kapillaren erweitern, verbessert die Versorgung der Haut und der Nervenenden, erhöht die Elastizität, verändert das Aussehen der Haut und erhöht ihre Temperatur um 0,5-1,5°C. Durch CMT-Behandlungen nimmt entweder die Sensitivität der Haut zu oder die Schmerzüberempfindlichkeit ab.

6.2.2 Wirkungen auf das Muskelgewebe

6.2.2.1 Muskelentspannung, Abbau der Übersäuerung bei Muskelkater und Erleichterung nach Muskelüberbeanspruchung

6.2.2.2 Erweiterung der Kapillaren, Verbesserung der Blutzirkulation, Auflösung von Muskelverhärtungen, Senken des Blutdrucks und Abbau von Zirkulationswiderständen

6.2.2.3 Muskelkrämpfe können durch Verbesserung der Blutzirkulation und durch Erhöhung der Körpertemperatur aufgelöst werden. Dadurch wird auch die lokale Reizschwelle erhöht, was zur Muskelentspannung führt. Der pathologische Reflexbogen, der zu Schmerzen führt, kann durch beständige, beruhigende Manipulationen unterbrochen werden.

6.2.2.4 Verbesserung der Ernährung der Muskulatur und Erhöhung des Muskeltonus, der Ausdauer, Kontraktionsfähigkeit und Elastizität; befriedigende Ergebnisse bei der Behandlung von Muskelatrophie.

Tierversuche haben gezeigt, daß sich der Zuckergehalt im Muskelgewebe durch CMT erhöht hat. Durch Untersuchungen von Nervenreizleitungs-Verzögerungsphasen bei Patienten mit zervikaler Spondylose wurden deutliche Effekte der CMT an Muskeln und Nerven nachgewiesen.

6.2.3 Wirkungen an Periost, Sehnen, Ligamenten und Gelenken

Im Periost liegen viele Nervenenden. Sehnen, Bänder und Gelenke haben dort ihren Ansatz. Deshalb sind diese Zonen besonders schmerzempfindlich. Passive Mobilisationen und CMT-Behandlungen direkt an diesen Zonen verbessern nicht nur die Blutzirkulation und den Aufbau des Gewebes, sondern erhöhen auch die Reizschwelle und lindern somit Schmerzen. Zusätzlich bewirkt die Entspannung der Bänder und Gelenkkapseln eine verbesserte Mobilität der Gelenke. Fehlstellungen bei Gelenken der Wirbelsäule können direkt durch sedierende CMT-Behandlungen korrigiert werden. Auch Adhäsionen können aufgelöst werden.

6.2.4 Wirkungen auf das Nervensystem

Neben der auflösenden Wirkung bei Adhäsionen und der unterstützenden Wirkung des Stoffwechsels des betreffenden Nervengewebes wirkt CMT über das Nervensystem vielfältigst im gesamten Körper. Es gibt drei Arten somato-viszeraler Reflexe:

a) Wird die Körperoberfläche gereizt, dann wird der Impuls von den Rezeptoren der Nervenenden an dieser Reizstelle über die afferenten Nervenbahnen zum Hinterhorn der grauen Rückenmarkssubstanz weitergeleitet, dort umgeschaltet und erreicht dann die Hirnrinde. Der Weg zurück verläuft zum Vorderhorn der grauen Rückenmarkssubstanz, in den Spinalnerven durch das Foramen intervertebrale in das sympathische Ganglion und endet schließlich wieder in den entsprechenden Bereichen der Körperoberfläche.

b) Der auslösende Reiz verläuft vom Rezeptor der Nervenenden an der Hautoberfläche über sensible Bahnen durch den Tractus spinothalamicus weiter zu den Schaltkernen im Thalamus und zur 4. und 5. Großhirnrindenschicht oder auch durch die Capsula interna zum Gyrus postcentralis. Die deszendenten Nervenbahnen laufen über den Hypothalamus und die Formatio reticularis wieder zurück und erreichen schließlich das betreffende Organ.

c) Eine Stimulierung auf der Bauchdecke kann sich indirekt auf die Funktionen der Organe auswirken. Auf diese indirekte Weise helfen die regulierenden und

therapeutischen Effekte der CMT auch bei Reizungen und Quetschungen von Nerven und Blutgefäßen, z. B. nach der Korrektur von irgendwelchen Fehlstellungen am Bewegungsapparat. Patienten mit starken Schmerzen bei einer Fehlpositionen der Wirbel verspüren sofort nach einer CMT-Behandlung eine Erleichterung; ein Hinweis dafür, daß CMT-Effekte verbessernd auf gestörte Nervenfunktionen einwirken.

Durch Untersuchungen mit Computer-Tomographie bei 66 Fällen von Spondylose hat man festgestellt, daß die lokomotorische Latenzzeit im Vergleich zu gesunden Personen deutlich verlängert ist. Weitere Untersuchungen haben ergeben, daß die Latenzzeit nach CMT-Behandlungen normal wurde. In vielen Fällen wurden die Auswirkungen der CMT durch die Regulierung des Nervensystems deutlich.

In der klinischen Anwendung sind die Frequenz und Intensität von CMT abhängig von dem, was sie therapeutisch bewirken sollen. Als Beispiel: langsame und sanfte Bewegungen können die peripheren Nerven anregen, aber sedieren das Zentral-Nervensystem (ZNS). Im Gegensatz dazu: schnelle und kräftige Manipulationen, kurz angewendet, sedieren periphere Nerven und regen das ZNS an. Mit der Stimulation des ZNS wird das sympathische Nervensystem mitbeeinflußt, während die Sedierung des ZNS eine Anregung des Parasympathikus bewirkt. Mit diesem Phänomen arbeitet CMT bei der Behandlung von vielen Krankheiten. Als Beispiel: Sanfte, stoßende und pressende Manipulation der Punkte DINGCHUAN (Asthma-Erleichterung), FENGMEN (B 12), FEISHU (B 13) und JIANZHONGSHU (Dü 15). Nachfolgende kräftige Manipulationen bringen befriedigende Ergebnisse bei der Behandlung von Asthma. Die Wirkung kann so erklärt werden, daß die sanfte Manipulation zunächst das periphere Gewebe und die afferenten Nerven anregt, während die kräftigere Manipulation das zentrale und sympathische Nervensystem stimuliert und gleichzeitig das parasympathische Nervensystem sediert. Diese Behandlungsmethode ist auch bei Magenkrämpfen usw. anwendbar.

6.2.5 Wirkungen auf Verdauungsfunktionen

Auf dem Bauch unterstützen Manipulationen im selben Rhythmus wie die Darmperistaltik sowohl die Sekretion der Verdauungsdrüsen als auch andere Funktionen des Verdauungssystems. Zusätzlich können verdauende und absorbierende Funktionen des Verdauungstrakts über Einwirkungen auf das Nervensystem durch Pressen,

Stoßen und Kneten auf bestimmten Punkten oder entsprechenden Körperzonen reguliert werden.

Es wurde nachgewiesen, daß bilaterales (symmetrisches) Stoßen und Kneten in einer gemäßigten Stärke auf den Punkten PISHU (B 20) und WEISHU (B 21) die Darmperistaltik beschleunigen können, aber die Manipulation auf dem Punkt ZUSANLI (M 36) sie hemmt; was wieder darauf hinweist, daß unterschiedliche Anwendungen auf entsprechenden Punkten unterschiedliche Effekte auslösen. Ferner können Manipulationen auf gewissen Punkten oder auf entsprechenden Körperbereichen „doppelte" Einwirkung ermöglichen, um sowohl Hyper- als auch Hypofunktion zu regulieren. Als Beispiel: Streichen und Kneten auf der Bauchdecke kann sowohl bei Darmparalyse/Obstipation, als auch bei Durchfall angewendet werden; dasselbe auf dem Rücken zur Behandlung bei Erbrechen oder bei anderen Gründen für Übelkeit.

6.2.6 Wirkungen auf den Blutkreislauf

Es wurde nachgewiesen, daß CMT die Blutzirkulation unterstützen und die Herzfunktionen stärken kann. Werden manipulative Behandlungen angewendet, kann die Stimulation den venösen Rückfluß unterstützen, periphere Blutgefäße und Kapillargefäße erweitern, Widerstände im Zirkulationssystem verringern sowie die Blutmenge und deren Verteilung in den Muskeln und im Gewebe regulieren. Dies senkt den Blutdruck und verringert damit auch die Herzbelastung.

CMT angewendet im Nackenbereich verbessert die Versorgung des Gehirns mit Blut. Bei Erkrankung der Herzkranzgefäße kann mit manipulativer Therapie der Blutfluß in den Koronararterien gesteigert werden.

CMT auf den Lymphgefäßen angewandt, kann den Lymphrückfluß unterstützen und die Absorption von Exsudat erleichtern.

6.2.7 Wirkungen auf die Beschaffenheit des Blutes

Es wurde festgestellt, daß nach einer CMT-Behandlung die Anzahl der Leukozyten zunimmt, und sich gleichzeitig auch das Verhältnis der Lymphozyten zu den neutrophilen Granulozyten erhöht. Die Phagozytose-Funktion der Leukozyten wird gestärkt, der Komplement-Titer im Serum erhöht und die Anzahl der Erythrozyten und Thrombozyten gesteigert. Dadurch wird insgesamt das Immunsystem gestärkt. Auch die Wirkung der CMT auf

Katecholamine (Noradrenalin, Adrenalin und Dopamin = Sympatikus-Wirkung) und Endorphine (körpereigene Opiate = schmerzblockierend) im Blut wurde festgestellt.

6.2.8 Sonstige Wirkungen

In Übereinstimmung der vorliegenden Studien kann CMT auch noch folgendes bewirken:

a) Eine vertiefte Atmung durch eine direkte Stimulation auf dem Brustkorb oder durch eine indirekte Einwirkung auf die Nerven.

b) CMT auf dem Bauchraum oder auf dem ganzen Körper steigert die Sauerstoffaufnahme um 10-15% und erhöht die Kohlendioxyd-Ausatmung.

Es muß deutlich darauf hingewiesen werden, daß alle hier aufgeführten CMT-Effekte auf der Basis klinischer und experimenteller Studien beruhen. Trotzdem sind bestimmte Aspekte und Mechanismen noch ungeklärt und müssen noch weiter erforscht werden.

7. Kontraindikationen und Besonderheiten der CMT

Nachfolgendes sind die **Kontraindikationen der CMT:**

a) Verschiedene akute Infektionskrankheiten wie Lepra, Pest, Hepatitis und AIDS

b) Knochenbrüche, offene Wunden und Verbrennungen

c) Lokale Infektionen und Dermatosen

d) Hämophilie

e) Tuberkulose, Tumore und starke Osteoporose (gesteigerter Knochenabbau)

f) Akute Herz- und Gehirngefäß-Erkrankungen

g) Perforation im Magen-Darm-Trakt

h) Diabetische Osteopathie

Vorsichtsmaßnahmen: Die CMT ist in folgenden Situationen mit Vorsicht anzuwenden:

a) Psychotische Patienten, die während der Behandlung nicht mitwirken können

b) Frauen während der Menstruation oder Schwangerschaft oder bei nachgeburtlichem Ausfluß

c) Patienten mit instabiler Wirbelsäule oder mit deutlichen Hinweisen, daß bei einer Behandlung Blutgefäße oder Nerven geschädigt werden können

d) Patienten, die zu Hypotension oder Hypoglykämie mit entsprechender Müdigkeit oder Heißhunger neigen, so daß während der Behandlung ein Kollaps eintreten kann.

Zusätzlich sollten nachfolgende Aspekte beachtet werden:

a) Der Therapeut und der Patient sollten gut aufeinander eingehen und eine korrekte Position einhalten, wie es in den entsprechenden Abschnitten (Kapiteln) beschrieben wird.

b) Der Patient sollte körperlich und geistig entspannt sein.

c) Die Raumtemperatur sollte bei 25°C gehalten werden, damit der Patient sich nicht erkältet.

d) Die Behandlung sollte abgebrochen werden, wenn beim Patienten Abnormes auftritt.

e) Extremer Druck sollte vermieden werden. Zur äußeren Anwendung können bestimmte Gleitmittel verwendet werden, besonders bei Kindern.

8. Die Vier Diagnostischen Methoden der TCM

Untersuchen mit dem Auge (Inspektion), Hören und Riechen (Auskulation und Olfaktion), Befragen (Interrogation) und Betasten (Palpation) – bekannt als die Vier Diagnostischen Methoden der TCM – werden allgemein in der TCM benützt, um die Fallgeschichte und die klinischen Symptome und Zeichen für eine endgültige Diagnose herauszufinden. Jede der Vier Diagnostischen Methoden spielt eine spezifische Rolle. Aber erst in der Verbindung aller, kann die Situation der Krankheit umfassend und systemisch verstanden und eine korrekte Diagnose erstellt werden.

8.1 Inspektion

Inspektion meint hier, daß der Arzt mit bloßem Auge die gesamte Erscheinung des Patienten begutachtet: Auftreten, Aussehen, z. B. Gesichtsfarbe und Konstitution.

8.1.1 Ausdruck und Aussehen

Ausdruck und Aussehen sind die sichtbaren Manifestationen physiologischer Funktionen, an denen die Ernsthaftigkeit von Krankheiten erkennbar wird.

Ist der Patient einigermaßen lebhaft, verhält sich normal, mit einem Glanz in den Augen und einer interessierten Reaktion und wirkt mit an der ärztlichen Untersuchung, dann handelt es sich entsprechend der TCM um eine leichte Erkrankung, ansonsten wäre sie ernsthaft. Zusätzlich kann auch das Aussehen in gewisser Weise die Konstitution des Patienten reflektieren.

Als Beispiel: Eine rote Gesichtsfarbe weist auf das Vorhandensein von Hitze hin; Blässe weist hin auf die Einwirkung von Kälte oder auf mangelnde Durchblutung; bläulich-lila deutet auf einen Blutstau oder auf heftigen Schmerz hin. Außerdem haben auch die Farbe von nasalem Ausfluß, Speichel, Stuhlgang, Urin und vaginalem Ausfluß klinische Bedeutung. Bei Patienten mit Kälte- und/oder Leere-Syndromen sind sie durchsichtig und weiß. Bei Patienten mit Hitze und/oder Fülle-Syndromen können sie trübe und gelb werden.

8.1.2 Beachten der äußeren Erscheinung

Zu beachten ist dabei die Gangart des Patienten, seine Haltung im Stehen, Sitzen und Liegen, die Bewegungen des Rumpfes und die Beweglichkeit des Patienten. Als Beispiel: Ein Patient mit Lumbago bewegt sich für gewöhnlich unnormal. Bei Spondylosis der Halswirbel (degenerative Veränderung der Wirbelkörper) oder einem steifen Nacken wird die Bewegungseinschränkung sichtbar.

8.1.3 Betrachten der Zunge

Die TCM vertritt die Ansicht, daß der Zustand der Zunge in engem Zusammenhang mit dem Zustand der Organe ZANG FU, der Meridiane, des QI und des Blutes steht und daß durch das Beachten der Zungenfarbe, ihrer Form, ihrer Feuchtigkeit und ihres Belages sich verschiedene Krankheitsbilder erkennen lassen. Als Beispiel: Eine violette Zunge oder violette Flecken auf der Oberfläche deuten auf einen QI- und Blutstau hin; ein dünner gelber Belag ist ein Hinweis auf eine Wind-Hitze-Einwirkung in der Lunge. Eine Zunge mit einem dicken gelben Belag kann aus einer anhaltenden Verdauungsstörung resultieren.

8.2 Auskultation und Olfaktion

8.2.1 Mit Auskultation meint man hier das Hören auf die Herz- und Atemgeräusche, die Stimme, auf Husten usw. Dies hilft dem Arzt die Ernsthaftigkeit der Krankheit abzuschätzen. Generell deutet ein leises Sprechen (Sprechen in tiefen Tönen), zusammen mit einem kurzatmigen und schwachen Atmen oder kraftlosem Husten auf Leere-Syndrome hin. Während munteres Sprechen, grobes Atmen oder kräftiges Husten auf Fülle-Syndrome hinweisen.

8.2.2 Der auffallende Geruch einer Ausdünstung oder Ausscheidung deutet auf ein Hitze-Syndrom des Fülle-Typs hin, während fader Geruch auf ein Kälte-Syndrom vom Leere-Typ hinweist. Als Beispiel: Dicker Auswurf mit einem fauligen Geruch weist auf schleimige Hitze in der Lunge hin, während dünnflüssiger und klarer, geruchloser Auswurf auf kalten Schleim in der Lunge hinweist. Geringfügiger, dunkelgelber Urin mit einem auffallend strengen Geruch weist auf Nässe-Hitze in der Blase hin, während klarer, geruchloser und reichlicher Urin Kälte in der Blase vom Leere-Typ anzeigt. Fauliger Atem weist auf Hitze im Magen hin.

8.3 Interrogation (Anamnesegespräch)

Das Untersuchungsgespräch wird ähnlich wie in der westlichen Medizin geführt. Zunächst sollte der Arzt aufmerksam zuhören, welche Beschwerden der Patient vorbringt. Dann sollte er die Vorgeschichte der Krankheit, die entsprechenden Modalitäten wie Häufigkeit, Anfälle, Dauer, erhaltene Behandlungen, Schlaf und Appetit usw. erfragen.

Schmerz ist ein wichtiges Symptom, das sorgfältig hinterfragt werden sollte. Schmerz, der durch Druck verstärkt wird, steht in Zusammenhang mit Fülle und resultiert meistens aus der Einwirkung exogener pathogener Faktoren, aus der Blockade von Meridianen und Nebengefäßen, aus dem Stau von QI und Blut, Darmparasiten, Appetitlosigkeit, Essensverweigerung oder Behinderung durch Schleim. Schmerz, der bei Druck nachläßt, bezieht sich auf Leere. Er entsteht vorrangig durch Fehlversorgung der Sehnen und Meridiane entsprechend dem Defizit an QI und Blut. Schmerzlinderung durch Wärme bezieht sich auf Kälte. Wird er durch Kälte gemildert, ist der Schmerz vom Hitze-Typ. Wandernder Schmerz folgt meist auf das Eindringen von krankheitsverursachendem Wind; Schmerz an einer bestimmten Stelle folgt aus einer Verstopfung der Nebengefäße durch Kälte-Nässe.

Kopfschmerz in einer akuten Krankheit wird ausgelöst durch das Einwirken von äußeren krankheitsverursachenden Faktoren. Anhaltender Kopfschmerz mit wiederholten Anfällen steht generell im Zusammenhang mit der Stauung von Blut oder einer aufwärtsgerichteten Störung durch Schleim. Anhaltender Kopfschmerz mit einem Leeregefühl im Kopf zusammen mit anfallsartiger Dunkelheit vor den Augen und verschwommenem Gesichtssinn steht in Verbindung mit einem Mangel von QI und Blut.

Kopfschmerzen können entsprechend der Verteilung der Meridiane am Kopf differenziert werden. Zum Beispiel: Hinterkopfschmerz bezieht sich auf den TAIYANG-Meridian, einseitiger Kopfschmerz auf den SHAOYANG-Meridian, Stirnkopfschmerz und Schmerzen über den Augen auf den YANGMING-Meridian und Scheitelkopfschmerz (vertikal) auf den JUEYIN-Meridian.

Schmerzen über dem Zwerchfell weisen normalerweise auf Störungen des Herzens und der Lunge hin. Schmerzen im Oberbauchbereich deuten auf Störungen der Milz und des Magens hin. Schmerzen im Lumbalbereich oder um den Nabel herum bedeuten Störungen der Niere und des CHONG-Meridians. Schmerzen unterhalb des Nabels und im Unterbauch weisen auf Störungen der Niere, der Blase oder des Dick- und Dünndarmes hin. Schmerz im Bereich des Hypochondriums verweist auf Störungen der Leber und der Gallenblase.

8.4 Palpation

Durch Betasten und Befühlen werden pathologische Veränderungen bestimmter Körperregionen aufgedeckt.

8.4.1 Palpation des Pulses

Dies ist eine spezielle Diagnostikmethode in der TCM. Der Puls wird oberhalb des Handgelenks getastet, wo die Arteria radialis verläuft. Der Arzt legt die drei Fingerkuppen von Zeige-, Mittel- und Ringfinger auf die Pulstaststelle, um eine umfassende Vorstellung von der Tiefe, der Frequenz, dem Rhythmus, der Stärke und der Art des Pulses zu erhalten. Zum Beispiel: Ein schneller Puls mit mehr als fünf Schlägen pro Atemzug tritt bei einem Hitze-Syndrom auf. Ein langsamer und unregelmäßiger Puls mit aussetzenden Schlägen in unregelmäßigen Intervallen weist auf innere Kälte oder auf retinierten Kälte-Schleim und auf inneren Blutstau hin.

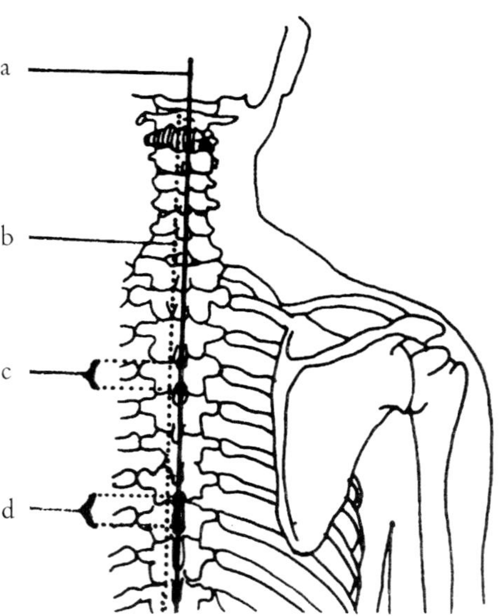

Abb. 1-1: Die vier Linien zur Palpation der Wirbelsäule

8.4.2 Palpation der Meridiane und Akupunkturpunkte

Die klinische Praxis zeigt, daß bei einigen Krankheiten Empfindlichkeiten oder andere unnormale Reaktionen entlang den Verläufen der betroffenen Meridiane oder an bestimmten Punkten auftreten. Bei Störungen der Lunge, zum Beispiel, kann eine Druckempfindlichkeit am Punkt ZHONGFU (Lu 1) oder ein Knoten am Punkt FEISHU (B 13) getastet werden. Bei Störungen der Leber kann eine Druckempfindlichkeit am Punkt GANSHU (B 18) und QIMEN (L 14) festgestellt werden. Bei Magenbeschwerden kann eine Druckempfindlichkeit am Punkt WEISHU (B 21) und ZUSANLI (M 36) auftreten, bei Blinddarmentzündung am Punkt LANWEI (Appendix-Extrapunkt). Diese Zeichen sind wichtig zur Diagnose.

8.4.3 Palpation des Bauchraums

Die Palpation des Bauches ist auch eine wichtige diagnostische Technik. Ein aufgeblähter Bauch mit tympanitischen Zeichen bei der Perkussion, aber mit normaler Urinausscheidung weist auf eine Stauung von QI hin. Eine abdominale Aufblähung mit einem plätschernden Geräusch und einer schwimmenden Empfindung beim Betasten bedeutet die Ansammlung von Flüssigkeit. Eine unbewegliche, harte Masse im Bauchraum weist auf gestautes Blut. Eine verschiebbare, weiche Masse resultiert aus dem Stau von QI. Ein Klumpen, getastet im linken Bauchraum mit Obstipation, zeigt das Zurückhal-

ten von trockenem Stuhl an. Zurückschwingender Schmerz im rechten Unterbauch weist auf Blinddarmentzündung aufgrund von Stauung von QI und Blut hin.

8.4.4 Palpation der Wirbelsäule

Der Arzt tastet mit einem oder beiden Daumenkuppen entlang der Wirbelsäule abwärts, um herauszufinden, ob irgendwelche Muskelfaserrisse, Schwellungen und Verspannungen des darunterliegenden Gewebes, abnorme Veränderungen der Wirbelfortsätze (Dornfortsätze) und deren Zwischenräume festzustellen sind. Zum Beispiel: Wenn der Patient eine Verspannung im Lumbalbereich mit abweichenden Dornfortsätzen und verändertem Zwischenwirbelabstand hat, kann eine Verletzung oder Prolaps der Zwischenwirbelscheiben im Lumbalbereich vorliegen.

Die folgenden vier Linien sind eine große Hilfe beim Palpieren der Wirbelsäule (Abb. 1-1).

a) Die zentro-axiale Linie: Sie ist eine imaginäre, gerade Linie durch die Mittellinie der Wirbelsäule.

b) Die laterale Linie der Wirbelfortsätze: Diese Linie verbindet die seitlichen Ränder der Wirbelfortsätze auf jeder Seite.

c) Die interspinosale Linie: Eine vertikale Linie verbindet das untere Ende des oberen Dornfortsatzes mit dem oberen Ende des darunterliegenden Dornfortsatzes.

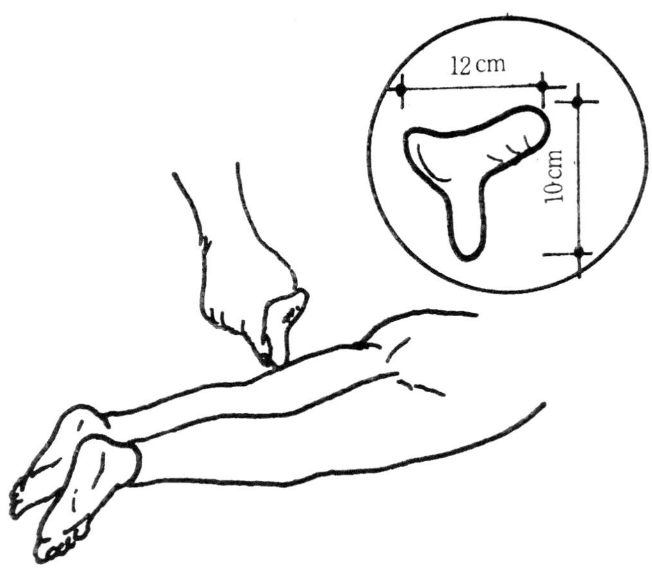

Abb. 1-2: Der „Kleine Stab" und seine klinische Anwendung

d) Die apikale Linie: Eine vertikale Verbindungslinie zwischen den einzelnen Dornfortsätzen an ihrem jeweiligen oberen und unteren Ende.

Bei einer normalen Wirbelsäule sollten die zwei lateralen Linien parallel mit der zentro-axialen Linie verlaufen. Die apikale und interspinosale Linie sollten mit der zentro-axialen Linie übereinstimmen.

9. Geräte und Gleitmittel

9.1 Geräte

Therapeuten benützen normalerweise bei manipulativer Therapie nur ihre Hände. Bei einer langen Arbeitszeit können die Hände ermüden. In diesem Fall können bestimmte Geräte eine Erleichterung verschaffen. Nachfolgend werden einige nützliche Geräte beschrieben, die üblicherweise in der Klinik zum Einsatz kommen.

a) „Kleiner Stab": Er ist T-förmig und aus Hartholz, Bakelit, Plastik oder bestimmten Metallen (Abb. 1-2). Er wird zum Drücken, Kneten, Reiben und Beklopfen von Akupunkturpunkten oder den entsprechend betroffenen Gebieten verwendet.

b) „Großer Stab": Seine Form ist ähnlich wie die des kleinen. Er ist aber viel größer und sieht aus wie ein Krückstock. Das eine Ende ist pilzförmig, und man kann damit auf entsprechend betroffene Punkte oder Gebiete klopfen. Der Therapeut hält ihn unter der Achsel. Er wird bei Regionen mit dickeren Muskeln angewendet, wie am Gesäß und an den Beinen, speziell bei dicken Personen.

c) „Hammer": Er sieht aus wie ein Perkussionshammer. Sein Kopf ist aus Gummi mit einem Magnetkern. Sein Griff ist aus Plastik, Holz oder Metall. Der Hammer wird für Behandlungen durch Beklopfen am Kopf, Rücken und den Extremitäten benützt.

d) „Stock": Der Stock kann zum leichten Beklopfen aller Körperteile verwendet werden, außer dem Gesicht und dem Damm (Perineum).

e) Elektrische Massagegeräte: Es stehen in China und außerhalb viele Typen elektrischer Massagegeräte zur Verfügung. Sie bewirken magnetische und vibrierende Effekte. Diese helfen bei Müdigkeit und dienen der Behandlung bei Antriebsschwäche und Störungen des Nervensystems.

f) Elektrische Massagebetten: Bei den elektrischen Massagebetten gibt es unterschiedliche Typen und Größen. Sie haben vibrierende, knetende und reibende Funktionen und werden hauptsächlich für die Behandlung von Störungen im Lumbalbereich und der Extremitäten benutzt.

9.2 Gleitmittel

Bestimmte Gleitmittel können äußerlich für begrenzte Regionen und Punkte angewendet werden, um die Reibung zu verringern. Außerdem hat jedes dieser Mittel noch eigene zusätzliche Effekte, die helfen können, noch bessere therapeutische Ergebnisse zu erzielen.

a) Talkum oder Körperpuder zum Aufsaugen von Nässe, zum Kühlen und Gleiten auf der Haut

b) Menthol-Wasser zum Kühlen und zur Schmerzlinderung

c) Eiweiß, um Hitze zu eliminieren und die Verdauung anzuregen

d) Ingwer-Saft zur Erwärmung der Meridiane und um Kälte zu vertreiben

e) Schalottenröhren-Saft, um das YANG zu aktivieren und Kälte zu vertreiben

f) Medizinischer Likör zur Reinigung und Aktivierung der Meridiane, zum Anregen der Blutzirkulation und zur Schmerzlinderung

g) Sesamöl, um Hitze und Wind zu vertreiben, um das Fließen von QI und Blut zu regulieren und zur Schmerzlinderung

h) Ölmischung aus Methyl-Salizylid, Glyzerin, Terpentinöl, Alkohol und destilliertem Wasser: Diese Mischung kann benützt werden, um Schwellungen zu reduzieren, Schmerzen zu lindern und um Wind und Kälte zu vertreiben.

Grundwissen über die Meridiane, Nebengefäße und Akupunkturpunkte

Vergleichbar mit unserem Nervensystem sind die Meridiane und Nebengefäße über den ganzen Körper verteilt. Sie verbinden die inneren Organe ZANG FU mit allen Geweben und Organen des oberflächlichen Teils des Körpers, einschließlich Augen, Nase, Mund, Sehnen, Gelenken usw. und machen so den Körper zu einer organischen Ganzheit. Die Meridiane sind die Hauptleitungen und haben Verknüpfungen durch eine Vielzahl von Punkten innerhalb ihres Verlaufs auf der Körperoberfläche. Kleinere Nebengefäße verbinden sie untereinander.

Die Akupunkturpunkte sind spezielle Stellen, durch die QI (Lebensenergie) der Organe ZANG FU und Blut an die Körperoberfläche geleitet werden. QI und Blut zirkuliert in den Meridianen über die Punkte zu den Nebengefäßen. Dabei sind die Meridiane und Nebengefäße sozusagen die Transportwege, und die Akupunkturpunkte sind die Kontrollstationen.

Wird der menschliche Körper durch eine Krankheit beeinträchtigt, kann durch pressende oder knetende Manipulation der entsprechenden Punkte oder bestimmter Zonen entlang der Meridiane behandelt werden. Jeder der Meridiane oder Punkte hat seine spezifischen Funktionen und Indikationen, die für die klinische Praxis der CMT sehr wichtig sind. Dieses Kapitel will das Grundwissen über die Meridiane, Nebengefäße und Akupunkturpunkte vermitteln.

1. Aufstellung und Klassifizierung

Es gibt im menschlichen Körper zwölf Hauptmeridiane, acht außergewöhnliche Meridiane und 15 Nebengefäße. Die meisten Akupunkturpunkte sind auf den zwölf Hauptmeridianen und auf den zwei Extra-Meridianen (DU- und REN-Meridian) lokalisiert.

Der jeweilige Name der zwölf Hauptmeridiane setzt sich aus drei Teilen zusammen

1. der Name des zugehörigen ZANG- oder FU-Organes

2. Hand oder Fuß und

3. YIN oder YANG (YIN wird in TAIYIN, SHAOYIN und JUEYIN, und YANG in TAIYANG, YANG-MING und SHAOYANG unterteilt)

Der Namensteil Hand oder Fuß hängt davon ab, ob der Meridian an der Hand oder am Fuß beginnt bzw. endet. Die Benennung Yin oder Yang hängt davon ab, ob der Meridian entlang dem medialen oder lateralen Anteil der entsprechenden Extremität verläuft. Wenn zum Beispiel der Meridian an der Hand endet, entlang des medialen Anteils der oberen Extremität verläuft und zur Lunge gehört, nennt man ihn den Lungen-Meridian des Hand-TAIYIN.

Die acht außergewöhnlichen Meridiane sind ohne weitere Bezeichnungen DU, REN; CHONG, DAI, YANG-QIAO, YINQIAO, YANGWEI und YINWEI. Jeder von ihnen hat eine spezielle Funktion. Zum Beispiel lenkt das DU-Gefäß alle YANG-Meridiane, das REN-Gefäß kontrolliert alle YIN-Meridiane, das CHONG-Gefäß ist der vitale Meridian, der mit allen Meridianen in Verbindung steht, und der DAI-Meridian verbindet alle Meridiane untereinander. Ihre Verteilungswege unterscheiden sich von denen der zwölf Hauptmeridiane.

Jeder der zwölf Hauptmeridiane sowie der DU- und der REN-Meridian haben je ein Nebengefäß der Verbindung. Zusammen mit dem Nebengefäß der Milz ergeben sie die 15 Nebengefäße.

Die Meridiane und Nebengefäße sind in Tabelle 2-1 aufgelistet.

2. Funktionen der Meridiane und Nebengefäße

Die Meridiane und Nebengefäße erfüllen nachfolgende Funktionen: Die Zirkulation der Lebensenergie QI und des Blutes sowie das Erwärmen und Versorgen der Gewebe. Sie schaffen Verbindungen innerhalb des gesamten Körpers zur Aufrechterhaltung der Struktur und zur zusammenwirkenden Funktion der Organe ZANG FU, der Haut, der Muskeln, der Sehnen und Knochen. Der augenblickliche Zustand sowohl der äußeren als auch der inneren Organe kann auf der Oberfläche der entspre-

Tabelle 2-1: Klassifizierung der Meridiane und Nebengefäße

System der Meridiane und Nebengefäße	Zwölf Hauptmeridiane	Lungen-Meridian TAIYIN Hand Dickdarm-Meridian YANGMING Hand Magen-Meridian YANGMING Fuß Milz-Meridian TAIYIN Fuß Herz-Meridian SHAOYIN Hand Dünndarm-Meridian TAIYANG Hand Blasen-Meridian TAIYANG Fuß Nieren-Meridian SHAOYIN Fuß Kreislauf-Sexus(-Perikard)-Meridian JUEYIN Hand 3Erwärmer-Meridian SHAOYANG Hand Gallenblasen-Meridian SHAOYANG Fuß Leber-Meridian JUEYIN Fuß
	Acht außerordentliche Meridiane	Lenkergefäß (DU-Meridian) Konzeptionsgefäß (REN-Meridian) CHONG-Meridian (Gefäß des kräftigen Aufsteigens) DAI-Meridian (Gürtel-Gefäß) YANGQIAO-Meridian (Yang-Gefäß der Beweglichkeit) YINQIAO-Meridian (Yin-Gefäß der Beweglichkeit) YANGWEI-Meridian (Yang-Gefäß der Verbindung) YINWEI-Meridian (Yin-Gefäß der Verbindung)
	Fünfzehn Nebengefäße	Nebengefäße der vierzehn Meridiane plus dem Hauptnebengefäß der Milz

chenden Meridiane sichtbar und auch behandelt werden, wenn Abnormitäten auftreten. Wenn die Funktion der Meridiane und Nebengefäße beeinträchtigt ist, dann ist der Organismus für exogene pathogene Faktoren geöffnet. Wenn der Organismus angegriffen ist, dann werden diese pathogenen Faktoren sehr oft über die Meridiane und Nebengefäße tief in das Körperinnere geleitet. Dringen pathogene Faktoren durch die Körperoberfläche ein, können zum Beispiel Frösteln, Fieber und Kopfschmerz auftreten. Wenn diese Faktoren durch den Lungen-Meridian zur Lunge weitergeleitet wurden, können Symptome der Lunge auftreten wie zum Beispiel Husten, asthmatisches Atmen und Schmerzen im Brustraum.

Über die Meridiane und Nebengefäße treten aber nicht nur krankheitsverursachende Faktoren in den Körper ein. Sie sind auch Wege, durch die Störungen innerhalb der Organe ZANG FU oder zwischen den Organen ZANG FU und den peripheren Geweben oder Organen des Körpers weitergeleitet werden. Zum Beispiel kann eine Fehlfunktion der Leber, die aus einer Störung des Magens resultiert, Übelkeit und Erbrechen verursachen. Eine Geschwürsbildung und ein brennender Schmerz auf der Zunge können durch ein Aufflammen des Feuers des Herzens verursacht werden.

Da jeder der Meridiane in seinem bestimmten Teil des Körpers verläuft und jeder der zwölf Hauptmeridiane zu einem speziellen ZANG- oder FU-Organ gehört, können manifestierte Symptome und Krankheitszeichen zusammen mit den Reaktionen auf den Meridianen oder Punkten zur klinischen Diagnose herangezogen werden.

Zum Beispiel gehört zur Funktion der Leber auch die Bildung und Ausscheidung der Galle. Der Leber-Meridian verläuft in der Hypochondralregion. Gelbe Skleren und hypochondrische Schmerzen weisen auf eine Störung der Leber hin. Im Falle von Blinddarmentzündung kann Druckempfindlichkeit am Punkt LANWEI (Extrapunkt) auftreten. Druckempfindlichkeit am Punkt FEISHU (B 13) weist auf eine Lungenerkrankung hin.

3. Pathologische Erscheinungen der Meridiane

Da jeder Meridian seinen spezifischen Verteilungsweg im Körper hat, manifestieren sich auch in den damit korrespondierenden Gebieten der ungestörte Fluß von und eine ausreichende Versorgung mit der Lebensenergie QI und Blut oder auch das Gegenteil. Und da die 12 Hauptmeridiane jeweils zu einem bestimmten Organ ZANG FU gehören und damit in Verbindung stehen, können Behinderungen der Meridiane sich auf ihre entsprechenden Organe ZANG FU auswirken. Und Störungen in den Organen ZANG FU können umgekehrt auf die Meridiane zurückwirken. Es ist wichtig herauszufinden, welcher Meridian gestört ist und welches Organ ZANG FU dadurch betroffen ist. Auf der Basis der Pathologie der TCM wird hier dann weiter differenziert, und man kann eine entsprechende klinische Behandlung daraus ableiten.

3.1 Pathologische Erscheinungen der zwölf Hauptmeridiane

Lungen-Meridian Hand-TAIYIN: Husten, Asthma, Bluthusten (Hämoptyse), verschleimter und entzündeter Hals, Völlegefühl in der Brust, Schmerzen in der Schlüsselbeingrube, an der Schulter, am Rücken und am vorderen Rand des medialen Anteils des Arms.

Dickdarm-Meridian Hand-YANGMING: Nasenbluten, wäßriger Ausfluß der Nase, Zahnschmerzen, verschleimter und entzündeter Hals, Schmerzen im Nacken, im vorderen Teil der Schulter und im vorderen Bereich des Oberarms, Darmgeräusche (Borborygmus), Bauchschmerzen, Durchfall, Ruhr (Dysenterie).

Magen-Meridian Fuß-YANGMING: Darmgeräusche, aufgeblähter Bauch, Ödeme, Magenschmerzen, Erbrechen, Hungergefühle, Nasenbluten, Abweichungen bei Augen und Mund, verschleimter und entzündeter Hals, Schmerzen im Brustraum, Bauchraum und im seitlichen Anteil der unteren Extremitäten, Fieber, geistige Verwirrung.

Milz-Meridian Fuß-TAIYIN: Aufstoßen, Erbrechen, Magenschmerzen, aufgeblähter Bauch, lockerer Stuhl, Gelbsucht, Energielosigkeit und generelles Unwohlsein, Verhärtung und Schmerzen an der Zungenwurzel, Schwellung und Kältegefühl am inneren Bereich des Schenkels und des Knies.

Herz-Meridian Hand-SHAOYIN: Schmerzen im Bereich des Herzens, Herzklopfen, Schmerzen in der Hypochondralregion, Schlaflosigkeit, Nachtschweiß, Trockenheit im Hals, Durst, Schmerzen am inneren Bereich des Oberarms, fiebrige Handflächen.

Dünndarm-Meridian Hand-TAIYANG: Taubheit, gelbe Skleren, entzündeter Hals, angeschwollene Wangen, Aufblähung und Schmerzen im Unterbauch, häufiges Wasserlassen, Schmerzen am hinteren Rand des seitlichen Anteils von Schulter und Arm.

Blasen-Meridian Fuß-TAIYANG: Geringe oder keine Urinausscheidung, geistige Verwirrung, Malaria, Augenentzündung, Tränen der Augen bei Wind, Nasenverstopfung, Schnupfen, Nasenbluten, Kopfschmerzen, Schmerzen im Genick, am Rücken, am Gesäß und am dorsalen Anteil der unteren Extremitäten.

Nieren-Meridian Fuß-SHAOYIN: Keine Urinausscheidung, häufiges Wasserlassen, nächtliches Ausscheiden, Impotenz, unregelmäßige Menstruation, Asthma, Bluthusten, trockene Zunge, verschleimter und entzündeter Hals, Ödeme, Lumbago, Schmerzen entlang der Wirbelsäule, innen an den Schenkeln, Schwächegefühl in den unteren Extremitäten, fiebriges Gefühl an den Fußsohlen.

Kreislauf-Sexus-Meridian Hand-JUEYIN: Schmerzen im Bereich des Herzens, Herzklopfen, mentale Unruhe, Engegefühl im Brustraum, rotes Gesicht, Schwellung in der Achselhöhle, geistige Verwirrung, Krämpfe in den oberen Extremitäten, fiebrige Handflächen.

Dreifacher Erwärmer-Meridian Hand-SHAOYANG: Aufgeblähter Bauch, Ödeme, keine Urinausscheidung, übermäßige Urinausscheidung, Taubheit, Ohrenklingen, Schmerzen im äußeren Augenwinkel, angeschwollene Wangen, verschleimter und entzündeter Hals, Schmerzen hinter den Ohren, an der Schulter und seitlich am Arm und Ellenbogen.

Gallenblasen-Meridian Fuß-SHAOYANG: Kopfschmerzen, Schmerzen im äußeren Augenwinkel, Schmerzen im Kieferbereich, Benommenheit, bitterer Geschmack im Mund, Schwellung und Schmerzen in der Schlüsselbeingrube, Schmerzen in der Achselhöhle, Schmerzen entlang des seitlichen Anteils der Brust, unter den Rippen, an den Schenkeln und den unteren Extremitäten.

Leber-Meridian Fuß-JUEYIN: Schmerzen im unteren Bereich des Rückens, Völlegefühl in der Brust, Schmerzen im Unterbauch, Hernie, Kopfschmerz, trockener Hals, Schluckauf, keine Urinausscheidung, übermäßige Urinausscheidung, geistige Verwirrung.

3.2 Pathologische Erscheinungen der acht außerordentlichen Meridiane

DU-Meridian (Lenker-Gefäß): Steifheit und Schmerzen der Wirbelsäule, tonischer Krampf der Rückenmuskulatur, Kopfschmerzen.

REN-Meridian (Konzeptions-Gefäß): Scheidenausfluß, unregelmäßige Menstruation, Hernie, keine Urinausscheidung, Harnverhalten, Schmerzen im Magenbereich und im Unterbauch.

CHONG-Meridian (Gefäß des kräftigen Aufsteigens): Krämpfe und Schmerzen im Bauchraum.

DAI-Meridian (Gürtelgefäß): Bauchschmerzen, Schwäche und Schmerzen im Lumbalbereich, Scheidenausfluß.

YANGQIAO-Meridian (Yang-Gefäß der Beweglichkeit): Epilepsie, Schlaflosigkeit.

YINQIAO-Meridian (Yin-Gefäß der Beweglichkeit): Schlafsucht.

YANGWEI-Meridian (Yang-Gefäß der Verbindung): Frösteln und Fieber.

YINWEI-Meridian (Yin-Gefäß der Verbindung): Schmerzen im Bereich des Herzen.

4. Das System der Zirkulation von Qi und Blut in den zwölf Hauptmeridianen

Die Lebensenergie Qi zirkuliert zusammen mit dem Blut in den Meridianen nach einer ganz bestimmten Ordnung, beginnend vom Lungen-Meridian Hand-TAIYIN bis schließlich zum Leber-Meridian Fuß-JUEYIN. Dann beginnt ein neuer Kreislauf. Qi und Blut sind die grundlegenden Elemente für die Lebensfunktionen des menschlichen Körpers. Sie zirkulieren Tag und Nacht in den Meridianen. In einer Behandlung sollten die manipulativen Kräfte in genau derselben Richtung angewendet werden, wie Qi und Blut fließen, um so deren Zirkulation zu verbessern und Stauungen aufzulösen. Deshalb sollten

wir das System der Zirkulation von Qi und Blut in den zwölf Hauptmeridianen genau kennen. Die Tabelle 2-2 stellt dieses System dar.

5. Methoden zur Lokalisation der Akupunkturpunkte

Es gibt einige 100 Akupunkturpunkte auf der Körperoberfläche. Jeder hat seine bestimmte Lokalisation. Vor jeder Behandlung sollten zuerst genau die Positionen der Akupunkturpunkte bestimmt werden, um den therapeutischen Effekt zu gewährleisten. Nachfolgend werden die drei üblicherweise benützten Methoden zur Lokalisation von Akupunkturpunkten beschrieben.

5.1 Anatomische Punkte

Zur Lokalisation der Akupunkturpunkte haben anatomische Punkte auf der Körperoberfläche eine ganz spezifische Bedeutung wie z. B. die Haaransatzlinien, Hautfalten, Brustwarzen, Nabel, Auge, Nase, Mund, auffallend herausragende Knochen, Knochenvertiefungen, Gelenke, Sehnen und Muskeln. Wenn sich Akupunkturpunkte in unmittelbarer Nähe oder genau auf einem anatomischen Punkt befinden, können sie direkt lokalisiert werden.

5.2 Proportionale Messung

Auf der Basis anatomischer Punkte, der Breite oder Länge verschiedener Körperteile wird entsprechend in bestimmte gleiche Teile eingeteilt. Jedes Teil wird als ein CUN bezeichnet und ist die Einheit für die proportionale Messung. Zum Beispiel: Der Abstand von der vorderen zur hinteren Haaransatzlinie beträgt 12 CUN, der Abstand zwischen den beiden Processus mastoidei ist 9 CUN. Dies wird in Abb. 2-1a illustriert.

5.3 Fingermessungen

Die Länge und Breite der Finger des Patienten werden als Kriterium zur Lokalisation von Akupunkturpunkten

Tabelle 2-2: Das System der Zirkulation von Qi und Blut in den zwölf Hauptmeridianen

Lungen-Meridian TAIYIN Hand	→	Dickdarm-Meridian YANGMING Hand
Milz-Meridian TAIYIN Fuß	←	Magen-Meridian YANGMING Fuß
Herz-Meridian SHAOYIN Hand	→	Dünndarm-Meridian TAIYANG Hand
Nieren-Meridian SHAOYIN Fuß	←	Blasen-Meridian TAIYANG Fuß
Kreislauf-Sexus-Meridian JUEYIN Hand	→	3Erwärmer-Meridian SHAOYANG Hand
Leber-Meridian JUEYIN Fuß	←	Gallenblasen-Meridian SHAOYANG Fuß

benutzt. Wenn der Mittelfinger gebeugt wird, so ist der Abstand zwischen den beiden Enden des mittleren Fingerglieds 1 CUN (Abb. 2-1b).

Die Breite der vier Finger beträgt aneinandergelegt in Höhe des proximalen Gelenks des Mittelfingers 3 CUN (Abb. 2-1c).

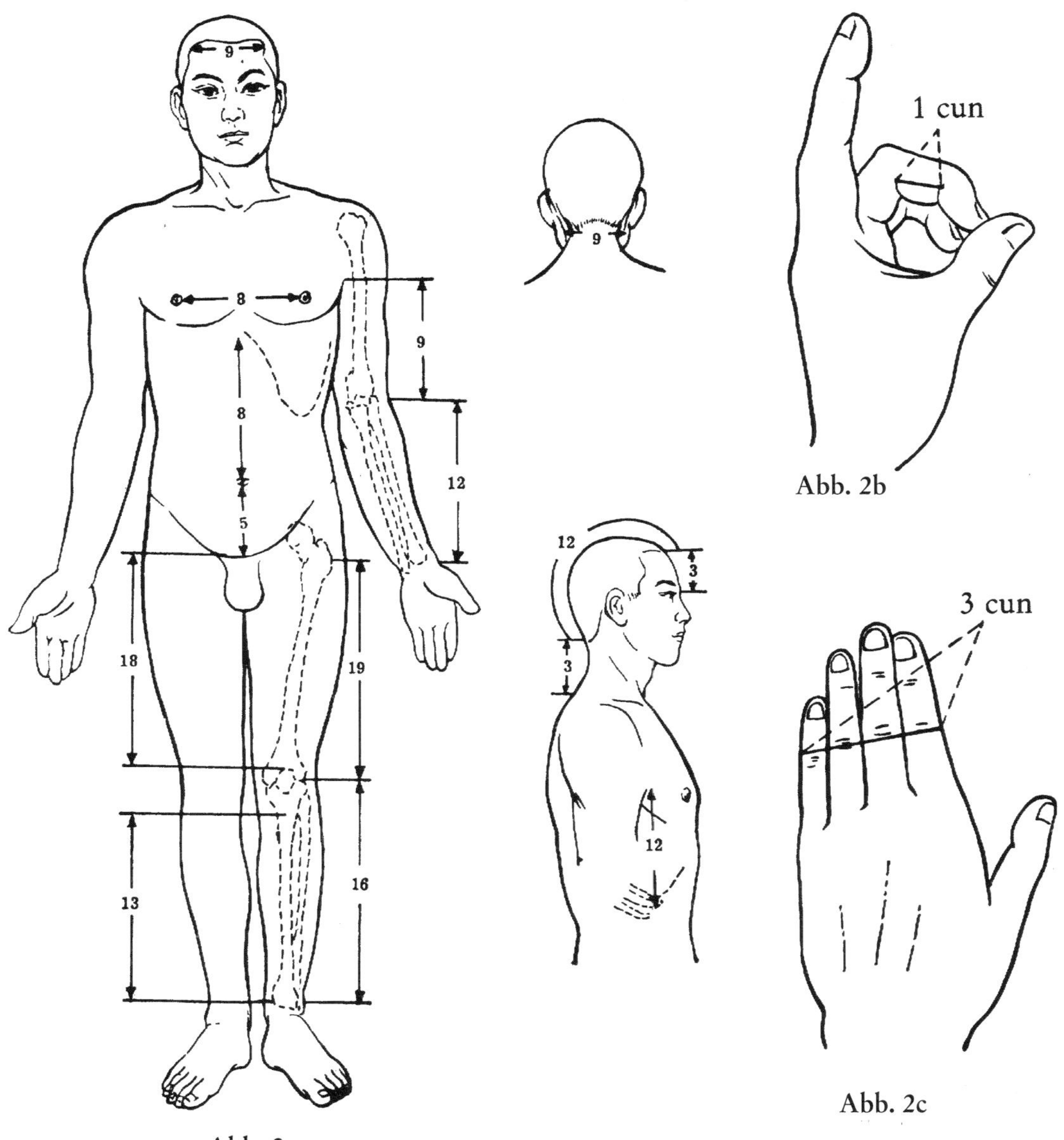

Abb. 2-1: Methoden zur Lokalisierung der Akupunkturpunkte
a) proportionale Einheit
b) Messen mit dem Mittelfinger
c) Messen mit den Fingern

2.1 LUNGEN-Meridian TAIYIN Hand

Verlauf

Der Lungen-Meridian TAIYIN Hand entspringt aus dem mittleren Erwärmer Jiao, läuft nach unten und verbindet sich mit dem Dickdarm (1). Zurück verläuft er entlang der oberen Öffnung des Magens (2), passiert das Zwerchfell (3) und tritt in die Lunge ein, zu der er gehört (4). Von dem Teil der Lunge, der mit der Kehle in Verbindung steht, tritt er seitlich beim Punkt ZHONGFU (Lu 1) an die Oberfläche (5). Er läuft entlang des medialen Aspekts des Oberarmes abwärts, verläuft vor dem Herz-Meridian SHAOYIN Hand und dem Kreislauf-Sexus-Meridian JUEYIN Hand (6) und erreicht die Ellbogengrube (7). Dann geht er gerade abwärts, entlang des medialen Aspekts des Unterarmes (8) und erreicht auf der medialen Seite des Processus styloideus des Radius das Handgelenk. Dort tritt er in Cuncou ein (die Arteria radialis am Handgelenk für die Pulstastung) (9). Er passiert den Daumenballen (10) und verläuft entlang dessen radialseitiger Grenze (11), um an der medialen Seite der Daumenspitze zu enden (SHAOSHANG, Lu 11) (12).

Der Zweig, proximal am Handgelenk gelegen, entspringt am Punkt LIEQUE (Lu 7) (13) und läuft direkt radialsei-

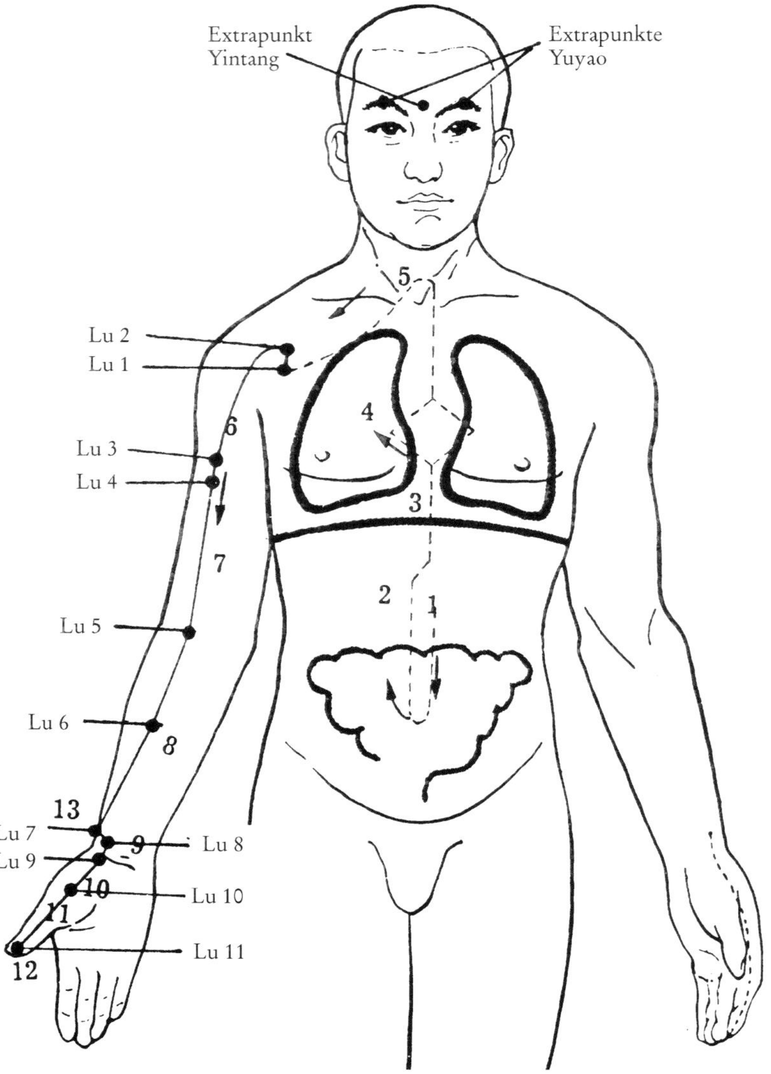

Abb. 2-2: LUNGEN-Meridian TAIYIN Hand und seine Punkte

tig zu der Spitze des Zeigefingers (SHANGYANG, Di 1), wo sich der LUNGEN-Meridian mit dem DICKDARM-Meridian Yangming Hand verbindet (Abb. 2-2).

Dieser Meridian hat insgesamt 11 Punkte. Sie sind im folgenden beschrieben. Die wichtigsten sind mit * gekennzeichnet.

Lu 1 (ZHONGFU, vorderer Mu-[Alarm]-Punkt der Lunge)

Lokalisation: Unterhalb des Schlüsselbeines, 1 Cun direkt unter dem YUNMEN (Lu 2), 6 Cun lateral vom Konzeptionsgefäß (Ren-Meridian).

Indikationen: Husten, Asthma, Schmerzen in Brust, Schulter und Rücken, Völlegefühl in der Brust.

Lu 2 (YUNMEN)

Lokalisation: In der Mulde unterhalb der Extremitas acromialis des Schlüsselbeins, 6 Cun lateral des Konzeptionsgefäßes (Ren-Meridian).

Indikationen: Husten, Asthma, Schmerzen in Brust, Schulter und Arm, Völlegefühl in der Brust.

LU 3 (TIANFU)

Lokalisation: Am medialen Aspekt des Oberarmes, 3 Cun unter dem Ende der Achselfalte, radialseitig auf dem Musculus biceps brachii, 6 Cun über dem Punkt Chize (Lu 5).

Indikationen: Asthma, Nasenbluten, Schmerzen im medialen Teil des Armes.

Lu 4 (XIABAI)

Lokalisation: Am medialen Anteil des Oberarmes, 1 Cun unter Punkt TIANFU (Lu 3), radialseitig auf dem Musculus biceps brachii gelegen.

Indikationen: Husten, Völlegefühl in der Brust, Schmerzen des medialen Anteiles des Armes.

Lu 5 (CHIZE*, HE-(Meer)-Punkt)

Lokalisation: Auf der Ellenbogenfalte, an der radialen Seite der Sehne des Musculus biceps brachii. Dieser Punkt wird lokalisiert, indem der Ellenbogen leicht angewinkelt wird.

Indikationen: Husten, Hämoptysis nach Fieber, Asthma, Völlegefühl in der Brust, entzündete Kehle, Spannungsschmerz des Ellenbogens und des Armes.

Lu 6 (KONGZUI, XI-(Grenz)-Punkt)

Lokalisation: Auf der Innenseite des Unterarmes, auf der Linie, welche die Punkte TAIYUAN (Lu 6) und CHIZE (Lu 5) verbindet, 7 Cun über TAIYUAN (Lu 9).

Indikationen: Husten, Asthma, Hämoptysis, entzündete Kehle, Schmerzen und Bewegungsbeeinträchtigung des Ellenbogens und des Armes.

Lu 7 (LIEQUE, LUO-(Passage)-Punkt)

Lokalisation: Über dem Processus styloideus des Radius, 1,5 Cun über der transversalen Falte des Handgelenkes. Wenn die Zeigefinger und die Daumen beider Hände mit dem Zeigefinger einer Hand am Processus styloideus der anderen Hand plaziert und überkreuzt werden, so ist der Punkt genau unter der Spitze des Zeigefingers der gesuchte Punkte LIEQUE (Lu 7).

Indikationen: Kopfschmerzen, Nackensteifheit, Husten, Asthma, entzündeter Hals, Fazialisparese, Trismus, Schwäche des Handgelenkes.

Lu 8 (JINGQU, JING-(Fluß)-Punkt)

Lokalisation: 1 Cun über der transversalen Falte des Handgelenkes, in der Mulde der Arteria radialis.

Indikationen: Husten, Asthma, entzündeter Hals, Schmerz in der Brust und im Handgelenk.

Lu 9 (TAIYUAN*, SHU-(Bach)- und YUAN-(Quell)-Punkt)

Lokalisation: An der transversalen Falte des Handgelenkes, in der Mulde der Arteria radialis.

Indikationen: Asthma, Husten, Hämoptysis, entzündeter Hals, Herzklopfen, Schmerzen in der Brust und am medialen Anteil des Unterarmes.

Lu 10 (YUJI, YING-(Quell)-Punkt)

Lokalisation: An der Innenfläche des Mittelpunktes des ersten metakarpalen Knochen, an der Verbindung zwischen roter und weißer Haut (die Verbindungslinie von Handinnen- und -außenfläche).

Indikationen: Husten, Hämoptysis, entzündeter Hals, Fieber.

Lu 11   (SHAOSHANG*, (JING-(Brunnen)-Punkt)

Lokalisation: Auf der Innenseite des Daumes, ungefähr 0,1 Cun posterior der Ecke des Nagels.

Indikationen: Husten, Asthma, entzündeter Hals, Nasenbluten, Schmerzen in den Fingern, fiebrige Krankheiten, Ruhelosigkeit und geistige Störungen.

2.2   DICKDARM-Meridian YANGMING Hand

Verlauf

Der Dickdarm-Meridian Yangming Hand beginnt an der Spitze des Zeigefingers (SHANGYANG, Di 1) (1). Er läuft nach oben entlang der Radialseite des Zeigefingers, passiert den Zwischenraum zwischen dem ersten und zweiten metakarpalen Knochen (Hegu, Di 4) und durchläuft die Mulde zwischen den Sehnen des Musculus extensor pollicis longus und des Musculus extensor pollicis brevis (2). Dann folgt er dem lateralen anterioren Aspekt des Unterarmes (3) und erreicht die Außenseite des Ellbogens (4). Von hier steigt er entlang des lateralen anterioren Aspekts des Oberarmes (5) zum höchsten Punkt der Schulter JIANYU (Di 15 (6) auf. Dann geht er entlang der anterioren Grenze des Akromions (7) zum siebten Halswirbel (DAZHUI, LG 14) (8), steigt ab zur Fossa supraclavicularis (9), wo er sich mit der Lunge verbindet (10). Er passiert das Zwerchfell (11) und tritt in den Dickdarm ein, seinem zugehörigen Organ (12).

Der Zweig aus der Fossa supraclavicularis läuft aufwärts zum Hals (13), passiert die Wange (14) und tritt in das Zahnfleisch der unteren Frontzähne ein (15). Dann umläuft er die Oberlippe und kreuzt den Meridian der anderen Seite am Philtrum. Von dort geht der linke Meridian zur rechten Seite und der rechte Meridian zur linken Seite der Nase (YINGXIANG, Di 20). Dort verbindet sich der DICKDARM-Meridian mit dem MAGEN-Meridian YANGMING Fuß (16) (Abb. 2-3).

Di 1   (SHANGYANG*, JING-(Brunnen)-Punkt)

Lokalisation: Auf der Radialseite des Zeigefingers, ungefähr 0,1 CUN posterior von der Ecke des Fingernagels gelegen.

Indikationen: Zahnschmerzen, Halsentzündung, Schwellung der submandibulären Region, Taubheit der Finger, fiebrige Erkrankungen, Ruhelosigkeit.

Di 2   (ERJIAN, YING-(Quell)-Punkt)

Lokalisation: Auf der Radialseite des Zeigefingers, distal des metakarpophalangealen Gelenkes, an der Verbindungslinie zwischen weißer und roter Haut. Dieser Punkt wird bei leicht gebeugtem Finger lokalisiert.

Indikationen: Verschwimmender Gesichtssinn, Nasenbluten, Zahnschmerzen, Halsentzündung, fiebrige Erkrankungen.

Di 4   (HEGU* (YUAN-(Quell)-Punkt)

Lokalisation: Zwischen dem ersten und zweiten metakarpalen Knochen, ungefähr in der Mitte des zweiten metakarpalen Knochens auf der Radialseite (Abb. 22), oder wenn der Daumen oder der Zeigefinger der anderen Hand mit seiner transversalen Falte des interphalangealen Gelenks auf den Rand der Schwimmhaut zwischen Daumen und Zeigefinger gelegt wird, so befindet sich der Punkt HEGU an der Spitze des Daumens oder des Zeigefingers.

Indikationen: Kopfschmerzen, Rötung mit Schwellung und Schmerzen der Augen, Nasenbluten, Zahnschmerzen, Gesichtsschwellung, Halsentzündung, Kontraktion der Finger, Schmerzen des Armes, Trismus, Fazialisparese, fiebrige Erkrankungen mit Anhydrose, Hydrose, Amenorrhoe, Arbeitsunlust, Bauchschmerzen, Verstopfung, Dysenterie.

Di 5   (YANGXI, JING-(Fluß)-Punkt)

Lokalisation: Auf der Radialseite des Handgelenkes. Wenn der Daumen nach oben abgewinkelt wird, liegt der Punkt in der Mulde zwischen den Sehnen des Musculus extensor pollicis longus und des Musculus extensor pollicis brevis.

Indikationen: Kopfschmerz, Rötung mit Schwellung und Schmerzen des Auges, Zahnschmerzen, Halsentzündung, Schmerzen des Handgelenkes.

Di 6   (PIANLI, LUO-(Passage)-Punkt

Lokalisation: 3 CUN über Punkt YANGXI (Di 5), auf der Verbindungslinie von YANGXI (Di 5) und QUCHI (Di 11).

Indikationen: Nasenbluten, Taubheit, Schmerzen der Hand und des Armes, Schwellungen.

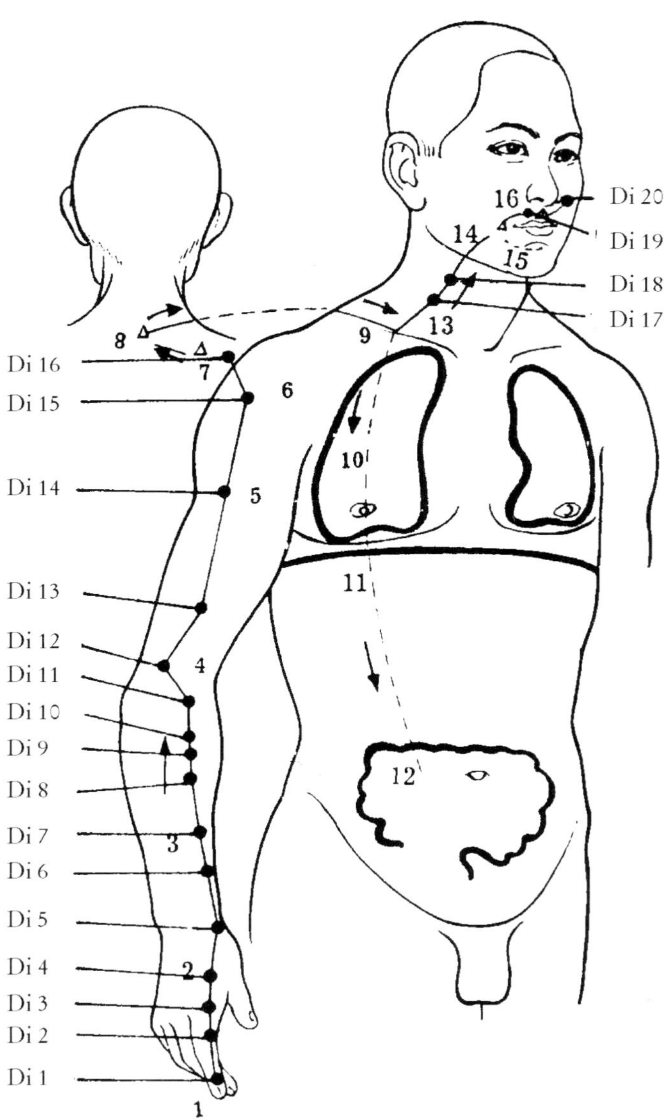

Abb. 2-3: DICKDARM-Meridian YANGMING Hand und seine Punkte

Di 7 (WENU, XI-(Grenz)-Punkt)

Lokalisation: Wenn man mit der Ulna-Seite nach unten eine Faust macht und den Ellbogen abwinkelt, so liegt der Punkt 5 CUN über dem Punkt YANGXI (Di 5).

Indikationen: Kopfschmerz, Gesichtsschwellung, Halsentzündung, Bauchschmerzen, Borborygmus, Schmerzen in der Schulter und im Arm.

Di 8 (XIALIAN)

Lokalisation: 4 CUN unterhalb QUCHI (Di 11).

Indikationen: Schmerzen im Ellbogen und im Arm, Bauchschmerzen.

Di 9 (SHANGLIAN)

Lokalisation: 3 CUN unterhalb QUCHI (Di 11).

Indikationen: Schmerzen der Schulter, Bewegungsbeeinträchtigung der oberen Extremität, Taubheit der Hand und des Armes, Borborygmus, Bauchschmerzen.

Di 10 (SHOUSANLI*)

Lokalisation: 2 CUN unterhalb QUCHI (Di 11).

Indikationen: Bauchschmerzen, Erbrechen und Diarrhoe, Schmerzen in der Schulter, Bewegungsbeeinträchtigung der oberen Extremität.

Di 11 (QUCHI*, HE-(Meer)-Punkt

Lokalisation: Wenn der Ellbogen gebeugt wird, befindet sich der Punkt QUCHI in der Mulde am seitlichen Ende der transversalen Ellbogenfalte in der Mitte zwischen Punkt CHIZE (Lu 5) und dem seitlichen Gelenkkopf des Humerus.

Indikationen: Schmerzen des Ellbogens und des Armes, Bewegungsbeeinträchtigung der oberen Extremität, Skrofulose (Lymphknotentuberkulose), Urtikaria, Bauchschmerzen, Erbrechen, Diarrhoe, Dysenterie, fiebrige Erkrankungen, Halsentzündung.

Di 12 (ZHOULIAO (Di 12)

Lokalisation: Wenn der Ellbogen abgewinkelt ist, befindet sich der Punkt oberhalb des seitlichen Gelenkkopfs des Humerus ungefähr 1 CUN oberhalb des Punktes QUCHI (Di 11) auf der medialen Grenze des Humerus.

Indikationen: Schmerzen, Kontraktion und Taubheit des Ellbogens und des Armes.

Di 13 (Hand-WULI)

Lokalisation: Oberhalb des seitlichen Gelenkkopfes des Humerus, 3 CUN über dem Punkt QUCHI (Di 11), auf der Linie, welche die Punkte QUCHI (Di 11) und JIANYU (Di 15) miteinander verbindet.

Indikationen: Kontraktion und Schmerzen des Ellbogens und des Armes, Skrofulose.

Di 14 BINAO

Lokalisation: Auf der Radialseite des Humerus, über dem Ende des Musculus deltoideus, auf der Verbindungslinie zwischen dem Punkt QUCHI (Di 11) und JIANYU (Di 15).

Indikationen: Schmerzen in der Schulter und im Arm, Skrofulose.

Di 15 (JIANYU*)

Lokalisation: Vor und unterhalb des Akromions, in der Mitte der oberen Portion des Musculus deltoides. Wenn der Arm seitlich ausgestreckt ist, befindet sich der Punkt in der Mulde, die an der vorderen Grenze des Gelenkes zwischen Akromion und Schlüsselbein auftritt.

Indikationen: Schmerzen der Schulter und des Armes, Bewegungseinschränkungen der oberen Extremität, Skrofulose, Röteln.

Di 16 (JUGU)

Lokalisation: Im oberen Teil der Schulter, in der Mulde zwischen der Extremitas acromialis des Schlüsselbeines und der Spina scapularis.

Indikationen: Schmerzen in der Schulter, Bewegungsschmerzen und Bewegungsbeeinträchtigung der oberen Extremität.

Di 17 (TIANDING)

Lokalisation: An der Seite des Halses, über dem Mittelpunkt der Fossa supraclavicularis (QUEPEN, M 12), ungefähr 1 CUN unterhalb des Punktes Hals-FUTU (Di 18), an der posterioren Grenze des Musculus sternocleidomastoideus.

Indikationen: Halsentzündung, Heiserkeit der Stimme, Skrofulose, Kropf.

Di 18 (Hals-FUTU)

Lokalisation: Auf der Seite des Halses, in der Höhe des Adamsapfels, zwischen dem sternalen Kopf und dem klavikulären Kopf des Musculus sternocleidomastoideus.

Indikationen: Husten, Asthma, Halsentzündung, Heiserkeit, Skrofulose, Kropf.

Di 19 (Nase-HELIAO)

Lokalisation: Direkt unterhalb des seitlichen Randes des Nasenloches in Höhe des Punktes RENZHONG (LG 26).

Indikationen: Nasenbluten, Nasenverstopfung, Abweichung des Mundes.

Di 20 (YINGXIANG*)

Lokalisation: In der nasolabialen Grube, in Höhe des Mittelpunktes der seitlichen Begrenzung des Nasenflügels.

Indikationen: Nasenverstopfung, Nasenbluten, Rhinorrhoe, Abweichung des Mundwinkels, Jucken und Schwellung des Gesichtes.

2.3 MAGEN-Meridian YANGMING Fuß

Verlauf

Der MAGEN-Meridian YANGMING Fuß beginnt seitlich des Nasenflügels (YINGXIANG, Di 20) (1). Er steigt zur Nasenwurzel auf, wo er den BLASEN-Meridian TAIJANG Fuß (Jingming, B 1) trifft (2). Dann verläuft er abwärts entlang der Seite der Nase (CHENGQI, M 1) (3) und tritt in das Zahnfleisch des Oberkiefers ein (4). Wiederaustretend umläuft er die Lippen (5) und steigt weiter ab, um sich mit dem Konzeptionsgefäß (REN-Meridian) in der mentolabialen Grube zu treffen (CHENG-JIANG, KG 24) (6). Dann läuft er posterior lateral über die untere Wange bei Punkt DAYING (M 5) (7). Er windet sich entlang des Unterkieferwinkels (JIACHE, M 6) (8), steigt vor dem Ohr auf und kreuzt den Punkt SHANGGUAN (G 3) des GALLENBLASEN-Meridians SHAOYANG Fuß (9). Dann folgt er der vorderen Haaransatzlinie (10) und erreicht die Stirn (11).

Der Gesichtszweig des Meridians entspringt vor dem Punkt DAYING (M 5) und läuft nach unten zum Punkt RENYING (M 9) (12). Dort geht er entlang des Halses und tritt in die Fossa supraclavicularis ein (13). Absteigend passiert er das Zwerchfell (14), tritt in den Magen ein, seinem zugehörigen Organ, und verbindet sich mit der Milz (15).

Der oberflächliche Verlauf des Meridians geht aus der Fossa supraclavicularis nach unten (16) und passiert die Brustwarzen. Er steigt am Nabel vorbei ab zum Punkt QICHONG (M 30), am seitlichen Unterbauch gelegen (17).

Der innere Zweig steigt vor der unteren Magenöffnung innerhalb des Bauches abwärts und tritt am Punkt QICHONG (M 30) an die Oberfläche. Der Meridian verläuft weiter abwärts zum Punkt BIGUAN (M 31) (19), läuft durch den Punkt Femur-FUTU (M 32) (20) und erreicht das Knie (21). Von dort aus läuft er weiter abwärts entlang der vorderen Grenze des seitlichen Teils

der Tibia (22), passiert den Fußrücken (23) und erreicht die äußere Seite der Zehenspitze des zweiten Zehs (LIDUI, M 45) (24).

Ein tibialer Zweig entspringt am Punkt ZUSANLI (M 36), 3 CUN unterhalb des Knies (25), und tritt in die äußere Seite des mittleren Zehs ein (26).

Ein Zweig vom Fußrücken entspringt am Punkt CHONGYANG (M 42) (27) und endet an der medialen Seite der Spitze des großen Zehs (YINBAI, MP 1), wo sich der MAGEN-Meridian mit dem MILZ-Meridian TAIYIN Fuß verbindet (Abb. 2-4).

Insgesamt hat der Magen-Meridian 45 Punkte, die im folgenden beschrieben werden.

M 1 (CHENGQI*)

Lokalisation: Zwischen dem Augapfel und dem Mittelpunkt des Infraorbitalrandes.

Indikationen: Rötung mit Schwellung und Schmerzen der Augen, tränende Augen bei Wind, Nachtblindheit, Fazialisparese, Zucken der Augenlider.

M 2 (SIBAI)

Lokalisation: Unterhalb von CHENGQI (M 1), in der Mulde am Foramen infraorbitalis.

Indikationen: Rötung und Schmerzen der Augen, Fazialisparese und Gesichtsschmerzen, Zucken der Augenlider.

M 3 (Nase-JULIAO)

Lokalisation: Direkt unter Punkt SIBAI (M 2) auf Höhe der unteren Grenze der Nasenflügel, auf der äußeren Seite der Nasolabialgrube.

Indikationen: Fazialisparese, Zucken der Augenlider, Nasenbluten, Zahnschmerzen, Schwellungen der Lippen und der Wangen.

M 4 (DICANG)

Lokalisation: Seitlich am Mundwinkel, direkt unter dem Punkt Nase-JULIAO (M 3)

Indikationen: Herabhängende Mundwinkel, Speichelfluß, Zucken der Augenlider.

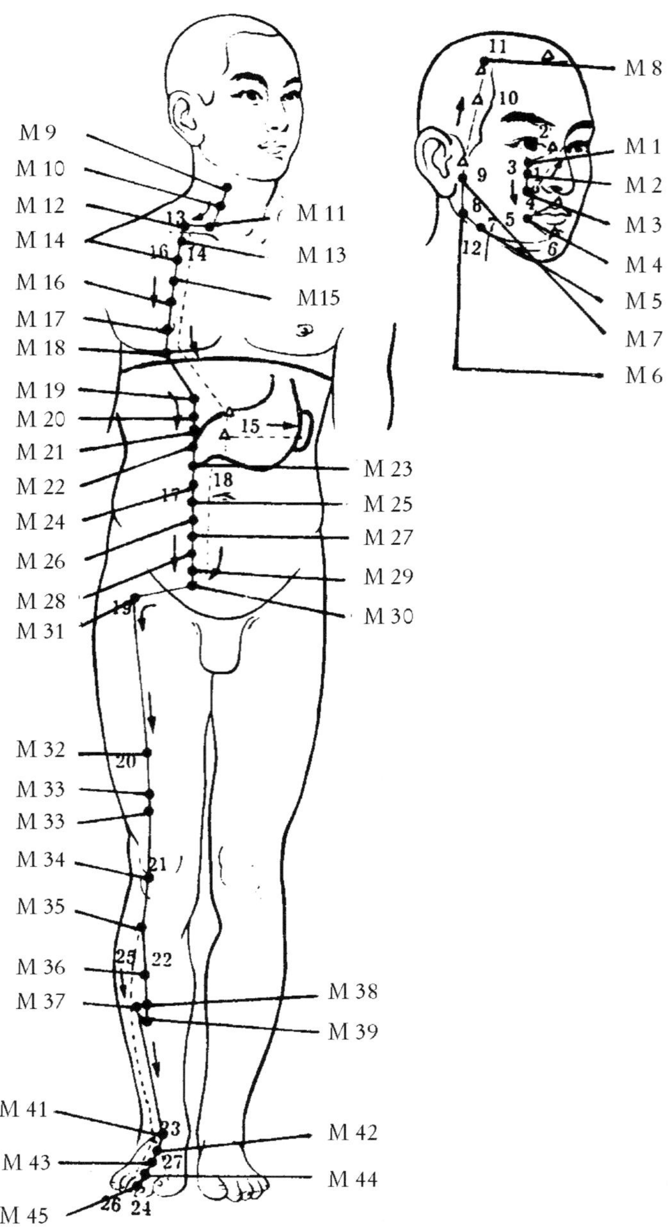

Abb. 2-4: MAGEN-Meridian YANGMING Fuß und seine Punkte

M 5 (DAYING)

Lokalisation: Vor dem Unterkieferwinkel gelegen, an der vorderen Grenze des Musculus masseter, in der Grube, die erscheint, wenn die Wange aufgebläht wird.

Indikationen: Trismus, herabhängende Mundwinkel, Schwellung der Wange, Zahnschmerzen.

M 6 (JIACHE*)

Lokalisation: Eine Fingerbreite vor und über dem unteren Kieferwinkel, wo der Musculus masseter vorspringt, wenn die Zähne fest aufeinander gepreßt werden.

Indikationen: Fazialisparese, Schwellung der Wangen, Zahnschmerzen, Trismus, Schmerzen und Steifheit im Nacken, Mumps.

M 7 (XIAGUAN*)

Lokalisation: In der Mulde an der unteren Grenze des Jochbeinbogens, vor dem Processus condyloideus des Unterkiefers. Dieser Punkt wird bei geschlossenem Mund lokalisiert.

Indikationen: Taubheit, Tinnitus, Otorrhoe, Fazialisparese, Zahnschmerzen, Bewegungsbeeinträchtigung des Unterkiefers.

M 8 (TOUWEI*)

Lokalisation: 0,5 CUN innerhalb der vorderen Haaransatzlinie an der Grenze zur Stirn, 4,5 CUN seitlich des Lenkergefäßes (DU-Meridian).

Indikationen: Kopfschmerz, verschwimmender Gesichtssinn, tränende Augen bei Wind, Augenschmerzen.

M 9 (RENYING)

Lokalisation: Auf der Höhe der Spitze des Adamsapfels, genau auf dem Verlauf der Arteria carotis, an der vorderen Grenze des Musculus sternocleidomastoideus.

Indikationen: Halsentzündung, Asthma, Schwindel, Rötung des Gesichtes.

M 10 (SHUITU)

Lokalisation: An der vorderen Grenze des Musculus sternocleidomastoideus, in der Mitte zwischen Punkt RENYING (M 9) und QISHE (M 11).

Indikationen: Halsentzündung, Asthma.

M 11 (QISHE)

Lokalisation: An der oberen Grenze der Extremitas sternalis des Schlüsselbeines, zwischen dem Brustbeinkopf und dem Schlüsselbeinkopf des Musculus sternocleidomastoideus.

Indikationen: Halsentzündung, Asthma.

M 12 (QUEPEN)

Lokalisation: Im Mittelpunkt der Fossa supraclavicularis, 4 CUN seitlich des Konzeptionsgefäßes (REN-Meridian).

Indikationen: Husten, Asthma, Halsentzündung, Schmerzen in der Fossa supraclavicularis.

M 13 (QIHU)

Lokalisation: An der unteren Grenze des Mittelpunktes des Schlüsselbeines, an der Linea mammilaris.

Indikationen: Asthma, Husten, Völlegefühl in der Brust.

M 14 (KUFANG)

Lokalisation: Im ersten Zwischenrippenraum, auf der Liniea mammilaris.

Indikationen: Völlegefühl und Schmerzen in der Brust und in der Hypochondralregion, Husten.

M 15 (WUYI)

Lokalisation: Zweiter Zwischenrippenraum, auf der Liniea mammilaris.

Indikationen: Husten, Asthma, Völlegefühl und Schmerzen in der Brust, Mastitis.

M 16 (YINGCHUNG)

Lokalisation: Im dritten Zwischenrippenraum, auf der Liniea mammilaris.

Indikationen: Husten, Asthma, Völlegefühl und Schmerz in der Brust, Mastitis.

M 17 (RUZHONG)

Lokalisation: Im Zentrum der Brustwarze.

Indikationen: keine, dient nur als Bezugspunkt.

M 18 (RUGEN)

Lokalisation: Im Zwischenrippenraum, eine Rippe unterhalb der Brustwarze.

Indikationen: Husten, Asthma, Mastitis, Muttermilchmangel, Schmerzen in der Brust.

M 19 (BURONG)

Lokalisation: 6 CUN über dem Nabel, 2 Cun seitlich des Punktes JUQUE (KG 14).

Indikationen: Blähungen im Bauch, Erbrechen, Magenschmerzen, Anorexie.

M 20 (CHENGMAN)

Lokalisation: 5 CUN über dem Nabel, 2 CUN seitlich des Punktes SHANGWAN (KG 13) oder 1 CUN unterhalb BURONG (M 19).

Indikationen: Magenschmerzen, Blähungen im Bauch, Erbrechen, Anorexie.

M 21 (LIANGMEN)

Lokalisation: 4 CUN über dem Nabel, 2 CUN seitlich des Punktes ZHONGWAN (KG 12).

Indikationen: Magenschmerzen, Erbrechen, Anorexie, lockerer Stuhl.

M 22 (GUANMEN)

Lokalisation: 3 CUN über dem Nabel, 2 CUN seitlich des Punktes JIANLI (KG 11), 1 CUN unterhalb LIANGMEN (M 21).

Indikationen: Blähungen und Schmerz im Bauch, Borborygmus, Diarrhoe, Anorexie, Schwellungen.

M 23 (TAIYI)

Lokalisation: 2 Cun über dem Nabel, 2 CUN seitlich des Punktes XIAWAN (KG 10).

Indikationen: Geistige Störungen, Reizbarkeit, Ruhelosigkeit, Magenschmerzen, Verdauungsstörungen.

M 24 (HUAROUMEN)

Lokalisation: 1 CUN über dem Nabel, 2 CUN seitlich des Punktes SHUIFEN (KG 9).

Indikationen: Geistige Störungen, Erbrechen, Magenschmerzen.

M 25 (TIANSHU*, vorderer MU-(Alarm)-Punkt des Dickdarms)

Lokalisation: 2 CUN seitlich des Zentrum des Nabels.

Indikationen: Bauchschmerzen, Diarrhoe, Dysenterie, Verstopfung, Borborygmus, Spannungsschmerz im Bauch, Schwellungen, irreguläre Menstruation.

M 26 (WAILING)

Lokalisation: 1 CUN unterhalb des Nabels, 2 CUN seitlich des Punktes Bauch-YINJIAO (KG 7) oder 1 CUN unterhalb Punkt TIANSHU (M 25).

Indikationen: Bauchschmerzen, Hernien.

M 27 (DAJU)

Lokalisation: 2 CUN unterhalb des Nabels, 2 CUN seitlich des Punktes SHIMEN (KG 5).

Indikationen: Blähungen im Unterbauch, Dysurie, Hernien, Ejaculatio praecox, spontaner Samenerguß.

M 28 (SHUIDAO)

Lokalisation: 3 CUN unterhalb des Nabels, 2 CUN seitlich des Punktes GUANYUAN (KG 4).

Indikationen: Blähungen im Unterbauch, Hernien, Retention von Urin.

M 29 (GUILAI)

Lokalisation: 4 CUN unterhalb des Nabels, 2 CUN seitlich des Punktes ZHONGJI (KG 3).

Indikationen: Bauchschmerzen, Hernien, Amenorrhoe, Vorfall des Uterus.

M 30 (QICHONG)

Lokalisation: 5 CUN unterhalb des Nabels, 2 CUN seitlich des Punktes QUGU (KG 2), oberhalb der Leistengrube, an der medialen Seite der Arteria femoralis.

Indikationen: Schmerzen und Schwellungen der äußeren Geschlechtsorgane, Hernien, irreguläre Menstruation.

M 31 (BIGUAN)

Lokalisation: Direkt unter der vorderen Spina iliaca superior, in der Mulde auf der äußeren Seite des Musculus sartorius, wenn der Oberschenkel abgewinkelt ist.

Indikationen: Schmerzen im Oberschenkel, Muskelatrophie, Bewegungseinschränkung, Taubheit und Schmerzen in den unteren Extremitäten.

M 32 (Femur-FUTU)

Lokalisation: 6 CUN oberhalb der oberen seitlichen Grenze der Kniescheibe, auf der Verbindungslinie zwischen der anterioren Spina iliaca superior und der seitlichen Grenze der Kniescheibe.

Indikationen: Schmerzen in der Lenden- und der Schambeingegend, Kälte der Knie, Lähmung oder Bewegungsbeeinträchtigung und Schmerz der unteren Extremitäten, Beriberi.

M 33 (YINSHI)

Lokalisation: 3 CUN über der oberen seitlichen Grenze der Kniescheibe.

Indikationen: Taubheit, Entzündung und Bewegungsbeeinträchtigung der unteren Extremitäten.

M 34 (LIANGQIU*, XI-(Grenz)-Punkt)

Lokalisation: 2 Cun über der oberen seitlichen Grenze der Kniescheibe.

Indikationen: Schmerz und Schwellung des Knies, Bewegungsbeeinträchtigung der unteren Extremitäten, Magenschmerzen, Mastitis.

M 35 (DUBI, auch als äußerer XIYAN bezeichnet)

Lokalisation: Bei gebeugtem Knie liegt der Punkt in der Mulde innerhalb der Kniescheibe, seitlich des Ligamentum patellaris.

Indikationen: Schmerzen, Taubheit und Bewegungsbeeinträchtigung des Knies, Beriberi.

M 36 (ZUSANLI*, HE-(Meer)-Punkt)

Lokalisation: 3 CUN unterhalb DUBI (M 35), 1 Fingerbreite vom anterioren Rand der Tibia.

Indikationen: Magenschmerzen, Erbrechen, Blähungen im Bauch, Verdauungsstörungen, Borborygmus, Diarrhoe, Verstopfung, Dysenterie, Mastitis, Schwindel, mentale Störungen, Hemiplegie, Beriberi, Schmerzen des Kniegelenkes und des Beines.

M 37 (SHANGJUXU*)

Lokalisation: 6 CUN unterhalb Punkt DUBI (M 35), 1 Fingerbreite von der vorderen Kante der Tibia entfernt.

Indikationen: Bauchschmerzen und Blähungen im Bauch, Dysenterie, Borborygmus, Diarrhoe, Appendizitis, Hemiplegie, Beriberi.

M 38 (TIAOKOU*)

Lokalisation: 8 CUN unterhalb Punkt DUBI (M 35), 2 CUN unterhalb Punkt SHANGJUXU (M 37), im Mittelpunkt zwischen Punkt DUBI (M 35) und JIEXI (M 41).

Indikationen: Muskelatrophie, Bewegungsbeeinträchtigung, Schmerzen und Lähmung des Beines, Schulterschmerzen.

M 39 (XIAJUXU)

Lokalisation: 9 CUN unterhalb Punkt DUBI (M 35), 3 CUN unterhalb Punkt SHANGJUXU (M 37), ungefähr 1 Fingerbreite von der vorderen Kante der Tibia.

Indikationen: Schmerzen im Unterbauch, Rückenschmerzen in Verbindung mit Hodenschmerzen, Mastitis, Muskelatrophie, Bewegungsbeeinträchtigung, Schmerzen und Lähmung der unteren Extremitäten.

M 40 (FENGLONG*; LUO-(Passage)-Punkt)

Lokalisation: 8 CUN über und vor dem äußeren Malleolus, ungefähr 1 Fingerbreite hinter dem Punkt TIAOKOU (M 38).

Indikationen: Brustschmerz, Asthma, übermäßiger Sputum, Halsentzündung, Muskelatrophie, Bewegungsbeeinträchtigungen, Schmerzen, Lähmungen oder Schwellungen der unteren Extremitäten, Schwindel, Kopfschmerzen, geistige Störungen, Epilepsie.

2.3.41 M 41 (JIEXI*; JING-(Fluß)-Punkt)

Lokalisation: Am Übergang zwischen Bein und Fußrücken, zwischen den Sehnen des Musculus extensor digitorum longus und des Musculus hallucis longus, ungefähr auf der Höhe der Spitze des äußeren Malleolus.

Indikationen: Schwellungen am Kopf und im Gesicht, Kopfschmerzen, Schwindelgefühl und Vertigo, Blähungen im Bauch, Verstopfung, Muskelatrophie, Bewegungsbeeinträchtigungen, Schmerzen und Lähmungen der unteren Extremitäten, geistige Störungen, Depressionen.

M 42 (CHONGYANG, YUAN-(Quell)-Punkt)

Lokalisation: Distal des Punktes JIEXI (M 41), am höchsten Punkt des Fußrückens, in der Mulde zwischen dem zweiten und dritten metatarsalen Knochen und dem Os cuneiforme.

Indikationen: Fazialisparese, Muskelatrophie und Bewegungsbeeinträchtigungen des Fußes, Rötung und Schwellung des Fußes.

M 43 (XIANGU, SHU-(Bach)-Punkt)

Lokalisation: In der Mulde distal des Überganges vom zweiten auf den dritten metatarsalen Knochen.

Indikationen: Gesichtsschwellungen oder allgemeine Schwellungen, Borborygmus, Bauchschmerzen, Schmerzen und Schwellungen des Fußrückens.

M 44 (NEITING*, YING-(Quell)-Punkt)

Lokalisation: Proximal des Schwimmhautrandes zwischen dem zweiten und dritten Zeh, in der Mulde distal und lateral des zweiten metatarsodigitalen Gelenks.

Indikationen: Zahnschmerzen, herabhängende Mundwinkel, Nasenbluten, Bauchschmerzen oder Blähungen im Bauch, Diarrhoe, Dysenterie, Schmerzen und Schwellungen des Fußrückens, fiebrige Erkrankungen.

M 45 (LIDUI, JING-(Brunnen)-Punkt)

Lokalisation: Auf der äußeren Seite des zweiten Zehs, ungefähr 0,1 CUN posterior der Ecke des Nagels.

Indikationen: Gesichtsschwellungen, herabhängende Mundwinkel, Zahnschmerzen, Nasenbluten, Spannungsgefühl in der Brust und im Bauch, Kälte in den Beinen und den Füßen, fiebrige Erkrankungen, Alpträume, geistige Verwirrung.

2.4 MILZ-Meridian TAIYIN Fuß

Verlauf

Anmerkung des Übersetzers: In der europäischen Literatur wird dem Milz-Funktionskreis auch das Pankreas zugeordnet. Der Meridian wird deshalb als *MILZ-PANKREAS*-Meridian bezeichnet und mit *„MP"* abgekürzt.

Der MILZ-Meridian TAIYIN Fuß beginnt an der Spitze des großen Zehs (YINBAI, MP 1) (1). Er verläuft entlang des medialen Teiles des Fußes an der Grenze zwischen roter und weißer Haut (2) und steigt vor dem inneren Malleolus (3) zum Bein auf (4). Er folgt dem posterioren Teil der Tibia (5), überkreuzt den LEBER-Meridian YUEYIN Fuß und läuft vor diesem weiter aufwärts (6). Er passiert den anterioren medialen Teil des Knies und des Oberschenkels (7) und tritt in den Bauchbereich ein (8). Dort verläuft er nach innen zu seinem zugehörigen Organ, der Milz, und verbindet sich auch mit dem Magen (9). Von dort steigt er auf, passiert das Zwerchfell (10) und verläuft entlang der Speiseröhre (11). So erreicht er die Zungenwurzel und verteilt sich über die untere Oberfläche der Zunge (12).

Der Zweig vom Magen geht nach oben durch das Zwerchfell (13) und fließt in das Herz ein, wo er sich mit dem HERZ-Meridian SHAOYIN Hand (14) verbindet (Abb. 2-5).

Insgesamt hat dieser Meridian 21 Punkte, die im folgenden beschrieben werden.

MP 1 (YINBAI, JING-(Brunnen)-Punkt)

Lokalisation: An der medialen Seite des großen Zehs, ungefähr 0,1 CUN posterior der Ecke des Zehennagels.

Indikationen: Verspannungen des Bauches, Gebärmutterblutung, geistige Störungen, Alpträume, Krämpfe.

MP 2 (DADU, YING-(Quell)-Punkt)

Lokalisation: Auf der medialen Seite des großen Zehs, distal und inferior des ersten metatarsodigitalen Gelenks, am Übergang von der roten zur weißen Haut.

Indikationen: Verspannungen des Bauches, Magenschmerzen, fiebrige Erkrankungen mit Anhydrose.

MP 3 (TAIBAI*, SHU-(Bach)-Punkt und
       YUAN-(Quell)-Punkt)

Lokalisation: Proximal und inferior des Kopfes des ersten metatarsalen Knochens, am Übergang von der roten zur weißen Haut.

Indikationen: Magenschmerzen, Verspannungen im Bauch, Trägheit, Dysenterie, Verstopfung, Erbrechen, Diarrhoe, Beriberi.

MP 4 (GONGSUN*, LUO-(Passage)-Punkt)

Lokalisation: In der Mulde distal und unterhalb der Basis des ersten metatarsalen Knochens, am Übergang von roter zu weißer Haut.

Indikationen: Magenschmerzen, Erbrechen, Borborygmus, Bauchschmerzen, Diarrhoe, Dysenterie.

MP 5 (SHANGQIU, JING-(Fluß)-Punkt)

Lokalisation: In der Mulde distal und unterhalb des medialen Malleolus, in der Mitte zwischen der Tuberositas des Os naviculare und der Spitze des inneren Malleolus.

Indikationen: Borborygmus, Verspannung des Bauches, Steifheit und Schmerzen der Zunge, Verstopfung, Diarrhoe, Schmerzen im Fuß und des Fußgelenkes.

MP 6 (SANYINJIAO*)

Lokalisation: 3 CUN direkt über der Spitze des inneren Malleolus, an der posterioren Grenze der Tibia, an der Linie zwischen dem inneren Malleolus und dem Punkt YINLINGQUAN (MP 9).

Indikationen: Borborygmus, Verspannung des Bauches, lockerer Stuhl mit unverdauter Nahrung, unregelmäßige Menstruation, Gebärmutterblutung, Leukorrhoe, Vorfall der Gebärmutter, Amenorrhoe, Unfruchtbarkeit, Arbeitsunlust, spontaner Samenerguß, Schmerzen der äußeren Geschlechtsorgane, Hernien, Dysurie, Bettnässen,

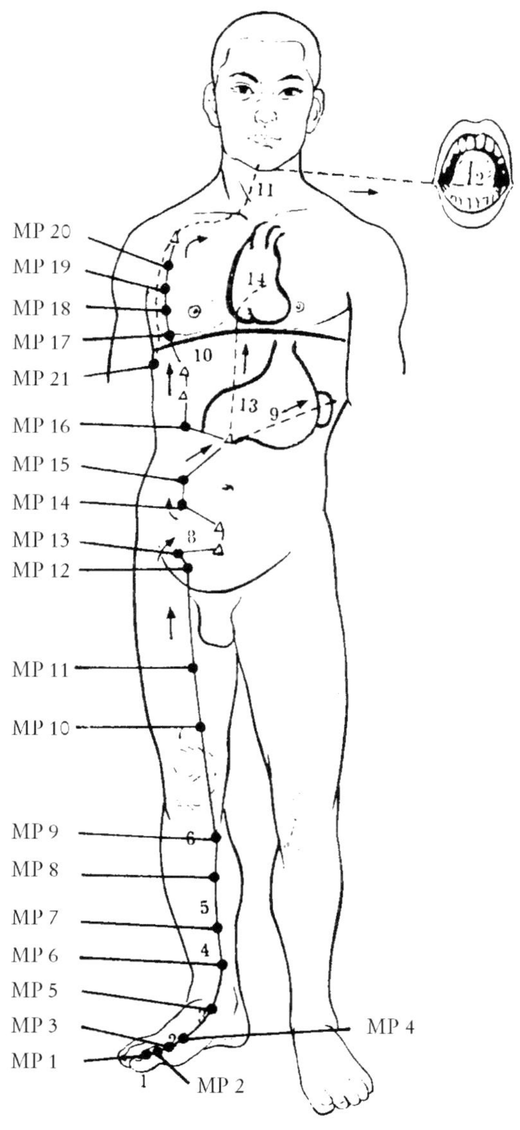

Abb. 2-5: MILZ-Meridian TAIYIN Fuß und seine Punkte

Muskelatrophie, Bewegungsbeeinträchtigungen, Lähmung und Schmerzen der unteren Extremitäten, Schlaflosigkeit.

MP 7 (LOUGU)

Lokalisation: 6 CUN über der Spitze des inneren Malleolus, 3 CUN über dem Punkt SANYINJIAO (MP 6).

Indikationen: Verspannungen des Bauches, Borborygmus, Kälte, Taubheit und Lähmung des Knies und des Beines.

MP 8 (DIJI, XI-(Grenz)-Punkt)

Lokalisation: 3 CUN unterhalb des medialen Gelenkkopfes der Tibia, auf der Linie zwischen dem Punkt YINLINGQUAN (MP 9) und dem inneren Malleolus.

Indikationen: Verspannungen des Bauches, Anorexie, Dysenterie, unregelmäßige Menstruation, Dysurie, spontaner Samenerguß, Schwellungen.

MP 9 (YINLINGQUAN*, HE-(Meer)-Punkt)

Lokalisation: An der unteren Grenze des medialen Gelenkkopfes der Tibia, in der Mulde zwischen der hinteren Grenze der Tibia und dem Musculus gastrocnemius.

Indikationen: Verspannungen des Bauches, Schwellungen, Gelbsucht, Diarrhoe, Dysurie, tröpfelnder Urin, Schmerzen der äußeren Geschlechtsorgane, spontaner Samenerguß, Schmerzen im Knie.

MP 10 (XUEHAI*)

Lokalisation: Wenn das Knie gebeugt ist, befindet sich der Punkt 2 CUN über der mediosuperioren Grenze der Kniescheibe, an dem Wulst des medialen Teiles des Musculus quadriceps femoris. Ein anderer Weg, diesen Punkt zu lokalisieren, ist, die eigene rechte Handinnenfläche auf das linke Knie des Patienten zu legen, mit dem Daumen auf der medialen Seite des Patientenbeines und den anderen vier Fingern zum Oberschenkel hin ausgestreckt. Der Punkt befindet sich dort, wo der Daumen des Behandlers ruht.

Indikationen: Unregelmäßige Menstruation, Dysmenorrhoe, Amenorrhoe, Gebärmutterblutung, Schmerzen im medialen Teil des Oberschenkels, Ekzeme, Urtikaria.

MP 11 (JIMEN)

Lokalisation: 6 CUN über dem Punkt XUEHAI (MP 10), auf der Linie zwischen dem Punkt XUEHAI (MP 10) und dem Punkt CHONGMEN (MP 12).

Indikationen: Retention von Urin, Bettnässen, Schmerzen und Schwellung der Leistengegend.

MP 12 (CHONGMEN)

Lokalisation: Oberhalb des seitlichen Endes der Leistengrube, an der Seite der Arteria femoralis, auf Höhe der oberen Grenze der Schambeinsymphyse, 3,5 CUN seitlich des Punktes QUGU (KG 2).

Indikationen: Bauchschmerzen, Hernien, Retention von Urin.

MP 13 (FUSHE)

Lokalisation: 0,7 CUN über dem Punkt CHONGMEN (MP 12), 4 CUN seitlich des REN-Meridians (Konzeptionsgefäß).

Indikationen: Bauchschmerzen, Hernien, Massegefühl im Bauch.

MP 14 (FUJIE)

Lokalisation: 3 CUN über FUSHE (MP 13), 1,5 CUN unterhalb des Punktes DAHENG (MP 15), auf der Seite des Musculus rectus abdominis.

MP 15 (DAHENG)

Lokalisation: 4 CUN seitlich des Mittelpunktes des Nabels, auf der Linea mammilaris, seitlich des Musculus rectus abdominis.

Indikationen: Dysenterie, Verstopfung, Schmerzen im Unterbauch.

MP 16 (FUAI)

Lokalisation: 3 CUN über dem Punkt DAHENG (MP 15).

Indikationen: Bauchschmerzen, Verdauungsstörungen, Verstopfung, Dysenterie.

MP 17 (SHIDOU)

Lokalisation: 6 CUN seitlich des REN-Meridians (Konzeptionsgefäß) oder 2 CUN seitlich der Linea mammilaris im Zwischenrippenraum.

Indikationen: Völlegefühl und Schmerzen in der Brust und in der Hypochondralregion.

MP 18 (TIANXI)

Lokalisation: 2 CUN seitlich der Brustwarze, im vierten Zwischenrippenraum.

Indikationen: Völlegefühl und Schmerzen in der Brust, Husten, Mastitis, Mangel an Muttermilch.

MP 19 (XIONGXIANG)

Lokalisation: Eine Rippe superior des Punktes TIANXI (MP 18), im dritten Zwischenrippenraum, 6 CUN seitlich des REN-Meridians (Konzeptionsgefäß).

MP 20 (ZHOURONG)

Lokalisation: Eine Rippe superior des Punktes XIONGXIANG (MP 19) liegt unterhalb der Punkte ZHONGFU (Lu 1) und YUNMEN (Lu 2), im zweiten Zwischenrippenraum, 6 CUN seitlich des REN-Meridians (Konzeptionsgefäß).

Indikationen: Völlegefühl in der Brust und in der Hypochondralregion.

MP 21 (DABAO*, Haupt-LUO-(Passage)-Punkt der Milz)

Lokalisation: An der Mitte der Achsellinie, 6 CUN unter der Achsel, in der Mitte zwischen der Achsel und dem freien Ende der elften Rippe.

Indikationen: Schmerzen in der Brust und in der Hypochondralregion, Asthma, allgemeine Schmerzen und Schwäche.

2.5 HERZ-Meridian SHAOYIN Hand

Verlauf

Der HERZ-Meridian SHAOYIN Hand entspringt am Herzen. Er breitet sich über das „Herzsystem" (die Gefäße, die das Herz mit den anderen Organen ZANG-FU verbinden) aus (1). Er passiert das Zwerchfell und verbindet sich mit dem Dünndarm (2).

Der aufsteigende Teil des Meridians läuft vom „Herzsystem" aus (3) entlang der Speiseröhre (4) und verbindet sich mit dem „Augensystem" (Gewebe des Augapfels) (5).

Der Hauptteil des Meridians geht vom „Herzsystem" aus nach oben zur Lunge (6). Dann wendet er sich nach unten und tritt an der Achsel (JIQUAN, H 1) an die Oberfläche. Von dort geht er entlang der hinteren Grenze des medialen Aspektes des Oberarmes hinter dem LUNGEN-Meridian TAIYIN Hand und dem KREISLAUF-SEXUS-Meridian JUEYIN Hand (7) nach unten in die Ellenbogengrube (8). Von dort steigt er weiter entlang der hinteren Grenze des medialen Teiles des Unterarmes zur Regio pisiformis und zur Handinnenfläche (9) ab. Dann folgt er dem medialen Teil des kleinen Fingers zu dessen Fingerspitze SHAOCHONG (H 9) (10) und verbindet sich mit dem DÜNNDARM-Meridian TAIYANG Hand (Abb. 2-6).

Dieser Meridian hat zusammen 9 Punkte, die wie folgt beschrieben werden:

H 1 (JIQUAN)

Lokalisation: Im Zentrum der Achsel, auf der medialen Seite der Arteria axillaris.

Indikationen: Schmerzen der Rippen- und Herzregion, Skrofulose, Kälte und Schmerzen des Ellenbogens und des Armes.

H 2 (QINGLING)

Lokalisation: Wenn der Ellenbogen abgewinkelt ist, befindet sich der Punkt 3 CUN über dem medialen Ende der transversalen Ellenbogenfalte.

Indikationen: Gelbliche Skleren, Schmerzen in der Hypochondralregion, in der Schulter und im Arm.

H 3 (SHAOHAI*, HE-(Meer)-Punkt)

Lokalisation: Wenn der Ellenbogen gebeugt ist, befindet sich der Punkt am medialen Ende der transversalen Ellenbogenfalte, in der Mulde vor dem medialen Gelenkkopf des Humerus.

Indikationen: Herzschmerzen, Taubheit der Arme, Zittern der Hand, Kontraktur des Ellenbogens, Schmerzen in der Achsel und in der Hypochondralregion, Skrofulose.

H 4   (LINGDAO, JING-(Fluß)-Punkt)

Lokalisation: Auf der Radialseite der Sehne des Musculus flexor carpi ulnaris, 1,5 CUN über der transversalen Hautfalte des Handgelenkes, wenn die Handinnenfläche nach oben zeigt.

Indikationen: Herzschmerzen, plötzliche Heiserkeit der Stimme, Kontraktur des Ellenbogens und des Armes, Krämpfe.

H 5   (TONGLI*, LUO-(Passage)-Punkt)

Lokalisation: Wenn die Handinnenfläche nach oben zeigt, befindet sich der Punkt auf der Radialseite der Sehne des Musculus flexor carpi ulnaris 1 CUN über der transversalen Hautfalte des Handgelenkes.

Indikationen: Herzklopfen, Schwindel, verschwimmender Gesichtssinn, Halsentzündung, plötzliche Heiserkeit der Stimme, Aphasie mit Steifheit der Zunge, Schmerzen im Handgelenk und im Arm.

H 6   (YINXI, XI-(Grenz)-Punkt)

Lokalisation: Auf der Radialseite der Sehne des Musculus flexor carpi ulnaris, 0,5 CUN über der transversalen Hautfalte des Handgelenkes.

Indikationen: Herzschmerzen, Hysterie, Nachtschweiß.

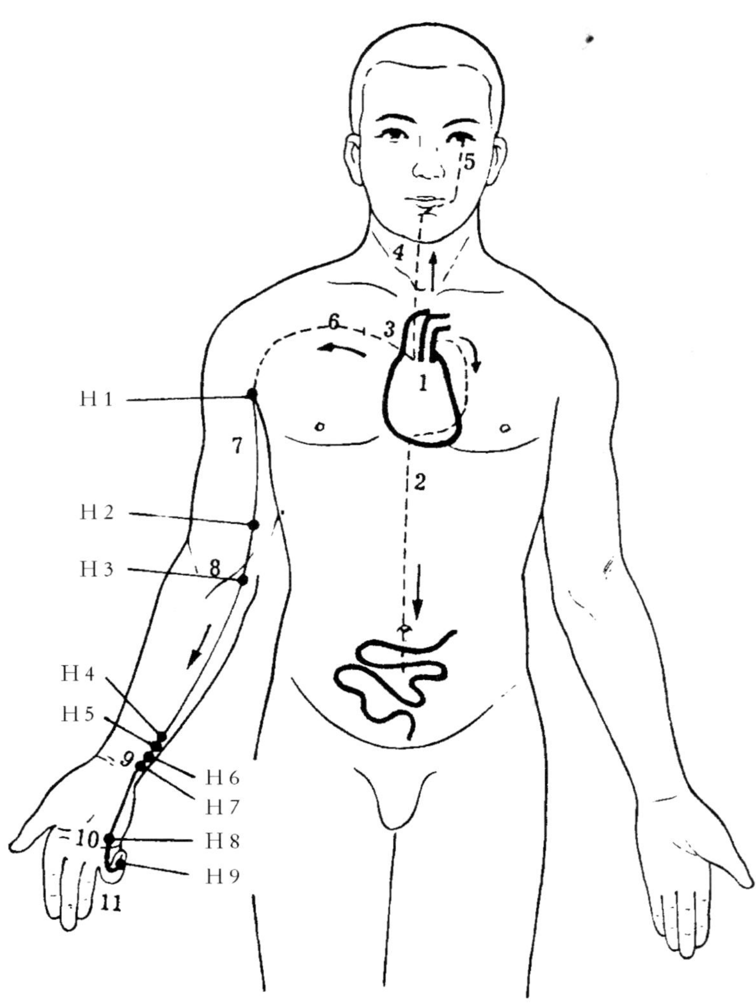

Abb. 2-6: HERZ-Meridian SHAOYIN Hand und seine Punkte

H 7 SHENMEN*, SHU-(Bach)-Punkt und YUAN-(Quell)-Punkt)

Lokalisation: Auf der transversalen Hautfalte des Handgelenkes, in der Gelenkregion zwischen dem pisiformen Knochen und der Ulna, in der Mulde auf der Radialseite der Sehne des Musculus flexor carpi ulnaris.

Indikationen: Herzschmerzen, Reizbarkeit, geistige Störungen, Epilepsie, schwaches Gedächtnis, Herzklopfen, Hysterie, Schlaflosigkeit, gelbliche Skleren, Schmerzen in der Hypochondralregion, fiebrige Empfindungen in der Handinnenfläche.

H 8 (SHAOFU, YING-(Quell)-Punkt)

Lokalisation: Auf der Handinnenfläche, zwischen dem vierten und fünften metakarpalen Knochen, wenn eine Faust gemacht wird, befindet sich der Punkt dort, wo der kleine Finger ruht.

Indikationen: Herzklopfen, Schmerzen in der Brust, Fingerzucken und Kontraktur des kleinen Fingers, fiebrige Empfindung in der Handinnenfläche, Hautjucken, Dysurie, Bettnässen.

H 9 (SHAOCHONG, JING-(Brunnen)-Punkt)

Lokalisation: Auf der Radialseite des kleinen Fingers, ungefähr 0,1 CUN posterior der Ecke des Nagels.

Indikationen: Herzklopfen, Herzschmerzen, Schmerzen in der Brust und in der Hypochondralregion, geistige Störungen, fiebrige Erkrankungen, Verlust des Bewußtseins.

2.6 DÜNNDARM-Meridian TAIYANG Hand

Verlauf

Der DÜNNDARM-Meridian TAIYANG Hand beginnt an der Ulnaseite der Spitze des kleinen Fingers (SHAOZE, Dü 1) (1). Er folgt der Ulnaseite auf dem Handrücken und erreicht das Handgelenk, wo er über dem Processus styloideus der Ulna läuft (2). Von dort aus steigt er entlang des posterioren Teiles des Unterarmes (3), passiert zwischen dem Olekranon der Ulna und dem medialen Gelenkkopf des Humerus und läuft entlang der posterioren Grenze des seitlichen Aspektes des Oberarmes (4) zum Schultergelenk (5).

Er durchläuft im Zickzack die Schulterblattregion (6) und trifft den DU-Meridian (Lenkergefäß) auf dem superioren Aspekt der Schulter am Punkt DAZHUI (LG 14) (7). Dann wendet er sich nach unten in die Fossa supraclavicularis (8) und verbindet sich mit dem Herzen (9). Von dort steigt er entlang der Speiseröhre ab (10), passiert das Zwerchfell (11), erreicht den Magen (12) und betritt schließlich den Dünndarm, sein zugehöriges Organ (13).

Der Ast aus der Fossa supraclavicularis (14) steigt am Hals auf (15) und geht weiter zur Wange (16). Über dem äußeren Augenwinkel (17) betritt er das Ohr (TINGGONG, Dü 19) (18).

Der Zweig von der Wange (19) läuft nach oben zur Infraorbitalregion (QUANLIAO, Dü 18) und weiter zur äußeren Seite der Nase. Dann erreicht er den inneren Augenwinkel (JINGMING, B 1), um sich mit dem BLASEN-Meridian TAIYANG Fuß zu verbinden (20) (Abb. 2-7).

Dü 1 (SHAOZE, JING-(Brunnen)-Punkt)

Lokalisation: Auf der Ulnaseite des kleinen Fingers, ungefähr 0,1 CUN posterior der Ecke des Nagels.

Indikationen: Fiebrige Erkrankungen, Bewußtlosigkeit, Mangel an Muttermilch, Halsentzündung, Trübung der Kornea.

Dü 2 QIANGU, YING-(Quell)-Punkt)

Lokalisation: Wenn eine lose Faust gemacht wird, befindet sich der Punkt distal des metakarpophalangealen Gelenkes, am Übergang von roter zu weißer Haut.

Indikationen: Taubheit der Finger, fiebrige Erkrankungen.

Dü 3 (HOUXI*, SHU-(Bach)-Punkte)

Lokalisation: Wenn eine lose Faust gemacht wird, befindet sich der Punkt proximal des Kopfes des fünften metakarpalen Knochens auf der Ulnaseite, in der Mulde am Übergang von roter zu weißer Haut.

Indikationen: Kopfschmerz, Halssteifigkeit, Kongestion des Auges, Taubheit, Kontraktur und Zucken des Ellbogens, des Armes und der Finger, fiebrige Erkrankungen, Epilepsie, Malaria, Nachtschweiß.

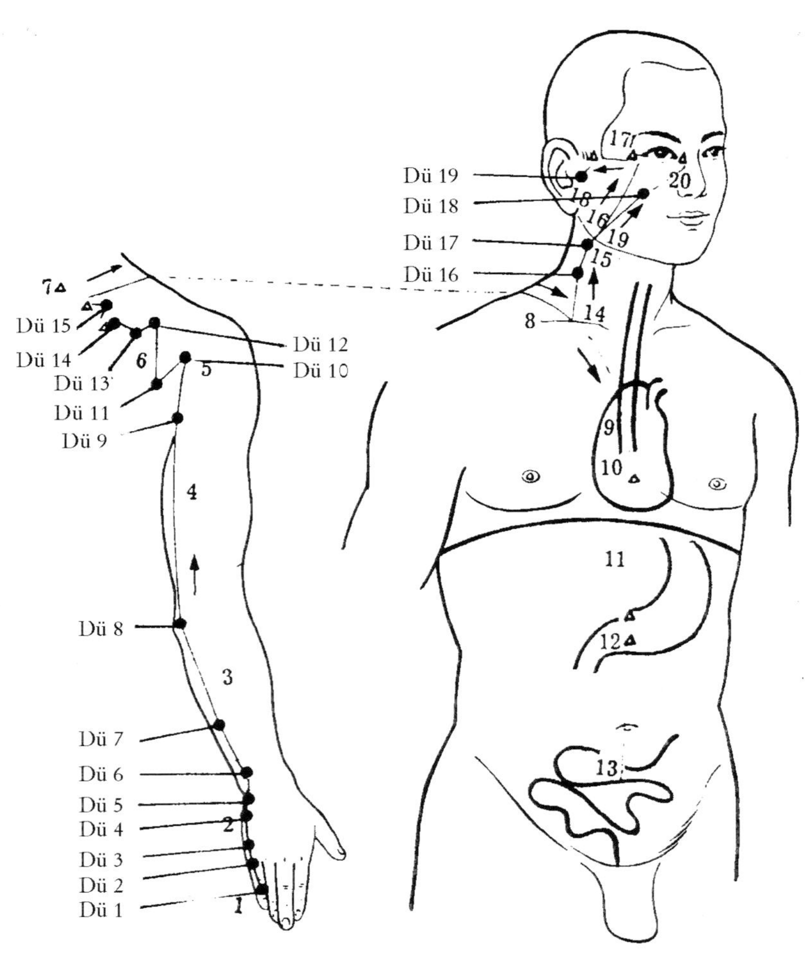

Abb. 2-7: DÜNNDARM-Meridian TAIYANG Hand

Dü 4 (Hand-WANGU, YUAN-(Quell)-Punkt)

Lokalisation: Auf der Ulnaseite, in der Mulde zwischen der Basis des fünften metakarpalen Knochens und des Os triquetrum.

Indikationen: Kopfschmerzen, Halssteifigkeit, Trübung der Kornea, Schmerzen in der Hypochondralregion, Gelbsucht, fiebrige Erkrankungen.

Dü 5 (YANGGU, JING-(Fluß)-Punkt)

Lokalisation: Auf der Ulnaseite des Handgelenkes, in der Mulde zwischen dem Processus styloideus der Ulna und dem Os triquetrum.

Indikationen: Schwellungen des Halses und der Submandibularregion, Schmerzen im Handgelenk und im seitlichen Teil des Armes, fiebrige Erkrankungen.

Dü 6 (YANGLAO*, XI-(Grenz)-Punkt)

Lokalisation: Dorsal des Kopfes der Ulna. Wenn die Handinnenfläche zur Brust zeigt, befindet sich der Punkt in der Knochenspalte auf der Radialseite des Processus styloideus der Ulna.

Indikationen: Verschwimmender Gesichtssinn, Schmerzen der Schulter, des Rückens, des Ellbogens und des Armes.

Dü 7 (ZHIZHENG, LUO-(Passage)-Punkt)

Lokalisation: 5 CUN proximal des Handgelenkes, an der Verbindungslinie zwischen Punkt YANGGU (Dü 5) und XIAOHAI (Dü 8).

Indikationen: Halssteifigkeit, Kontraktur und Zucken des Ellbogens, Schmerzen in den Fingern, fiebrige Erkrankungen, geistige Störungen.

Dü 8 (XIAOHAI, HE-(Meer)-Punkt)

Lokalisation: Zwischen dem Olekranon der Ulna und dem medialen Gelenkkopf des Humerus. Der Punkt wird mit gebeugtem Ellbogen lokalisiert.

Indikationen: Schwellungen der Wange, Schmerzen im Nacken und im lateroposterioren Teil der Schulter und des Armes, Epilepsie.

Dü 9 (JIANZHEN)

Lokalisation: Posterior und inferior des Schultergelenkes. Wenn der Arm am Körper liegt, befindet sich der Punkt 1 CUN über dem posterioren Ende der Achselfalte.

Indikationen: Schmerzen in der Schulterblattregion, Schmerzen und Bewegungsbeeinträchtigung der Hand und des Armes.

Dü 10 (NAOSHU*)

Lokalisation: Wenn der Arm am Körper liegt, befindet sich der Punkt direkt über dem Punkt JIANZHEN (Dü 9), in der Mulde inferior und lateral der Spina scapularis.

Indikationen: Schmerzen und Schwäche der Schulter und des Armes.

Dü 11 (TIANZONG*)

Lokalisation: In der Fossa infrascapularis, am Übergang vom oberen zum mittleren Drittel des Abstands zwischen der unteren Grenze der Spina scapularis und dem inferioren Winkel des Schulterblattes.

Indikationen: Schmerzen in der Schulterblattregion, Schmerzen im lateroposterioren Teil des Ellbogens und des Armes.

Dü 12 (BINGFENG)

Lokalisation: Im Zentrum der Fossa suprascapularis, direkt über dem Punkt TIANZONG (Dü 11). Wenn der Arm angehoben ist, befindet sich der Punkt genau in der Mulde.

Indikationen: Schmerz in der Schulterblattregion, Taubheit und Schmerz der oberen Extremitäten.

Dü 13 (QUYUAN)

Lokalisation: Auf der Extremitas medialis der Fossa suprascapularis, ungefähr in der Mitte zwischen dem Punkt NAOSHU (Dü 10) und dem Processus spinosus des zweiten Brustwirbels.

Indikationen: Schmerzen und Steifheit der Schulterblattregion.

Dü 14 (JIANWAISHU)

Lokalisation: 3 CUN seitlich der unteren Grenze des Processus spinosus des ersten Brustwirbels (TAODAO, LG 13), auf der senkrechten Linie durch die innere Grenze des Schulterblattes.

Indikationen: Schmerzen der Schulter und des Rückens, Steifheit des Halses.

Dü 15 (JIANZHONGSHU)

Lokalisation: 2 CUN seitlich der unteren Grenze des Processus spinosus des siebten Halswirbels (DAZHUI, LG 14).

Indikationen: Husten, Asthma, Schmerzen in der Schulter und im Rücken.

Dü 16 (TIANCHUANG)

Lokalisation: Im seitlichen Aspekt des Halses, auf der posterioren Grenze des Musculus sternocleidomastoideus, posterior superior des Punktes Hals-FUTU (Di 18).

Indikationen: Taubheit, Tinnitus, Halsentzündung, Steifheit und Schmerzen des Halses.

Dü 17 (TIANRONG)

Lokalisation: Posterior des Unterkieferwinkels, in der Mulde auf der vorderen Grenze des Musculus sternocleidomastoideus.

Indikationen: Taubheit, Tinnitus, Halsentzündung, Schwellung der Wangen, Fremdkörpergefühl in der Kehle.

Dü 18 (QUANLIAO*)

Lokalisation: Direkt unter dem äußeren Augenwinkel, in der Mulde auf der unteren Grenze des Jochbogens.

Indikationen: Fazialisparese, Zucken der Augenlider, Zahnschmerzen, gelbliche Skleren.

Dü 19 (TINGGONG*)

Lokalisation: Zwischen dem Tragus und dem Kiefergelenk, wo eine Mulde gebildet wird, wenn der Mund leicht geöffnet wird.

Indikationen: Taubheit, Tinnitus, Otorrhoe.

2.7 BLASEN-Meridian TAIYANG Fuß

Verlauf

Der BLASEN-Meridian TAIYANG Fuß beginnt am inneren Augenwinkel (JINGMING, B 1) (1). Er steigt zur Stirn auf (2) und verbindet sich mit dem DU-Meridian (Lenkergefäß) am Scheitel (BAIHUI, LG 20) (3), von wo ein Ast zur Schläfe abzweigt (4).

Der innere Teil des Meridians tritt in den Kopf ein und verbindet sich mit dem Gehirn (5). Der Meridian teilt sich in zwei Linien, die entlang des posterioren Teils des Halses absteigen (6). Beide Äste laufen entlang des medialen Teils des Schulterblattes und parallel zum Rückgrat (7) nach unten und erreichen die Lendenregion (8), wo der Meridian in die Körperhöhle durch die paravertebrale Muskulatur (9) eintritt, sich mit der Niere verbindet (10) und zu seinem zugehörigen Organ, der Blase, läuft (11).

Der Ast der Lendenregion steigt durch die Regio glutealis (12) ab und endet in der Fossa poplitea (13).

Der Zweig vom posterioren Teil des Halses läuft gerade entlang der medialen Grenze des Schulterblattes nach unten (14). Er passiert die Regio glutealis (HUANTIAO, G 30) (15) nach unten entlang des posterioren Teils des Oberschenkels auf der äußeren Seite (16) und trifft den vorher beschriebenen Ast, der aus der Lumbalregion in die Fossa poplitea (17) abgestiegen ist. Von dort geht der Meridian weiter am Bein nach unten (18) zum posterioren Teil des äußeren Malleolus (19). Dann läuft er entlang der Tuberositas des fünften metatarsalen Knochens (20) und erreicht die äußere Seite der Spitze des kleines Zehs (ZHIYIN, B 67), wo er sich mit dem NIEREN-Meridian SHAOYIN Fuß (21) verbindet (Abb. 2-8).

Insgesamt hat dieser Meridian 67 Punkte, die im folgenden beschrieben werden:

B 1 (JINGMING*)

Lokalisation: 0,1 CUN superior des inneren Augenwinkels. Der Patient soll die Augen schließen, wenn der Punkt lokalisiert wird.

Indikationen: Rötung, Schwellung und Schmerzen der Augen, Tränenfluß bei Wind, Jucken des Augenwinkels, Nachtblindheit, Farbenblindheit.

B 2 (ZANZHU*)

Lokalisation: Auf der Extremitas medialis der Augenbraue oder auf dem supraorbitalen Einschnitt.

Indikationen: Kopfschmerzen, verschwimmender oder mangelnder Gesichtssinn, Schmerzen der Regio supraorbitalis, Tränenfluß bei Wind, Rötung, Schwellung und Schmerzen der Augen, Zucken der Augenlider.

B 3 (MEICHONG)

Lokalisation: Direkt über der Extremitas medialis der Augenbraue, 0,5 CUN innerhalb der vorderen Haarlinie, zwischen dem Punkt SHENTING (LG 24) und dem Punkt QUCHAI (B 4).

Indikationen: Kopfschmerzen, Schwindel, Epilepsie.

B 4 (QUCHAI)

Lokalisation: 1,5 CUN seitlich des Punktes SHENTING (LG 24), am Übergang vom medialen Drittel zu den seitlichen zwei Dritteln des Abstandes des Punktes SHENTING (LG 24) zum Punkt TOUWEI (M 8).

Indikationen: Kopfschmerzen im Bereich des vorderen Scheitels, verschwimmender Gesichtssinn, Ophthalmalgie, Nasenverstopfung, Nasenbluten.

B 5 (WUCHU)

Lokalisation: Direkt über dem Punkt QUCHAI (B 4), 1 CUN innerhalb der vorderen Haaransatzlinie.

Indikationen: Kopfschmerzen, verschwimmender Gesichtssinn, Epilepsie.

B 6 (CHENGGUANG)

Lokalisation: 1,5 CUN posterior des Punktes WUCHU (B 5), 1,5 CUN lateral des DU-Meridans (Lenkergefäß).

Indikationen: Kopfschmerz, verschwimmender Gesichtssinn, Nasenverstopfung.

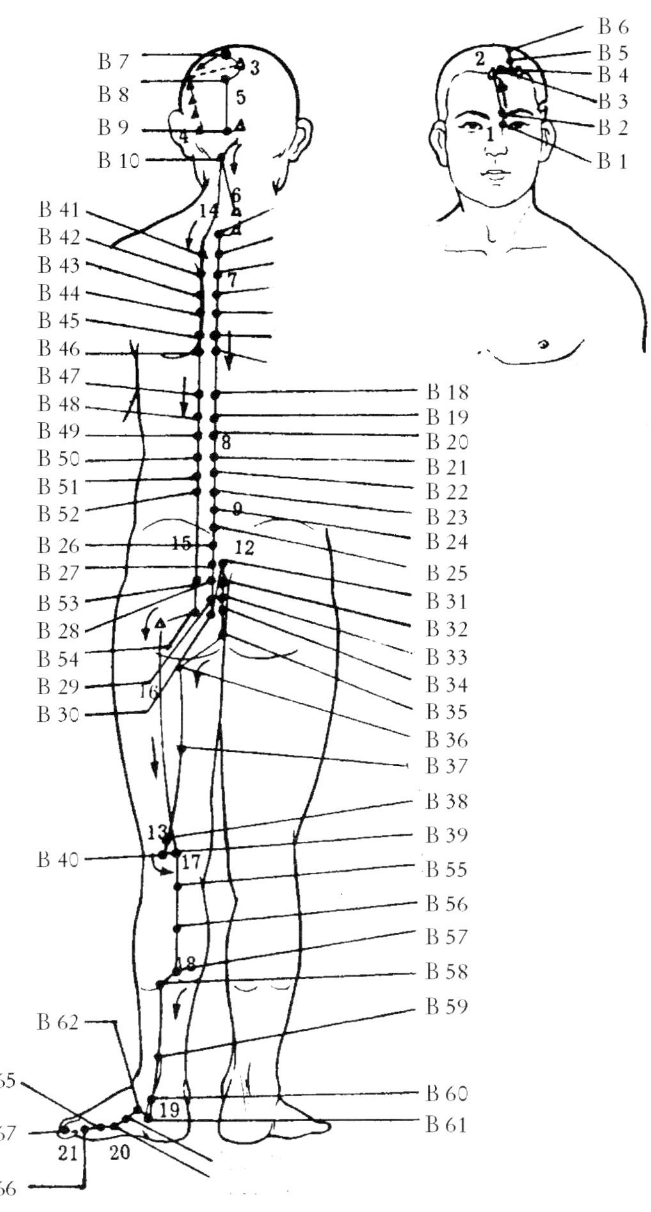

Abb. 2-8: BLASEN-Meridian TAIYANG Fuß und seine Punkte

B 7 (TONGTIAN)

Lokalisation: 1,5 CUN posterior des Punktes CHENG-GUANG (B 6), 1,5 CUN seitlich des DU-Meridians (Lenkergefäß).

Indikationen: Kopfschmerzen, Schwindel, Nasenverstopfung, Nasenbluten, Rhinorrhoe.

B 8 (LUOQUE)

Lokalisation: 1,5 CUN posterior des Punktes TONG-TIAN (B 7), 1,5 CUN seitlich des DU-Meridians (Lenkergefäß).

Indikationen: Schwindel, Tinnitus, geistige Verwirrung.

B 9 (YUZHEN)

Lokalisation: 1,5 CUN seitlich des Punktes NAOHU (LG 17), auf der äußeren Seite der vorderen Grenze der Protuberantia occipitalis externa.

Indikationen: Kopfschmerzen, Ophthalmalgie, Nasenverstopfung.

B 10 (TIANZHU*)

Lokalisation: 1,5 CUN seitlich des Punktes YAMEN (LG 15), innerhalb der posterioren Haaransatzlinie, auf der äußeren Seite des Musculus trapezius.

Indikationen: Kopfschmerzen, Halssteifigkeit, Nasenverstopfung, Schmerzen in der Schulter und im Rücken.

B 11 (DASHU)

Lokalisation: 1,5 CUN seitlich der unteren Grenze des Processus spinosus des ersten Brustwirbels, ungefähr 2 Fingerbreiten vom DU-Meridian (Lenkergefäß).

Indikationen: Husten, Fieber, Kopfschmerzen, Schmerzen der Schulterblattregion, Steifheit und Starrheit des Halses.

B 12 (FENGMEN)

Lokalisation: 1,5 CUN seitlich der unteren Grenze des Processus spinosus des zweiten Brustwirbels.

Indikationen: Erkältung, Husten, Fieber und Kopfschmerzen, Rückenschmerzen, Halssteifigkeit.

B 13 (FEISHU*, SHU-(Rücken)-Punkt der Lunge)

Lokalisation: 1,5 CUN seitlich der unteren Grenze des Processus spinosus des dritten Brustwirbels.

Indikationen: Husten, Asthma, Hämoptysis, Fieber am Nachmittag, Nachtschweiß.

B 14 (JUEYINSHU*, SHU-(Rücken)-Punkt des KREISLAUF-SEXUS-Meridians)

Lokalisation: 1,5 CUN seitlich der unteren Grenze des Processus spinosus des vierten Brustwirbels.

Indikationen: Herzschmerzen, Herzklopfen, fiebrige Erkrankungen, Reizbarkeit, geistige Störungen.

B 15 (XINSHU*, SHU-(Rücken)-Punkt des Herzens)

Lokalisation: 1,5 CUN seitlich der unteren Grenze des Processus spinosus des fünften Brustwirbels.

Indikationen: Epilepsie, Herzklopfen, Panik, Vergeßlichkeit, Reizbarkeit, Hämoptysis, Husten.

B 16 (DUSHU)

Lokalisation: 1,5 CUN seitlich der unteren Grenze des Processus spinosus des sechsten Brustwirbels.

Indikationen: Herzschmerzen, Bauchschmerzen.

B 17 (GESHU*)

Lokalisation: 1,5 CUN seitlich der unteren Grenze des Processus spinosus des siebten Brustwirbels.

Indikationen: Erbrechen, Schluckauf, Schluckbeschwerden, Asthma, Husten, Hämoptysis, Fieber am Nachmittag, Nachtschweiß.

B 18 (GANSHU*, SHU-(Rücken)-Punkt der Leber)

Lokalisation: 1,5 CUN seitlich der unteren Grenze des Processus spinosus des neunten Brustwirbels.

Indikationen: Gelbsucht, Schmerzen in der Hypochondralregion, Bluterbrechen, Nasenbluten, Rötung der Augen, verschwimmender Gesichtssinn, Nachtblindheit, Schmerzen im Rücken, geistige Verwirrung, Epilepsie.

B 19 (DANSHU*, SHU-(Rücken)-Punkt der Gallenblase)

Lokalisation: 1,5 CUN seitlich der unteren Grenze des Processus spinosus des zehnten Brustwirbels.

Indikationen: Gelbsucht, bitterer Geschmack im Mund, Schmerzen in der Brust und in der Hypochondralregion, Lungentuberkulose, Fieber am Nachmittag.

B 20 (PISHU*, SHU-(Rücken)-Punkt der Milz)

Lokalisation: 1,5 CUN seitlich der unteren Grenze des Processus spinosus des elften Brustwirbels.

Indikationen: Verspannungen im Bauch, Gelbsucht, Erbrechen, Diarrhoe, Dysenterie, Verdauungsstörungen, Schwellungen, Schmerzen im Rücken.

B 21 (WEISHU*, SHU-(Rücken)-Punkt des Magens)

Lokalisation: 1,5 CUN seitlich der unteren Grenze des Processus spinosus des zwölften Brustwirbels.

Indikationen: Schmerzen in der Brust, in der Hypochondral- und in der Magenregion, Verspannungen im Bauch, Übelkeit, Erbrechen, Borborygmus, Verdauungsstörungen.

B 22 (SANJIAOSHU*, SHU-(Rücken)-Punkt des 3Erwärmers)

Lokalisation: 1,5 CUN seitlich der unteren Grenze des Processus spinosus des ersten Lendenwirbels.

Indikationen: Verspannungen im Bauch, Borborygmus, Verdauungsstörungen, Erbrechen, Diarrhoe, Dysenterie, Schwellungen, Schmerzen und Steifheit im unteren Rücken.

B 23 (SHENSHU*, SHU-(Rücken)-Punkt der Niere)

Lokalisation: 1,5 CUN seitlich der unteren Grenze des Processus spinosus des zweiten Lendenwirbels.

Indikationen: Spontaner Samenerguß, Impotenz, Bettnässen, irreguläre Menstruation, Leukorrhoe, Rückenschmerzen, Schwächung der Knie, verschwimmender Gesichtssinn, Tinnitus, Taubheit, Schwellungen.

B 24 (QIHAISHU)

Lokalisation: 1,5 CUN seitlich der unteren Grenze des Processus spinosus des dritten Lendenwirbels.

Indikationen: Schmerzen im unteren Rücken.

B 25 (DACHANGSHU*, SHU-(Rücken)-Punkt des Dickdarms)

Lokalisation: 1,5 CUN seitlich der unteren Grenze des Processus spinosus des vierten Lendenwirbels, ungefähr auf Höhe der oberen Grenze der Crista iliaca.

Indikationen: Bauchschmerzen und Verspannungen im Bauch, Borborygmus, Diarrhoe, Verstopfung, Schmerzen im unteren Rücken.

B 26 (GUANYUANSHU)

Lokalisation: 1,5 CUN seitlich der unteren Grenze des Processus spinosus des fünften Lendenwirbels.

Indikationen: Verspannungen im Bauch, Diarrhoe, Schmerzen im unteren Rücken.

B 27 (XIAOCHANGSHU*, SHU-(Rücken)-Punkt des Dünndarms)

Lokalisation: Auf Höhe des ersten Foramen sacrale posterior, 1,5 CUN seitlich des Du-Meridians (Lenkergefäß).

Indikationen: Spontaner Samenerguß, Hämaturie, Bettnässen, Schmerzen und Verspannungen im Unterbauch, Dysenterie.

B 28 (PANGGUANGSHU, SHU-(Rücken)-Punkt der Blase)

Lokalisation: Auf Höhe des zweiten Foramen sacrale posterior, 1,5 CUN seitlich des DU-Meridians (Lenkergefäß), in der Mulde zwischen der medialen Grenze der Spina iliaca superior posterior und des Kreuzbeines.

Indikationen: Retention von Urin, Bettnässen, Diarrhoe, Verstopfung, Schmerzen und Steifheit im unteren Rücken.

B 29 (ZHONGLÜSHU)

Lokalisation: Auf Höhe des dritten Foramen sacrale posterior, 1,5 CUN seitlich des DU-Meridians (Lenkergefäß).

Indikationen: Dysenterie, Hernien, Schmerzen und Steifheit im unteren Rücken.

B 30 (BAIHUANSHU)

Lokalisation: Auf Höhe des vierten Foramen sacrale posterior, 1,5 CUN seitlich des DU-Meridians (Lenkergefäß).

Indikationen: Spontaner Samenerguß, unregelmäßige Menstruation, Leukorrhoe, Hernien, Schmerzen im unteren Rücken und im Hüftgelenk.

B 31 (SHANGLIAO)

Lokalisation: Am ersten Foramen sacrale posterior, ungefähr in der Mitte zwischen der Spina iliaca superior posterior und dem DU-Meridian (Lenkergefäß).

Indikationen: Schmerzen im unteren Rücken, unregelmäßige Menstruation, Gebärmuttervorfall, Leukorrhoe, spärlicher Urin, Verstopfung.

B 32 (CILIAO*)

Lokalisation: Am zweiten Foramen sacrale posterior, ungefähr in der Mitte zwischen der unteren Grenze der Spina iliaca superior posterior und dem DU-Meridian (Lenkergefäß).

Indikationen: Schmerzen im unteren Rücken, unregelmäßige Menstruation, Leukorrhoe, Hernien, Muskelatrophie, Bewegungsbeeinträchtigung und rheumatische Schmerzen der unteren Extremitäten.

B 33 (ZHONGLIAO)

Lokalisation: Am dritten Foramen sacrale posterior, zwischen Punkt ZHONGLÜSHU (B 29) und dem DU-Meridian (Lenkergefäß).

Indikationen: Unregelmäßige Menstruation, Leukorrhoe, Schmerzen im unteren Rücken, Dysurie, Verstopfung.

B 34 (XIALIAO)

Lokalisation: Am vierten Foramen sacrale posterior, zwischen dem Punkt BAIHUANSHU (B 30) und dem DU-Meridian (Lenkergefäß).

Indikationen: Schmerzen im Unterbauch, Verstopfung, Dysurie, Schmerzen im unteren Rücken.

B 35 (HUIYANG)

Lokalisation: Auf beiden Seiten der Spitze des Steißbeines, 0,5 CUN seitlich des Du-Meridians (Lenkergefäß).

Indikationen: Leukorrhoe, Impotenz, Dysenterie, Blut im Stuhl, Hämorrhoiden, Diarrhoe.

B 36 (CHENGFU*)

Lokalisation: In der Mitte der transversalen Glutealfalte. Der Punkt soll bei nach vorne gebeugtem Oberkörper lokalisiert werden.

Indikationen: Hämorrhoiden, Schmerzen in der Lende, im Kreuz, in der Gluteal- und Femoralregion.

B 37 (YINMEN)

Lokalisation: 6 CUN unterhalb des Punktes CHENGFU (B 36), auf der Verbindungslinie des Punktes CHENGFU (B 36) mit dem Punkt WEIZHONG (B 40).

Indikationen: Schmerzen im unteren Rücken und im Oberschenkel.

B 38 (FUXI)

Lokalisation: 1 CUN über dem Punkt WEIYANG (B 39), auf der medialen Seite der Sehne des Musculus biceps femoris, der Punkt wird lokalisiert bei leicht gebeugtem Knie.

Indikationen: Taubheit in der Gluteal- und Femoralregion, Kontraktur der Sehnen in der Fossa poplitea.

B 39 (WEIYANG*)

Lokalisation: Seitlich des Punktes WEIZHONG (B 40), an der medialen Grenze der Sehne des Musculus biceps femoris.

Indikationen: Schmerzen und Steifheit im unteren Rücken, Verspannungen im Unterbauch, Dysurie, Krampf im Bein und im Fuß.

B 40 (WEIZHONG*, HE-(Meer)-Punkt)

Lokalisation: In der Mitte der transversalen Falte in der Fossa poplitea, zwischen den Sehnen des Musculus biceps femoris und dem Musculus semitendinosus. Dieser Punkt wird bei nach vorne gebeugtem Oberkörper oder bei angewinkeltem Knie lokalisiert.

Indikationen: Schmerzen im unteren Rücken, Bewegungsbeeinträchtigung des Hüftgelenkes, Kontraktur der Sehnen in der Fossa poplitea, Muskelatrophie, Bewegungsbeeinträchtigung und Schmerzen der unteren Extremitäten, Hemiplegie, Bauchschmerzen, Erbrechen und Diarrhoe.

B 41 (FUFEN)

Lokalisation: 3 CUN seitlich der unteren Grenze des Processus spinosus des zweiten Brustwirbels, ungefähr 4 Fingerbreiten seitlich der Mittellinie des Rückgrats.

Indikationen: Steifheit und Schmerzen der Schulter, des Rückens und des Halses, Taubheit des Ellbogens und des Armes.

B 42 (POHU)

Lokalisation: 3 CUN seitlich der unteren Grenze des Processus spinosus des dritten Brustwirbels.

Indikationen: Lungentuberkulose, Husten, Asthma, Nackensteifigkeit, Schmerzen in der Schulter und im Rücken.

B 43 (GAOHUANGSHU)

Lokalisation: 3 CUN seitlich der unteren Grenze des Processus spinosus des vierten Brustwirbels.

Indikationen: Lungentuberkulose, Husten, Asthma, Hämoptysis, Nachtschweiß, Gedächtnisschwäche, spontaner Samenerguß, Verdauungsstörungen.

B 44 (SHENTANG)

Lokalisation: 3 CUN seitlich der unteren Grenze des Processus spinosus des fünften Brustwirbels.

Indikationen: Asthma, Husten, Schmerzen und Steifheit des Rückens.

B 45 (YIXI)

Lokalisation: 3 CUN seitlich der unteren Grenze des Processus spinosus des sechsten Brustwirbels.

Indikationen: Husten, Asthma, Schmerzen in der Schulter und im Rücken.

B 46 (GEGUAN)

Lokalisation: 3 CUN seitlich der unteren Grenze des Processus spinosus des siebten Brustwirbels, ungefähr auf Höhe des unteren Winkels des Schulterblattes.

Indikationen: Schwierigkeiten beim Schlucken, Erbrechen, Aufstoßen, Schmerzen und Steifheit des Rückens.

B 47 (HUNMEN)

Lokalisation: 3 CUN seitlich der unteren Grenze des Processus spinosus des neunten Brustwirbels.

Indikationen: Schmerzen in der Brust, im Rücken und in der Hypochondralregion, Erbrechen, Diarrhoe.

B 48 (YANGGANG)

Lokalisation: 3 CUN seitlich der unteren Grenze des Processus spinosus des zehnten Brustwirbels.

Indikationen: Borborygmus, Bauchschmerzen, Diarrhoe, Gelbsucht.

B 49 (YISHE)

Lokalisation: 3 CUN seitlich der unteren Grenze des Processus spinosus des elften Brustwirbels.

Indikationen: Verspannungen im Bauch, Borborygmus, Diarrhoe, Erbrechen, Schwierigkeiten beim Schlucken.

B 50 (WEICANG)

Lokalisation: 3 CUN seitlich der unteren Grenze des Processus spinosus des zwölften Brustwirbels.

Indikationen: Verspannungen des Bauches, Schmerzen in der Magenregion und im Rücken.

B 51 (HUANGMEN)

Lokalisation: 3 CUN seitlich der unteren Grenze des Processus spinosus des ersten Lendenwirbels.

Indikationen: Schmerzen in der Magenregion, Massegefühl im Bauch, Verstopfung.

B 52 (ZHISHI)

Lokalisation: 3 CUN seitlich der unteren Grenze des Processus spinosus des zweiten Lendenwirbels.

Indikationen: Spontaner Samenerguß, Impotenz, Dysurie, Ödeme, Schmerzen und Steifheit im unteren Rücken.

B 52 (BAOHUANG)

Lokalisation: 3 CUN seitlich der unteren Grenze des Processus spinosus des zweiten Kreuzwirbels, auf Höhe des Punktes CILIAO (B 32).

Indikationen: Borborygmus, Verspannungen im Bauch, Schmerzen im unteren Rücken.

B 54 (ZHIBIAN)

Lokalisation: Direkt unterhalb des Punktes BAOHUANG (B 53), 3 CUN seitlich des DU-Meridians (Lenkergefäß), ungefähr 4 Fingerbreiten seitlich des Hiatus des Kreuzbeines.

Indikationen: Schmerzen in der Lumbosakralregion, Hämorrhoiden, Muskelatrophie, Bewegungsbeeinträchtigung und Schmerzen der unteren Extremitäten.

B 55 (HEYANG)

Lokalisation: 2 CUN direkt unter dem Punkt WEIZHONG (B 40), zwischen dem medialen und lateralen Kopf des Musculus gastrocnemius, auf der Verbindungslinie zwischen Punkt WEIZHONG (B 40) und CHENGSHAN (B 57).

Indikationen: Rückenschmerzen, Schmerzen, Taubheit und Lähmung der unteren Extremitäten.

B 56 (CHENGJIN)

Lokalisation: In der Mitte zwischen Punkt HEYANG (B 55) und Punkt CHENGSHAN (B 57), im Zentrum des Bauches des Musculus gastrocnemius.

Indikationen: Schmerzen im Bein, Hämorrhoiden, akute Schmerzen im unteren Rücken.

B 57 (CHENGSHAN*)

Lokalisation: Direkt unter dem Bauch des Musculus gastrocnemius, auf der Verbindungslinie zwischen dem Punkt WEIZHONG (B 40) und der Fersensehne, circa 8 CUN unterhalb des Punktes WEIZHONG (B 40).

Indikationen: Schmerzen im unteren Rücken, Spasmus des Musculus gastrocnemius, Hämorrhoiden, Verstopfung.

B 58 (FEIYANG*, LUO-(Passage)-Punkt)

Lokalisation: 7 CUN direkt über dem Punkt KUNLUN (B 60), auf der posterioren Grenze der Fibula, ungefähr 1 CUN unterhalb und seitlich des Punktes CHENGS-HAN (B 57).

Indikationen: Kopfschmerz, verschwimmender Gesichtssinn, Nasenverstopfung, Nasenbluten, Lumbago, Schwäche der Beine.

B 59 (FUYANG)

Lokalisation: 3 CUN direkt über dem Punkt KUNLUN (B 60).

Indikationen: Schweregefühl im Kopf, Kopfschmerzen, Schmerzen im unteren Rücken, Rötung und Schwellung des äußeren Malleolus, Lähmung der unteren Extremitäten.

B 60 (KUNLUN*, JING-(Fluß)-Punkt)

Lokalisation: In der Mulde zwischen dem äußeren Malleolus und der Fersensehne.

Indikationen: Kopfschmerzen, Halssteifigkeit, verschwimmender Gesichtssinn, Nasenbluten, Verspannungen und Schmerzen der Schulter und des Armes, Rückenschmerzen, Schmerzen in der Ferse, Epilepsie bei Kindern, Arbeitsunlust.

B 61 (PUSHEN)

Lokalisation: Posterior und inferior des äußeren Malleolus, direkt unter dem Punkt KUNLUN (B 60), in der Mulde der Ferse am Übergang von roter zu weißer Haut.

Indikationen: Muskelatrophie und Schwäche der unteren Extremitäten, Schmerzen in der Ferse.

B 62 (SHENMAI*)

Lokalisation: In der Mulde direkt unterhalb des äußeren Malleolus.

Indikationen: Epilepsie, geistige Verwirrung, Kopfschmerz, Schwindel, Schlaflosigkeit, Rückenschmerzen, Schmerzen der unteren Extremitäten.

B 63 (JINMEN, XI-(Grenz)-Punkt)

Lokalisation: Anterior und inferior des Punktes SHEN-MAI (B 62), in der Mulde seitlich des Würfelbeins.

Indikationen: Epilepsie, Krämpfe bei Kindern, Rückenschmerzen, Schmerzen im äußeren Malleolus, Bewegungsbeeinträchtigungen und Schmerzen der unteren Extremitäten.

B 64 (JINGGU, YUAN-(Quell)-Punkt)

Lokalisation: Auf der äußeren Seite des Fußrückens, unter der Tuberositas des fünften metatarsalen Knochens, am Übergang von roter zu weißer Haut.

Indikationen: Epilepsie, Kopfschmerz, Nackensteifigkeit, Schmerzen im unteren Rücken und in den Beinen.

B 65 (SHUGU, SHU-(Bach)-Punkt)

Lokalisation: Auf der äußeren Seite des Fußrückens, posterior und inferior des Kopfes des fünften metatarsalen Knochens, am Übergang von roter zu weißer Haut.

Indikationen: Geistige Verwirrung, Kopfschmerz, Halssteifigkeit, verschwimmender Gesichtssinn, Rückenschmerzen, Schmerzen im posterioren Teil der unteren Extremitäten.

B 66 (Fuß-TONGGU, YING-(Quell)-Punkt)

Lokalisation: In der Mulde anterior und inferior des fünften metatarsophalangealen Gelenks.

Indikationen: Kopfschmerz, Halssteifigkeit, verschwimmender Gesichtssinn, Nasenbluten.

B 67 (ZHIYIN*, JING-(Brunnen)-Punkt)

Lokalisation: Auf der äußeren Seite des kleinen Zehs, ungefähr 0,1 CUN posterior der Ecke des Zehennagels.

Indikationen: Kopfschmerz, Nasenverstopfung, Nasenbluten, Ophthalmalgie, Fieberempfindungen an der Fußsohle, Arbeitsunlust.

2.8 NIEREN-Meridian SHAOYIN Fuß

Verlauf

Der NIEREN-Meridian SHAOYIN Fuß beginnt am unteren Teil des kleinen Zehs (1) und läuft schräg über die Fußsohle (YONGQUAN, N 1). Über dem unteren Teil der Tuberositas des Kahnbeins (2) verläuft der Meridian hinter dem inneren Malleolus (3) und tritt in die Fersenregion (4) ein. Dann steigt er entlang der medialen Seite des Beines (5) zur medialen Seite der Fossa poplitea (6) auf und geht weiter aufwärts entlang dem posteromedialen Teil des Oberschenkels (7) in Richtung Rückgrat (CHANGQIANG, LG 1) aufwärts, wo er in die Niere, seinem zugehörigen Organ (8), eintritt und sich mit der Blase verbindet (9).

Der Meridian tritt wieder aus der Niere aus (10), steigt auf und passiert die Leber und das Zwerchfell (11). Er passiert die Lunge (12), läuft entlang der Kehle (13) und endet an der Wurzel der Zunge (14). Ein Zweig entspringt der Lunge, geht zum Herzen und fließt in die Brust ein, wo er sich mit dem KREISLAUF-SEXUS-Meridian JUEJIN Hand (15) verbindet (Abb. 2-9).

Dieser Meridian hat 27 Punkte, die im folgenden beschrieben werden:

N 1 (YONGQUAN, JING-(Brunnen)-Punkt)

Lokalisation: In der Mulde, die auf der Fußsohle erscheint, wenn der Fuß abgewinkelt wird, ungefähr am Übergang vom vorderen zum mittleren Drittel der Fußsohle.

Indikationen: Schmerzen am Scheitel, Schwindel, verschwommener Gesichtssinn, Halsentzündung, trockene Zunge, Aphonie, Dysurie, Dyschezie, Krämpfe bei Kindern, Fieberempfindung an der Fußsohle, Bewußtlosigkeit.

N 2 (RANGU, YING-(Quell)-Punkt)

Lokalisation: Anterior und inferior des inneren Malleolus, in der Mulde an der unteren Grenze der Tuberositas des Kahnbeins.

Indikationen: Jucken am Scheideneingang, Vorfall der Gebärmutter, unregelmäßige Menstruation, spontaner Samenerguß, Hämoptysis, Diarrhoe, Schwellungen und Schmerzen des Fußrückens.

N 3 (TAIXI*, SHU-(Bach)-Punkt)

Lokalisation: In der Mulde zwischen dem inneren Malleolus und der Fersensehne, auf Höhe der Spitze des inneren Malleolus.

Indikationen: Halsentzündung, Zahnschmerzen, Taubheit, Hämoptysis, Asthma, unregelmäßige Menstruation, Schlaflosigkeit, spontaner Samenerguß, Impotenz, häufiger Harndrang, Schmerzen im unteren Rücken.

N 4 (DAZHONG, LUO-(Passage)-Punkt)

Lokalisation: Posterior und inferior des inneren Malleolus, in der Mulde des Ansatzes der Fersensehne.

Indikationen: Hämoptysis, Asthma, Schmerzen und Steifheit in der Lumbosakralregion, Dysurie, Schmerzen in der Ferse.

N 5 (SHUIQUAN, XU-(Grenz)-Punkt)

Lokalisation: 1 CUN direkt unterhalb des Punktes TAIXI (N 3), in der Mulde anterior und superior zur medialen Seite der Tuberositas des Fersenbeines.

Indikationen: Unregelmäßige Menstruation, Dysmenorrhoe, Vorfall der Gebärmutter, Dysurie, verschwimmender Gesichtssinn.

N 6 (ZHAOHAI*)

Lokalisation: 1 CUN unterhalb des inneren Malleolus.

Indikationen: Irreguläre Menstruation, Vorfall der Gebärmutter, Jucken am Scheidenausgang, Hernien, häufiger Harndrang, Epilepsie, Halsentzündung, Schlaflosigkeit.

N 7 (FULIU*, JING-(Fluß)-Punkt)

Lokalisation: 2 CUN direkt über dem Punkt TAIXI (N 3), an der vorderen Grenze der Fersensehne.

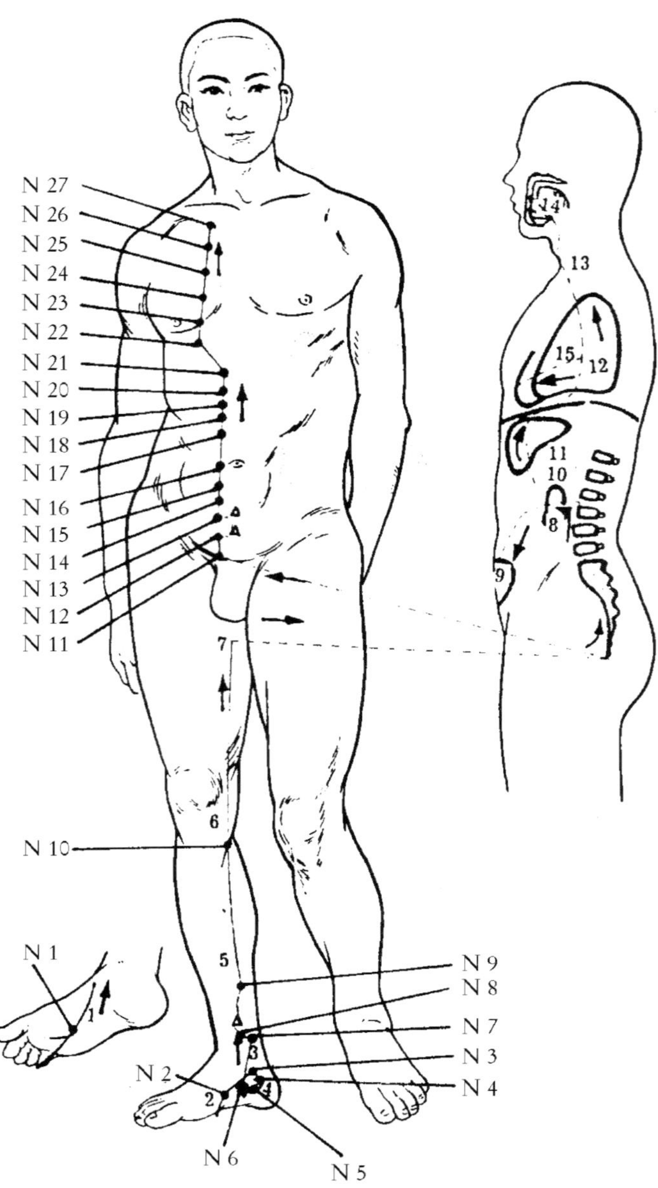

Abb. 2-9: NIEREN-Meridian SHAOYIN Fuß und seine Punkte

Indikationen: Diarrhoe, Borborygmus, Ödeme, Spannungen im Bauch, Schwellungen des Beines, Muskelatrophie, Schwäche und Lähmung des Fußes, Nachtschweiß, spontanes Schwitzen.

N 8 (JIAOXIN)

Lokalisation: 2 CUN über dem Punkt TAIXI (N 3), 0,5 CUN vor dem Punkt FULIU (N 7), posterior der medialen Grenze der Tibia.

Indikationen: Unregelmäßige Menstruation, Gebärmutterblutung, Vorfall der Gebärmutter, Diarrhoe, Verstopfung, Schmerzen und Schwellung der Hoden.

N 9 (ZHUBIN)

Lokalisation: Auf der Linie zwischen dem Punkt TAIXI (N 3) zum Punkt YINGU (N 10), am unteren Ende des Bauches des Musculus gastrocnemius, auf der medialen Seite, ungefähr 5 CUN über dem Punkt TAIXI (N 3).

Indikationen: Geistige Störungen, Schmerzen im medialen Teil des Beines.

N 10 (YINGU*, HE-(Meer)-Punkt)

Lokalisation: Auf der medialen Seite der Fossa poplitea, auf Höhe des Punktes WEIZHONG (B 40), zwischen den Sehnen des Musculus semitendinosus und des Musculus semimembranosus, wenn das Knie gebeugt wird.

Indikationen: Impotenz, Hernien, Gebärmutterblutung, Schmerzen im medialen Teil des Oberschenkels und des Knies.

N 11 (HENGGU)

Lokalisation: 5 CUN unterhalb des Nabels, auf der oberen Grenze des Symphysenschambeines, 0,5 CUN seitlich des Punktes QUGU (KG 2).

Indikationen: Schmerzen in den äußeren Geschlechtsorganen, Impotenz, spontaner Samenerguß, Retention von Urin.

N 12 (DAHE)

Lokalisation: 4 CUN unterhalb des Nabels, 0,5 CUN seitlich des Punktes ZHONGJI (KG 3).

Indikationen: Schmerzen in den äußeren Geschlechtsorganen, spontaner Samenerguß, Leukorrhoe.

N 13 (QIXUE)

Lokalisation: 3 CUN unterhalb des Nabels, 0,5 CUN seitlich des Punktes GUANYUAN (KG 4).

Indikationen: Unregelmäßige Menstruation, Diarrhoe.

N 14 (SIMAN)

Lokalisation: 2 CUN unterhalb des Nabels, 0,5 CUN seitlich des Punktes SHIMEN (KG 5).

Indikationen: Gebärmutterblutung, unregelmäßige Menstruation, Bauchschmerzen, Diarrhoe.

N 15 (Bauch-ZHONGZHU)

Lokalisation: 1 CUN unterhalb des Nabels, 0,5 CUN seitlich des Punktes Bauch-YINJIAO (KG 7).

Indikationen: Unregelmäßige Menstruation, Schmerzen im Unterbauch, Verstopfung.

N 16 (HUANGSHU)

Lokalisation: 0,5 CUN seitlich des Zentrums des Nabels.

Indikationen: Bauchschmerzen, Erbrechen, Verspannungen des Bauches, Verstopfung.

N 17 (SHANGQU)

Lokalisation: 2 CUN über dem Nabel, 0,5 CUN seitlich des Punktes XIAWAN (KG 10).

Indikationen: Völlegefühl im Bauch, Diarrhoe, Verstopfung.

N 18 (SHIGUAN)

Lokalisation: 3 CUN über dem Nabel, 0,5 CUN seitlich des Punktes JIANLI (KG 11).

Indikationen: Erbrechen, Bauchschmerzen, Verstopfung.

N 19 (YINDU)

Lokalisation: 4 CUN über dem Nabel, 0,5 CUN seitlich des Punktes ZHONGWAN (KG 12).

Indikationen: Borborygmus, Schmerzen und Verspannungen des Bauches.

N 20 (Bauch-TONGGU)

Lokalisation: 5 CUN über dem Nabel, 0,5 CUN seitlich des Punktes SHANGWAN (KG 13).

Indikationen: Schmerzen und Verspannungen des Bauches, Erbrechen, Verdauungsstörungen.

N 21 (YOUMEN)

Lokalisation: 6 CUN über dem Nabel, 0,5 CUN seitlich des Punktes JUQUE (KG 14).

Indikationen: Bauchschmerzen, Erbrechen, Diarrhoe.

N 22 (BULANG)

Lokalisation: Im fünften Zwischenrippenraum, 2 CUN seitlich des Ren-Meridians (Konzeptionsgefäß).

Indikationen: Husten, Asthma.

N 23 (SHENFENG)

Lokalisation: Im vierten Zwischenrippenraum, 2 CUN seitlich des REN-Meridians (Konzeptionsgefäß).

Indikationen: Husten, Asthma, Völlegefühl in der Brust und in der Hypochondralregion, Mastitis.

N 24 (LINGXU)

Lokalisation: Im dritten Zwischenrippenraum, 2 CUN seitlich des REN-Meridians (Konzeptionsgefäß).

Indikationen: Husten, Asthma, Schmerzen und Völlegefühl in der Brust und in der Hypochondralregion, Mastitis.

N 25 (SHENCANG)

Lokalisation: Im zweiten Zwischenrippenraum, 2 CUN seitlich des REN-Meridians (Konzeptionsgefäß).

Indikationen: Husten, Asthma, Brustschmerzen.

N 26 (YUZONG)

Lokalisation: Im ersten Zwischenrippenraum, 2 CUN seitlich des REN-Meridians (Konzeptionsgefäß).

Indikationen: Husten, Asthma, Völlegefühl in der Brust und in der Hypchondralregion.

N 27 (SHUFU*)

Lokalisation: In der Mulde auf der unteren Grenze des Schlüsselbeines, 2 CUN seitlich des REN-Meridians (Konzeptionsgefäß).

Indikationen: Husten, Asthma, Brustschmerzen.

2.9 KREISLAUF-SEXUS-Meridian (PERIKARD-Meridian) JUEYIN Hand

Verlauf

Der KREISLAUF-SEXUS-Meridian JUEYIN Hand (PERIKARD-Meridian) entspringt an der Brust. Von dort tritt er in sein zugehöriges Organ, das Perikard, ein (1). Dann steigt er ab durch das Zwerchfell (2) in den Bauch und verbindet sich nacheinander mit dem Oberen, Mittleren und Unteren Erwärmer JIAO (3). Ein weiterer Ast, der auf der Brust entsteht, läuft in der Brust (4), tritt am Punkt TIANCHI (KS 1) 3 CUN unterhalb der vorderen Achselfalte in der Rippenregion auf (5) und steigt zur Achsel auf (6). Von dort folgt er dem medialen Teil des Oberarmes, läuft nach unten zwischen dem LUNGEN-Meridian TAIJIN Hand und dem HERZ-Meridian SHAOYIN Hand (7) zur Ellenbogengrube

(8) und weiter nach unten zum Unterarm zwischen den Sehnen des Musculus palmaris longus und des Musculus flexor carporadialis (9) und endet an der Handinnenfläche (10). Dort geht er entlang des Mittelfingers zu dessen Spitze, dem Punkt ZHONGCHONG (KS 9) (11).

Ein anderer Zweig entspringt an der Handinnenfläche am Punkt LAOGONG (KS 8) (12), läuft entlang des Ringfingers zu dessen Spitze (GUANCHONG; 3E 1) und verbindet sich dort mit dem 3ERWÄRMER-Meridian SHAOYANG Hand (Abb. 2-10).

Dieser Meridian hat 9 Punkte, die im folgenden beschrieben werden:

KS 1 (TIANCHI)

Lokalisation: 1 CUN seitlich der Brustwarze, im vierten Zwischenrippenraum.

Indikationen: Schwellung und Schmerzen in der Achselregion, Erstickungsgefühl in der Brust, Schmerzen in der Hypochondralregion.

KS 2 (TIANQUAN)

Lokalisation: 2 CUN unterhalb des Endes der vorderen Achselfalte, zwischen den beiden Köpfen des Musculus biceps brachii.

Indikationen: Schmerzen in der Herzregion, Spannungsgefühl in der Hypochondralregion, Husten, Schmerzen in der Brust, im Rücken und im medialen Teil des Oberarmes.

KS 3 (QUZE*, HE-(Meer)-Punkt)

Lokalisation: Auf der transversalen Ellenbogenfalte, auf der Ulnaseite der Sehne des Musculus biceps brachii.

Indikationen: Magenschmerzen, Erbrechen, fiebrige Erkrankungen, Reizbarkeit, Schmerzen in der Herzregion, Herzklopfen, Schmerzen im Ellenbogen und im Arm, Zittern der Hand und des Armes.

KS 4 (XIMEN, XI-(Grenz)-Punkt)

Lokalisation: 5 CUN superior der transversalen Handgelenksfalte, auf der Verbindungslinie von Punkt QUZE (KS 3) zum Punkt DALING (KS 7), zwischen den Sehnen des Musculus palmaris longus und des Musculus flexor carporadialis.

Indikationen: Herzschmerzen, Herzklopfen, Bluterbrechen, Nasenbluten, Furunkel.

KS 5 (JIANSHI*, JING-(Fluß)-Punkt)

Lokalisation: 3 CUN über der transversalen Handgelenksfalte, zwischen den Sehnen des Musculus palmaris longus und des Musculus flexor carporadialis.

Indikationen: Herzschmerzen, Herzklopfen, Magenschmerzen, Erbrechen, fiebrige Erkrankungen, Reizbarkeit, Malaria, geistige Störungen, Epilepsie, Schwellungen der Achsel, Zucken oder Kontraktur des Ellenbogens, Schmerzen des Armes.

KS 6 (NEIGUAN*, LUO-(Passage)-Punkt)

Lokalisation: 2 CUN über der transversalen Handgelenksfalte, zwischen den Sehnen des Musculus palmaris longus und des Musculus flexor carporadialis.

Indikationen: Herzschmerzen, Herzklopfen, Magenschmerzen, Erbrechen, geistige Störungen, Epilepsie, Kontraktur und Schmerzen des Ellenbogens und des Armes, fiebrige Erkrankungen, Malaria.

KS 7 (DALING*, SHU-(Bach)-Punkt und YUAN-(Quell)-Punkt)

Lokalisation: In der Mulde und im Mittelpunkt der transversalen Handgelenksfalte, zwischen den Sehnen des

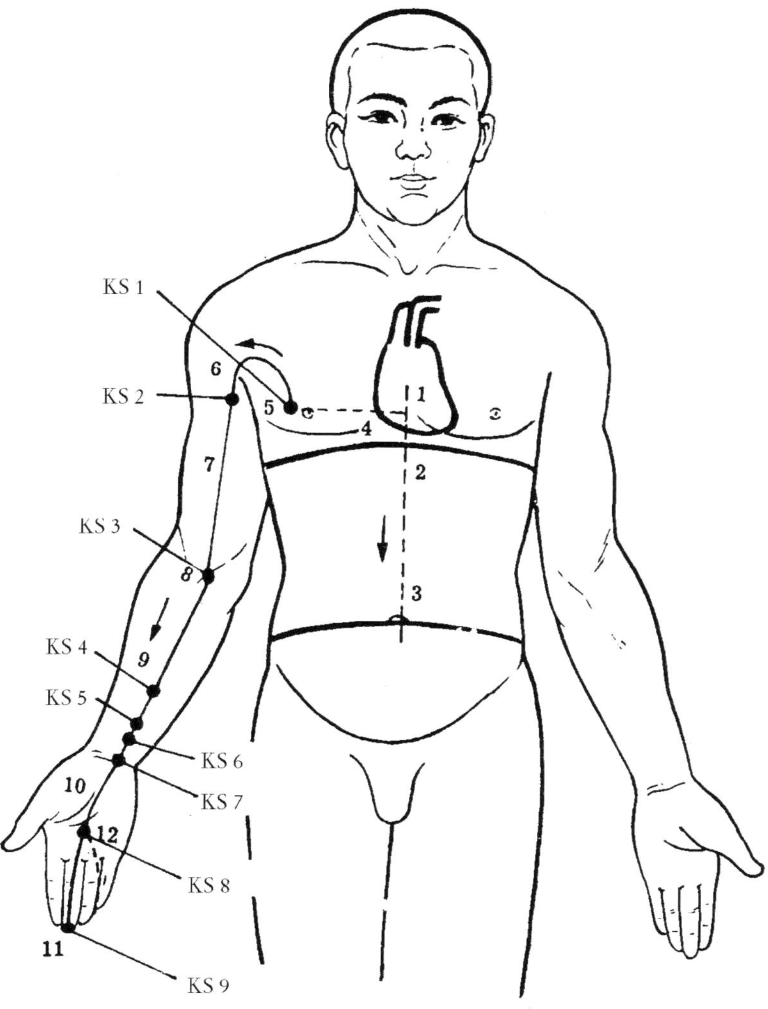

Abb. 2-10: KREISLAUF-Sexus-Meridian (PERIKARD-Meridian) JUEYIN Hand und seine Punkte

Musculus palmaris longus und des Musculus flexor carporadialis.

Indikationen: Herzschmerzen, Herzklopfen, Magenschmerzen, Erbrechen, Panik, geistige Störungen, Epilepsie, Schmerzen in der Brust und in der Hypochondralregion.

KS 8   (LAOGONG, YING-(Quell)-Punkt)

Lokalisation: Wenn die Hand mit der Innenfläche nach oben zeigt, befindet sich der Punkt zwischen dem zweiten und dritten metakarpalen Knochen, proximal zum metakarpophalangealen Gelenk, auf der radialen Seite des dritten metakarpalen Knochens.

Indikationen: Herzschmerzen, geistige Störungen, Epilepsie, Erbrechen, Mundschleimhautentzündungen, fauliger Atem, Pilzinfektionen der Hand und des Fußes.

KS 9   (ZHONGCHONG*, JING-(Brunnen)-Punkt)

Lokalisation: Im Zentrum der Spitze des Mittelfingers.

Indikationen: Herzschmerzen, Reizbarkeit, Bewußtseinsverlust, Aphasie mit Steifheit der Zunge, fiebrige Erkrankungen, Hitzschlag, Krämpfe bei Kindern, fiebrige Empfindungen der Handinnenfläche.

2.10   ERWÄRMER-Meridian SHAOYANG Hand

Verlauf

Der 3ERWÄRMER-Meridian SHAOYANG Hand entspringt an der Spitze des Ringfingers (GUANCHONG, 3E 1) (1) und läuft zwischen dem vierten und fünften metakarpalen Knochen (2) entlang des dorsalen Teiles des Handgelenks (3) aufwärts zum seitlichen Teil des Unterarmes zwischen dem Radius und der Ulna (4). Er passiert das Olekranon (5) und geht entlang des seitlichen Teiles des Oberarmes nach oben (6), wo er schließlich die Schulterregion erreicht (7), dann den GALLENBLASEN-Meridian SHAOYANG Fuß (8) kreuzt und hinter diesem weiterverläuft. Er durchläuft die Fossa supraclavicularis (9) und tritt in die Brust ein, um sich mit dem Perikard (10) zu verbinden. Er steigt dann durch das Zwerchfell nach unten zum Bauch und verbindet sich mit seinen zugehörigen Organen, dem Oberen, Mittleren und Unteren Erwärmer JIAO (11).

Ein Zweig entspringt in der Brust (12), läuft aufwärts und tritt in der Fossa supraclavicularis aus (13). Von dort aus steigt er zum Hals auf (14), läuft entlang der posterioren Grenze des Ohrs (15) und weiter zum superioren Teil des Ohrs (16). Dort biegt er nach unten zur Wange ab und endet in der Infraorbitalregion (17).

Der aurikuläre Zweig entspringt an der Retroaurikularregion und tritt in das Ohr (18) ein. Dann läuft er vor das Ohr, kreuzt den anderen Zweig auf der Wange und erreicht den äußeren Augenwinkel (SIZHUKONG, 3E 23), um sich dort mit dem GALLENBLASEN-Meridian SHAOYANG Fuß zu verbinden (19) (Abb. 2-11).

Bemerkung: Der 3Erwärmer SANJIAO hat einen Unteren HE-(Meer)-Punkt, den Punkt WEIYANG (B 39).

Dieser Meridian hat 23 Punkte, die im folgenden beschrieben werden:

3E 1   (GUANCHONG*, JING-(Brunnen)-Punkt)

Lokalisation: Auf der äußeren Seite des Ringfingers, ungefähr 0,1 CUN posterior der Ecke des Fingernagels.

Indikationen: Kopfschmerzen, Rötung der Augen, Halsentzündung, Steifheit der Zunge, fiebrige Erkrankungen, Reizbarkeit.

3E 2   (YEMEN, YING-(Quell)-Punkt)

Lokalisation: Proximal des Randes der Schwimmhaut zwischen dem Ring- und dem kleinen Finger. Dieser Punkt wird bei geballter Faust lokalisiert.

Indikationen: Kopfschmerz, Rötung der Augen, Taubheit, Halsentzündung, Schmerzen in der Hand und im Arm, Malaria.

3E 3   (Hand-ZHONGZHU*, SHU-(Bach)-Punkt)

Lokalisation: Wenn die Hand mit der Innenfläche nach unten zeigt, befindet sich der Punkt auf dem Handrücken zwischen dem vierten und fünften metakarpalen Knochen, in der Mulde proximal des metakarpophalangealen Gelenkes.

Indikationen: Kopfschmerz, Rötung der Augen, Taubheit, Tinnitus, Halsentzündung, fiebrige Erkrankungen, Schmerzen im Ellbogen und im Arm, Bewegungsbeeinträchtigung der Finger.

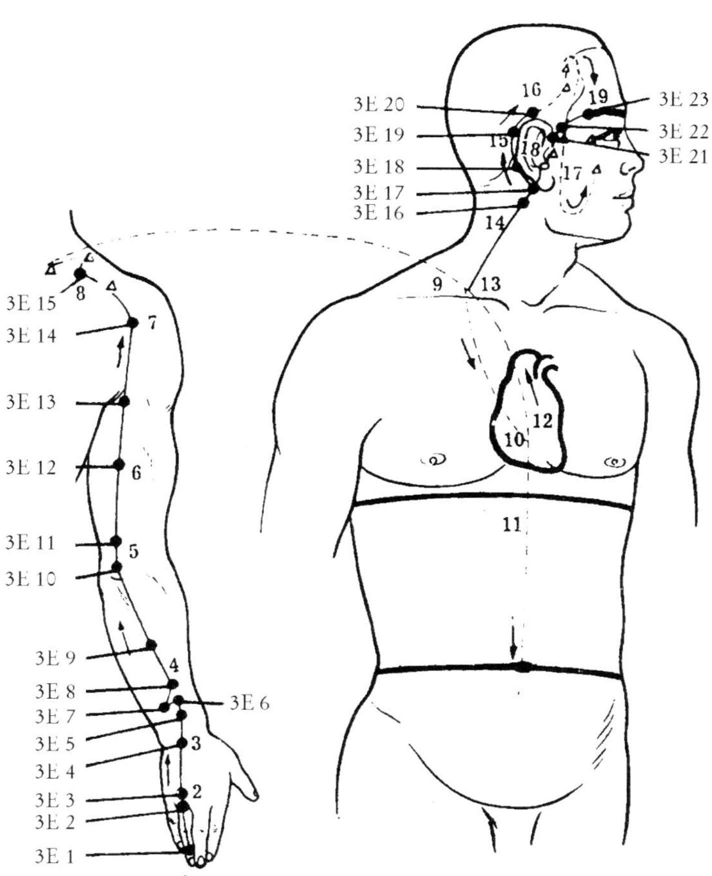

Abb. 2-11: 3ERWÄRMER-Meridian SHAOYANG Hand und seine Punkte

3E 4 (YANGCHI*, YUAN-(Quell)-Punkt)

Lokalisation: Am Übergang von der Ulna zu den karpalen Knochen, in der Mulde seitlich der Sehne des Musculus extensor digitorum communis.

Indikationen: Schmerzen im Handgelenk, in der Schulter und im Arm, Malaria, Taubheit.

3E 5 (WAIGUAN*, LUO-(Passage)-Punkt)

Lokalisation: 2 CUN über dem Punkt YANGCHI (3E 4), zwischen dem Radius und der Ulna.

Indikationen: Fiebrige Erkrankungen, Kopfschmerzen, Schmerzen in der Wange und in der Hypochondralregion, Taubheit, Tinnitis, Bewegungsbeeinträchtigung des Ellbogens und des Armes, Schmerzen der Finger, Zittern der Hand.

3E 6 ZHIGOU*, JING-(Fluß)-Punkt)

Lokalisation: 3 CUN über dem Punkt YANGCHI (3E 4), zwischen dem Radius und der Ulna.

Indikationen: Plötzliche Heiserkeit der Stimme, Tinnitus, Taubheit, Schmerzen und Schweregefühl in der Schulter und im Rücken, Erbrechen, Verstopfung.

3E 7 (HUIZONG, SHI-(Grenz)-Punkt)

Lokalisation: 3 CUN proximal des Handgelenkes, ungefähr 1 Fingerbreite seitlich des Punktes ZHIGOU (3E 6), auf der Radialseite der Ulna.

Indikationen: Taubheit, Schmerzen in den Armen, Epilepsie.

3E 8 (SANYANGLUO)

Lokalisation: 4 CUN über dem Punkt YANGCHI (3E 4), zwischen dem Radius und der Ulna.

Indikationen: Plötzliche Heiserkeit der Stimme, Taubheit, Schmerzen in der Hand und im Arm.

3E 9 (SIDU)

Lokalisation: 5 CUN unterhalb des Olekranons, zwischen dem Radius und der Ulna.

Indikationen: Plötzliche Heiserkeit der Stimme, Taubheit, Zahnschmerzen, Schmerzen im Unterarm.

3E 10 (TIANJING, HE-(Meer)-Punkt)

Lokalisation: Wenn der Ellbogen abgewinkelt ist, befindet sich der Punkt in der Mulde ungefähr 1 CUN über dem Olekranon.

Indikationen: Einseitige Kopfschmerzen, Schmerzen in der Rippenregion und Hypochondralregion, im Hals, an der Schulter und im Arm, Skrofulose, Epilepsie.

3E 11 (QINGLENGYUAN)

Lokalisation: 1 CUN über dem Punkt TIANJING (3E 10).

Indikationen: Schmerzen in der Schulter und im Arm.

3E 12 (XIAOLUO)

Lokalisation: Auf der Verbindungslinie zwischen dem Olekranon und dem Punkt JIANLIAO (3E 14), in der Mitte zwischen dem Punkt QINGLENGYUAN (3E 11) und dem Punkt NAOHUI (3E 13). Der Punkt befindet sich genau am unteren Ende des Bauches des seitlichen Kopfes des Musculus biceps brachii, wenn der Oberarm nach vorne gehalten wird.

Indikationen: Kopfschmerz, Steifheit und Schmerzen des Halses, Schmerzen im Arm.

3E 13 (NAOHUI)

Lokalisation: Auf der Verbindungslinie zwischen dem Punkt JIANLIAO (3E 14) und dem Olekranon, 3 CUN unterhalb des Punktes JIANLIAO (3E 14), auf der posterioren Grenze des Musculus deltoideus.

Indikationen: Schmerzen in der Schulter und im Arm, Kropf.

3E 14 (JIANLIAO*)

Lokalisation: Posterior und inferior des Akromions, in der Mulde ungefähr 1 CUN posterior des Punktes JIANYU (Di 15).

Indikationen: Schweregefühl in der Schulter, Schmerzen im Arm.

3E 15 (TIANLIAO)

Lokalisation: In der Mitte zwischen dem Punkt JIANJING (G 21) und dem Punkt QUYUAN (Dü 13), am superioren Winkel des Schulterblattes.

Indikationen: Schmerzen in der Schulter und im Arm, Schmerzen und Steifheit im Nacken.

3E 16 (TIANYOU)

Lokalisation: Posterior und inferior des Processus mastoideus, auf der hinteren Grenze des Musculus sternocleidomastoideus, auf Höhe des Punktes TIANRONG (Dü 17) und des Punktes TIANZHU (B 10).

Indikationen: Schwindel, Gesichtsschwellungen, plötzliche Taubheit, verschwimmender Gesichtssinn, Nackensteifigkeit.

3E 17 (YIFENG*)

Lokalisation: Posterior des Ohrläppchens, in der Mulde zwischen dem Unterkiefer und dem Processus mastoideus.

Indikationen: Tinnitus, Taubheit, Fazialisparese, Trismus, Schwellungen der Wange.

3E 18 (QIMAI)

Lokalisation: Im Zentrum des Processus mastoideus, am Übergang vom mittleren zum unteren Drittel der Kurvenlinie, die durch den Punkt YIFENG (3E 17) und den Punkt JIAOSUN (3E 20) posterior der Ohrmuschel gebildet wird.

Indikationen: Kopfschmerz, Tinnitus, Taubheit.

3E 19 (LUXI)

Lokalisation: Hinter dem Ohr, am Übergang vom oberen zum mittleren Drittel der Kurvenlinie, die zwischen dem Punkt YIFENG (3E 17) und dem Punkt JIASUN (3E 20) hinter der Ohrmuschel gebildet wird.

Indikationen: Kopfschmerz, Tinnitus, Ohrschmerzen.

3E 20 (JIAOSUN)

Lokalisation: Direkt über dem Ohr, an der Haaransatzlinie der Schläfe.

Indikationen: Rötung und Schwellung des Ohrs, Rötung, Schwellung und Schmerzen des Auges, Zahnschmerzen.

3E 21 (ERMEN)

Lokalisation: In der Mulde vor dem Einschnitt über dem Tragus und etwas superior des Kondylus des Unterkiefers. Der Punkt wird bei geöffnetem Mund lokalisiert.

Indikationen: Taubheit, Tinnitus, Otorrhoe, Zahnschmerzen.

3E 22 (Ohr-HELIAO)

Lokalisation: Anterior und superior des Punktes ERMEN (3E 21), auf Höhe der Wurzel der Ohrmuschel, auf der posterioren Grenze der Haaransatzlinie der Schläfe, wo die Arteria temporalis superficialis verläuft.

Indikationen: Tinnitus, Kopfschmerz, Schweregefühl im Kopf, Kiefersperre.

3E 23 (SIZHUKONG*)

Lokalisation: In der Mulde am seitlichen Ende der Augenbraue.

Indikationen: Kopfschmerzen, verschwimmender Gesichtssinn, Rötung und Schmerzen der Augen, Zucken der Augenlider.

2.11 GALLENBLASEN-Meridian SHAOYANG Fuß

Verlauf

Der GALLENBLASEN-Meridian SHAOYANG Fuß beginnt am äußeren Augenwinkel TONGZILIAO (G 1) (1), steigt dann zur Ecke der Stirn auf (HANYAN, G 4) (2), läuft nach unten zur Retroaurikularregion (G 20) (3) und geht entlang der Seite des Nackens vor dem 3Erwärmer-Meridian SHAOYANG Hand zur Schulter (4). Er kehrt zurück zur Stirn, kreuzt und passiert hinter dem 3Erwärmer-Meridian SHAOYANG Hand nach unten in die Fossa supraclavicularis (5).

Der retroaurikuläre Ast entspringt in der Retroaurikularregion (6) und tritt in das Ohr ein. Dann passiert er die Präaurikularregion (7) zum hinteren Teil des äußeren Augenwinkels (8).

Der Zweig, der am äußeren Augenwinkel (9) abzweigt, läuft nach unten zum Punkt DAYING (M 5) (10) und trifft den 3Erwärmer-Meridian SHAOYANG Hand in der Infraorbitalregion (11). Dann passiert er den Punkt JIACHE (M 6) (12), steigt zum Hals ab und tritt in die Fossa supraclavicularis ein, wo er auf den Hauptast trifft (13). Von dort aus steigt er weiter abwärts zur Brust (14), passiert das Zwerchfell, verbindet sich mit der Leber (15) und tritt in sein zugehöriges Organ, die Gallenblase (16), ein. Dann läuft er durch die Hypochondralregion (17) und tritt an der äußeren Seite des Unterbauches nahe der Arteria femoralis in die Lendenregion ein (18). Von dort geht er oberflächlich transversal entlang des Schamhaarrandes (19) in die Hüftregion (HUANTIAO, G 30) (20).

Der Haupt-Meridian läuft aus der Fossa supraclavicularis (21) nach unten, passiert die Vorderseite der Achsel (22), geht entlang des seitlichen Teils der Brust (23) und entlang der freien Enden der Rippen (24) zur Hüftregion, wo er auf den oben beschriebenen Ast (25) trifft. Dann steigt er entlang des seitlichen Teils des Oberschenkels (26) zur äußeren Seite des Knies (27) ab.

Im weiteren Verlauf geht er entlang des vorderen Teils der Fibula (28) nach unten bis zu deren unterem Ende (XUANZHONG, G 39) (29). Er erreicht den vorderen Teil des äußeren Malleolus (30). Dann folgt er dem Fußrücken auf der äußeren Seite zur Spitze des vierten Zehs (Fuß-QIAOYIN, G 44) (31).

Ein weiterer Ast auf dem Fußrücken entspringt am Punkt Fuß-LINQI (G 41), läuft zwischen dem ersten und zweiten metatarsalen Knochen zum distalen Teil der großen Zehe und endet an deren Haarregion (DADUN, L 1), wo er sich mit dem LEBER-Meridian JUEYIN Fuß (32) verbindet (Abb. 2-12).

Dieser Meridian hat 44 Punkte, die im folgenden beschrieben werden:

G 1 (TONGZILIAO*)

Lokalisation: Seitlich des äußeren Augenwinkels, in der Mulde auf der äußeren Seite der Orbita.

Indikationen: Kopfschmerzen, Augenschmerz, gestörter Gesichtssinn, Rötung der Augen, tränende Augen.

G 2 (TINGHUI)

Lokalisation: Anterior der Incisura intertragica, direkt unter dem Punkt TINGGONG (Dü 19), an der posterioren Grenze des Kondylus des Unterkiefers. Dieser Punkt wird bei geöffnetem Mund lokalisiert.

Indikationen: Tinnitus, Taubheit, Zahnschmerzen.

G 3 (SHANGGUAN)

Lokalisation: Vor dem Ohr, an der oberen Grenze des Jochbogens, in der Mulde direkt über dem Punkt XIA-GUAN (M 7).

Indikationen: Kopfschmerz, Taubheit, Tinnitus, Zahnschmerzen, Fazialisparese.

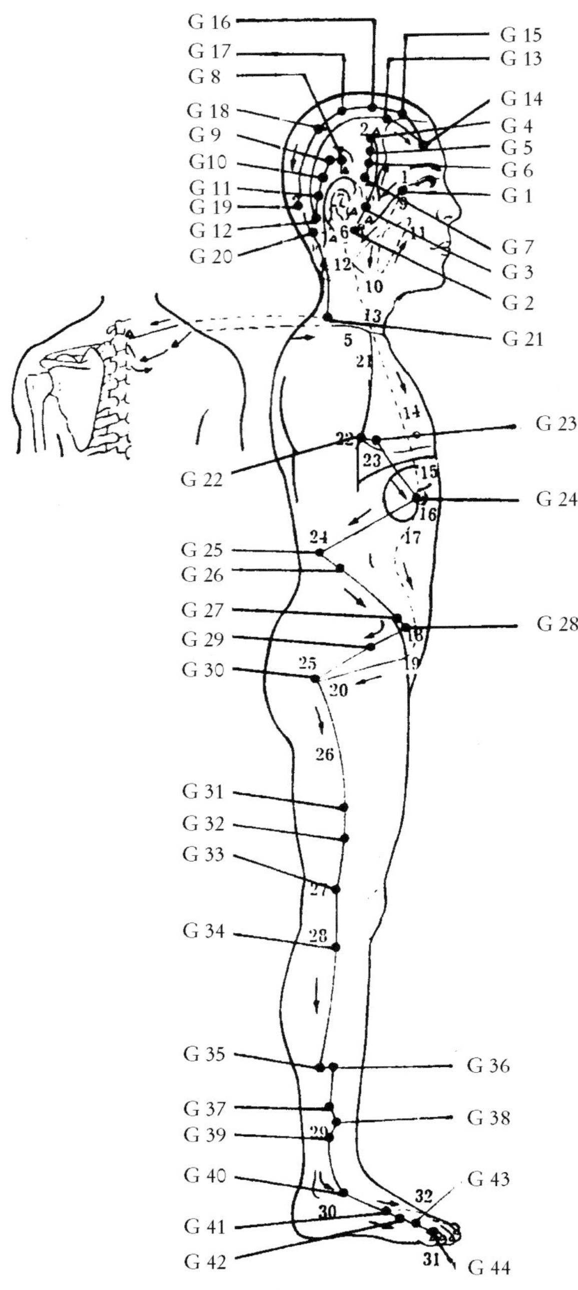

Abb. 2-12: GALLENBLASEN-Meridian SHAOYANG Fuß und seine Punkte

G 4 (HANYAN)

Lokalisation: An der Haaransatzlinie der Schläfenregion, in der Mitte der oberen Hälfte des Abstandes zwischen dem Punkt TOUWEI (M 8) und dem Punkt QUBIN (G 7).

Indikationen: Einseitiger Kopfschmerz, verschwimmender Gesichtssinn, Schmerzen am äußeren Augenwinkel, Tinnitus.

G 5 (XUANLU)

Lokalisation: An der Haaransatzlinie der Schläfenregion, in der Mitte der Grenzlinie, die die Punkte TOUWEI (M 8) und QUBIN (G 7) verbindet.

Indikationen: Einseitiger Kopfschmerz, Schmerzen im äußeren Augenwinkel.

G 6 (XUANLI)

Lokalisation: An der Haaransatzlinie der Schläfenregion, in der Mitte zwischen Punkt XUANLU (G 5) und QUBIN (G 7).

Indikationen: Einseitiger Kopfschmerz, Schmerzen im äußeren Augenwinkel.

G 7 (QUBIN)

Lokalisation: An der Haaransatzlinie anterior und superior der Ohrmuschel, ungefähr eine Fingerbreite anterior des Punktes JIAOSUN (3E 20).

Indikationen: Schmerzen in der Schläfenregion, Schwellungen der Wange und der Submandibularregion, Kiefersperre.

G 8 (SHUAIGU)

Lokalisation: Superior des Apex der Ohrmuschel, 1,5 CUN innerhalb der Haarlinie.

Indikation: Einseitiger Kopfschmerz.

G 9 (TIANCHONG)

Lokalisation: Posterior und superior der Ohrmuschel, 2 CUN innerhalb der Haarlinie, ungefähr 0,5 CUN posterior des Punktes SHUAIGU (G 8).

Indikationen: Kopfschmerzen, Schwellung des Zahnfleisches, geistige Störungen mit Depressionen.

G 10 (FUBAI)

Lokalisation: Posterior und superior des Processus mastoideus, in der Mitte der Kurvenlinie zwischen dem Punkt TIANCHONG (G 9) und dem Punkt Kopf-QIAOYIN (G 11).

Indikationen: Kopfschmerz, Tinnitus, Taubheit.

G 11 (Kopf-QIAOYIN)

Lokalisation: Posterior und superior des Processus mastoideus, auf der Verbindungslinie des Punktes FUBAI (G 10) und des Punktes Kopf-WANGU (G 12).

Indikationen: Kopfschmerzen, Schmerzen im Nacken, Ohrenschmerzen, Taubheit, Tinnitus.

G 12 (Kopf-WANGU)

Lokalisation: In der Mulde posterior und inferior des Processus mastoideus.

Indikationen: Kopfschmerzen, Schlaflosigkeit, Schmerzen und Steifheit im Nacken, Zahnschmerzen, Schwellung der Wange, Fazialisparese.

G 13 (BENSHEN)

Lokalisation: 0,5 CUN innerhalb der Haarlinie der Stirn, am Übergang der medialen zwei Drittel zum seitlichen Drittel des Abstandes vom Punkt SHENTING (LG 24) zum Punkt TOUWEI (M 8).

Indikationen: Kopfschmerz, verschwimmender Gesichtssinn, Epilepsie.

G 14 (YANGBAI*)

Lokalisation: Auf der Stirn, 1 CUN über dem Mittelpunkt der Augenbraue, ungefähr am Übergang der oberen zwei Drittel zum unteren Drittel der senkrechten Linie von der vorderen Haaransatzlinie zur Augenbraue.

Indikationen: Kopfschmerz im Stirnbereich, verschwimmender Gesichtssinn, Tränenfluß bei Wind, Schmerzen im äußeren Augenwinkel, zuckende Augenlider.

G 15 (Kopf-LINQI)

Lokalisation: Direkt über dem Punkt YANGBAI (G 14), 0,5 CUN innerhalb der Haarlinie, in der Mitte zwischen dem Punkt SHENTING (LG 24) und dem Punkt TOUWEI (M 8).

Indikationen: Kopfschmerz, verschwimmender Gesichtssinn, Tränenfluß bei Wind, Schmerzen im äußeren Augenwinkel, Nasenverstopfung.

G 16 (MUCHUANG)

Lokalisation: 1,5 CUN posterior des Punktes Kopf-LINQI (G 15), auf der Verbindungslinie zwischen dem Punkt Kopf-LINQI (G 15) und dem Punkt FENGCHI (G 20).

Indikationen: Kopfschmerzen, verschwimmender Gesichtssinn, gerötete und schmerzhafte Augen.

G 17 (ZHENGYING)

Lokalisation: 1,5 CUN posterior des Punktes MUCHUANG (G 16), auf der Verbindungslinie zwischen dem Punkt Kopf-LINQI (G 15) und dem Punkt FENGCHI (G 20).

Indikationen: Einseitiger Kopfschmerz, verschwimmender Gesichtssinn.

G 18 (CHENGLING)

Lokalisation: 1,5 CUN posterior des Punktes ZHENGYING (G 17), auf der Verbindungslinie zwischen dem Punkt Kopf LINQI (G 15) und dem Punkt FENGCHI (G 20).

Indikationen: Kopfschmerz, Rhinorrhoe, Nasenbluten.

G 19 (NAOKONG)

Lokalisation: Direkt über dem Punkt FENGCHI (G 20), auf Höhe des Punktes NAOHU (LG 17), auf der äußeren Seite der Protuberantia occipitalis externa.

Indikationen: Kopfschmerz, Schmerzen und Steifheit des Nackens.

G 20 (FENGCHI*)

Lokalisation: Am posterioren Teil des Nackens, unter dem Okzipitalknochen, in der Mulde zwischen dem oberen Teil des Musculus sternocleidomastoideus und dem Musculus trapezius.

Indikationen: Kopfschmerzen, Schwindel, Schmerzen und Steifheit im Nacken, gerötete und schmerzende Augen, Rhinorrhoe, Schmerzen in der Schulter und im Rücken, fiebrige Erkrankungen, Erkältung.

G 21 (JIANJING*)

Lokalisation: In der Mitte zwischen dem Punkt DAZHUI (LG 14) und dem Akromion, am höchsten Punkt der Schulter.

Indikationen: Nackensteifigkeit, Schmerzen in der Schulter und im Rücken, Bewegungsbeeinträchtigung der Hand und des Armes, Mastitis, Apoplexie, Arbeitsunlust.

G 22 (YUANYE)

Lokalisation: Auf der Achselmittellinie, 3 CUN unterhalb der Achsel.

Indikationen: Schmerzen in der Hypochondralregion, Schwellungen der Achselregion.

G 23 (ZHEJIN)

Lokalisation: 1 CUN anterior des Punktes YUANYE (G 22), ungefähr auf Höhe der Brustwarze.

Indikationen: Völlegefühl in der Brust, Asthma.

G 24 (RIYUE, MU-(Alarm)-Punkt der Gallenblase)

Lokalisation: Unterhalb der Brustwarze, zwischen den Knorpeln der siebten und achten Rippe, eine Rippe unter dem Punkt QIMEN (L 14).

Indikationen: Erbrechen, Aufstoßen, Gelbsucht, Schluckauf.

G 25 (JINGMEN, MU-(Alarm)-Punkt der Niere)

Lokalisation: Auf der äußeren Seite des Bauches, an der unteren Grenze des freien Endes der zwölften Rippe.

Indikationen: Borborygmus, Diarrhoe, Verspannungen des Bauches, Schmerzen im unteren Rücken und in der Hypochondralregion.

G 26 (DAIMAI)

Lokalisation: Direkt unterhalb des freien Endes der elften Rippe (ZHANGMEN, L 13) auf Höhe des Nabels.

Indikationen: Unregelmäßige Menstruation, Leukorrhoe, Hernien, Schmerzen im unteren Rücken und in der Hypochondralregion.

G 27 (WUSHU)

Lokalisation: Auf der äußeren Seite des Bauches, vor der anterioren Spina iliaca superior, 3 CUN unterhalb der Höhe des Nabels.

Indikationen: Leukorrhoe, Schmerzen im unteren Rücken und im Hüftgelenk, Hernien.

G 28 (WEIDAO)

Lokalisation: Anterior und inferior der anterioren Spina iliaca superior, 0,5 CUN anterior und inferior des Punktes WUSHU (G 27).

Indikationen: Schmerzen im unteren Rücken und im Hüftgelenk, Leukorrhoe, Schmerzen im Unterbauch, Gebärmuttervorfall.

G 29 (Femur-JULIAO)

Lokalisation: In der Mitte zwischen der Spina iliaca superior anterior und dem großen Trochanter. Dieser Punkt wird in Seitenlage des Patienten lokalisiert.

Indikationen: Schmerzen im Rücken und in den unteren Extremitäten, Lähmungen.

G 30 (HUANTIAO*)

Lokalisation: Am Übergang vom mittleren zum seitlichen Drittel des Abstandes zwischen dem großen Trochanter und dem Hiatus des Kreuzbeins (YAOSHU, LG 2). Der Punkt wird bei Seitenlage des Patienten mit angewinkeltem Oberschenkel lokalisiert.

Indikationen: Schmerzen im unteren Rücken und in der Hüfte, Muskelatrophie, Bewegungsbeeinträchtigung, Schmerzen und Schwäche der unteren Extremitäten, Hemiplegie.

G 31 (FENGSHI)

Lokalisation: Auf der Mittellinie des äußeren Teiles des Schenkels, 7 CUN über der transversalen Kniekehlenfalte. Wenn der Patient aufrecht steht, mit den Händen seitlich angelegt, befindet sich der Punkt dort, wo die Spitze des Mittelfingers den Oberschenkel berührt.

Indikationen: Hemiplegie, Muskelatrophie, Bewegungsbeeinträchtigung und Schmerz der unteren Extremitäten, allgemeines Hautjucken.

G 32 (Femur-ZHONGDU)

Lokalisation: Am seitlichen Teil des Oberschenkels, 5 CUN über der transversalen Kniekehlenfalte, zwischen dem Musculus vastus lateralis und dem Musculus biceps femoris.

Indikationen: Muskelatrophie, Bewegungsbeeinträchtigung, Taubheit, Schmerzen und Schwäche der unteren Extremitäten, Hemiplegie.

G 33 (XIYANGGUAN)

Lokalisation: Wenn das Knie gebeugt ist, befindet sich der Punkt 3 CUN über dem Punkt YANGLINGQUAN (G 34), seitlich des Kniegelenkes, in der Mulde zwischen der Sehne des Musculus biceps femoris und dem Femur.

Indikationen: Schmerzen und Schwellung des Knies, Kontraktur der Sehnen, Kniekehle, Taubheit des Beines.

G 34 (YANGLINGQUAN*, HE-(Meer)-Punkt)

Lokalisation: In der Mulde anterior und inferior des Kopfes der Fibula.

Indikationen: Hemiplegie, Muskelatrophie, Bewegungsbeeinträchtigung, Schmerzen und Taubheit der unteren Extremitäten, Schmerzen und Schwellung des Knies, Schmerzen in der Hypochondral- und Rippenregion, bitterer Geschmack im Mund, Erbrechen.

G 35 (YANGJIAO)

Lokalisation: 7 CUN über der Spitze des äußeren Malleolus, an der posterioren Grenze der Fibula, innerhalb der Verbindungslinie zwischen der Spitze des äußeren Malleolus und des Punktes YANGLINGQUAN (G 34), auf Höhe des Punktes WAIQIU (G 36) und des Punktes FEIYANG (B 58).

Indikationen: Völlegefühl in der Brust und in der Hypochondralregion, Knieschmerzen, Muskelatrophie und Schwäche des Fußes.

G 36 (WAIQIU, XI-(Grenz)-Punkt)

Lokalisation: 7 CUN über der Spitze des äußeren Malleolus, an der vorderen Grenze der Fibula.

Indikationen: Schmerzen im Nacken, in der Brust und in der Hypochondralregion.

G 37 (GUANGMING*, LUO-(Passage)-Punkt)

Lokalisation: 5 CUN direkt superior der Spitze des äußeren Malleolus, an der vorderen Grenze der Fibula.

Indikationen: Schmerzen im Knie, Muskelatrophie, Schmerzen und Bewegungsbeeinträchtigung der unteren Extremitäten, Ophthalmalgie, Nachtblindheit, Spannungsschmerzen in den Brüsten.

G 38 (YANGFU, JING-(Fluß)-Punkt)

Lokalisation: 4 CUN über und leicht anterior der Spitze des äußeren Malleolus, an der vorderen Grenze der Fibula, zwischen dem Musculus extensor digitorum longus und dem Musculus peronaeus brevis.

Indikationen: Einseitiger Kopfschmerz, Schmerzen im äußeren Augenwinkel, der Fossa supraclavicularis und der Achselregion, Skrofulose, Schmerzen in der Brust, der Hypochondralregion und dem seitlichen Teil der unteren Extremitäten, Malaria.

G 39 (XUANZHONG*, auch bekannt als JUEGO)

Lokalisation: 3 CUN über der Spitze des äußeren Malleolus, in der Mulde zwischen der hinteren Grenze der Fibula und den Sehnen des Musculus peronaeus longus und des Musculus peronaeus brevis.

Indikationen: Hemiplegie, Nackensteifigkeit, Völlegefühl in der Brust, Spannungsschmerz im Bauch, Schmerzen in der Hypochondralregion, im Knie und im Bein, Beriberi.

G 40 (QIUXU*, YUAN-(Quell)-Punkt)

Lokalisation: Anterior und inferior des äußeren Malleolus, in der Mulde auf der äußeren Seite des Musculus extensor digitorum longus.

Indikationen: Schmerzen im Nacken, der Brust und Hypochondralregion, Schwellung der Achselregion, Erbrechen, saures Aufstoßen, Muskelatrophie, Bewegungsbeeinträchtigung, Schwäche und Schmerzen der unteren Extremitäten, Schmerzen und Schwellung im äußeren Teil des Fußgelenkes, Malaria.

G 41 (Fuß-LINQI*, SHU-(Bach)-Punkt)

Lokalisation: In der Mulde zwischen dem Übergang vom vierten zum fünften metatarsalen Knochen, auf der äußeren Seite der Sehne des Musculus extensor digiti minimi des Fußes.

Indikationen: Schmerzen im äußeren Augenwinkel, verschwimmender Gesichtssinn, Schmerzen in der Rippen- und Hypochondralregion, Schmerzen und Schwellung des Fußrückens, Spannungsschmerz in den Brüsten, Malaria.

G 42 (DIWUHUI)

Lokalisation: Zwischen dem vierten und fünften metatarsalen Knochen, auf der medialen Seite der Sehne des Musculus extensor digiti minimi des Fußes.

Indikationen: Rötung und Schmerzen der Augen, Schwellung der Achselregion, Rötung und Schwellung des Fußrückens, Spannungsschmerzen in den Brüsten.

G 43 (XIAXI, YING-(Quell)-Punkt)

Lokalisation: Zwischen dem vierten und fünften Zeh, proximal des Randes der Schwimmhaut.

Indikationen: Schmerzen im äußeren Augenwinkel, verschwimmender Gesichtssinn, Tinnitus, Schmerzen in der Wange, der Submandibularregion, der Rippen- und Hypochondralregion, fiebrige Erkrankungen.

G 44 (Fuß-QIAOYIN, JING-(Brunnen)-Punkt)

Lokalisation: Auf der äußeren Seite des vierten Zehs, ungefähr 0,1 CUN posterior der Ecke des Nagels.

Indikationen: Einseitiger Kopfschmerz, Ophthalmalgie, Taubheit, Schmerzen in der Hypochondralregion, Alpträume, fiebrige Erkrankungen.

2.12 LEBER-Meridian JUEYIN Fuß

Verlauf

Der Leber-Meridian JUEYIN Fuß beginnt an der dorsalen Haarregion der großen Zehe (DADUN, L 1) (1). Er läuft nach oben entlang des Fußrückens (2), passiert den Punkt ZHONGFENG (L 4), 1 CUN vor dem inneren Malleolus (3), und steigt in das Gebiet 8 CUN über dem inneren Malleolus auf, wo er den MILZ-Meridian TAI-YIN Fuß kreuzt und posterior von diesem weiterläuft (4). Dann geht er weiter aufwärts zur medialen Seite des Knies (5), entlang des medialen Teiles des Oberschenkels (6) zur Schamhaarregion (7), wo er die äußeren Geschlechtsorgane umläuft (8) und zum Unterbauch weiterzieht (9). Dann steigt er auf und umläuft den Magen, verbindet sich mit der Leber, seinem zugehörigen Organ, und mit der Gallenblase (10). Von dort läuft er weiter aufwärts, passiert das Zwerchfell (11) und verzweigt sich in die Rippen- und Hypochondralregion (12). Dann läuft er entlang des posterioren Teiles der Kehle (13) zum Nasopharynx (14) und verbindet sich mit dem Augensystem (15). Von dort geht er zur Stirn (16) und trifft am Scheitel auf den DU-Meridian (Lenkergefäß) (17). Der Ast aus dem Augensystem läuft nach unten in die Wange (18) und umläuft innen die Lippen (19). Der Ast aus der Leber (20) passiert das Zwerchfell (21), fließt in die Lunge ein und verbindet sich mit dem LUNGEN-Meridian TAIYIN Hand (22) (Abb. 2-13).

Dieser Meridian hat 14 Punkte, die im folgenden beschrieben werden:

L 1   (DADUN, JING-(Brunnen)-Punkt)

Lokalisation: Auf der äußeren Seite des Rückens der terminalen Phalanx des großen Zehs, zwischen der seitlichen Ecke des Nagels und dem interphalangealen Gelenk.

Indikationen: Gebärmuttervorfall, Hernien, Gebärmutterblutung, Bettnässen.

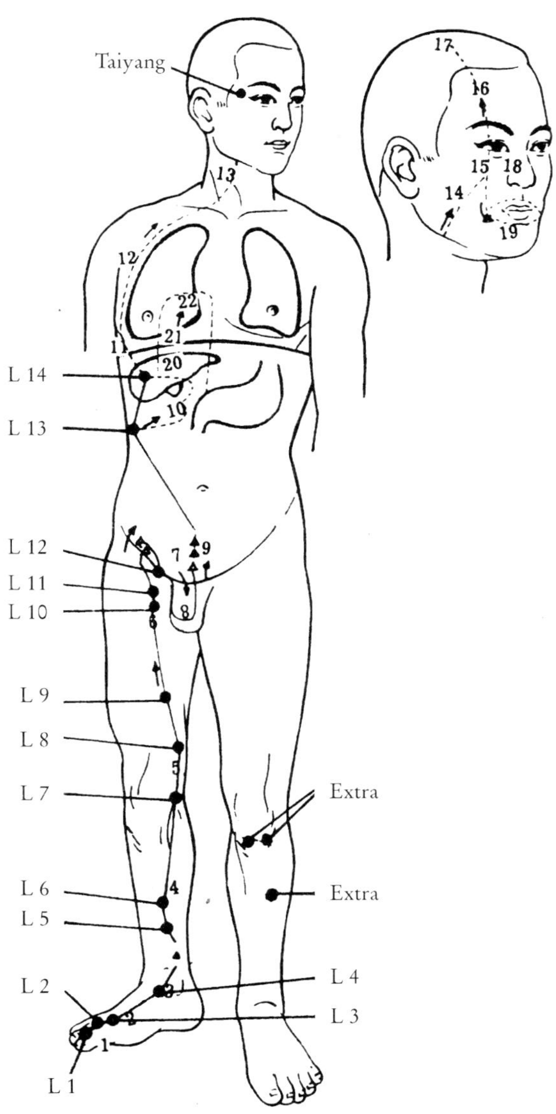

Abb. 2-13: LEBER-Meridian JUEYIN Fuß und seine Punkte

L 2   (XINGJIAN*, YING-(Quell)-Punkt)

Lokalisation: Zwischen dem ersten und zweiten Zeh, proximal zum Rand der Schwimmhaut.

Indikationen: Menorrhagie, Urethralgie, Bettnässen, Retention von Urin, Hernien, herabhängender Mundwinkel, Rötung, Schwellung und Schmerzen der Augen, Schmerzen in der Hypochondralregion, Kopfschmerz, verschwimmender Gesichtssinn, Epilepsie, Krämpfe, Schlaflosigkeit.

L 3   (TAICHONG*, SHU-(Bach)-Punkt und YUAN-(Quell)-Punkt)

Lokalisation: In der Mulde distal des Übergangs vom ersten zum zweiten metatarsalen Knochen.

Indikationen: Gebärmutterblutung, Hernien, Bettnässen, Retention von Urin, Schmerzen im vorderen Teil des inneren Malleolus, Völlegefühl in der Hypochondralregion, herabhängende Mundwinkel, Krämpfe bei Kindern, Epilepsie, Kopfschmerz, Vertigo, Schlaflosigkeit.

L 4   (ZHONGFENG, JING-(Fluß)-Punkt)

Lokalisation: 1 CUN anterior des inneren Malleolus, in der Mitte zwischen dem Punkt SHANGQIU (MP 5) und JIEXI (M 41), in der Mulde auf der medialen Seite der Sehne des Musculus tibialis anterior.

Indikationen: Schmerzen in den äußeren Geschlechtsorganen, spontaner Samenerguß, Retention von Urin, Hernien.

L 5   (LIGOU, LUO-(Passage)-Punkt)

Lokalisation: 5 CUN über der Spitze des inneren Malleolus, auf dem medialen Teil und nahe der medialen Grenze der Tibia.

Indikationen: Unregelmäßige Menstruation, Dysurie, Hernien, Schmerzen im Bein.

L 6   (Fuß-ZHONGDU, XI-(Grenz)-Punkt)

Lokalisation: 7 CUN über der Spitze des inneren Malleolus oder 2 CUN über dem Punkt LIGOU (L 5), auf dem medialen Teil und nahe der medialen Grenze der Tibia.

Indikationen: Gebärmutterblutung, Hernien.

L 7   (XIGUAN)

Lokalisation: Posterior und inferior zum medialen Kondylus der Tibia, im oberen Teil des medialen Kopfes des Musculus gastrocnemius, 1 CUN posterior des Punktes YINLINGQUAN (MP 9).

Indikationen: Schmerzen im medialen Teil des Knies.

L 8   (QUQUAN*, HE-(Meer)-Punkt)

Lokalisation: Auf der medialen Seite des Kniegelenkes, wenn das Knie abgewinkelt wird, befindet sich der Punkt über dem medialen Ende der transversalen Kniekehlenfalte, posterior zum medialen Kondylus der Tibia, auf der anterioren Grenze des Ansatzes des Musculus semimembranosus und des Musculus semitendinosus.

Indikationen: Gebärmuttervorfall, Schmerzen im Unterbauch, Dysurie, Jucken der Scheide, Manie, spontaner Samenerguß, Schmerzen in den äußeren Geschlechtsorganen, im Knie und im medialen Teil des Oberschenkels.

L 9   (YINBAO)

Lokalisation: 4 CUN über dem medialen Epikondylus des Femur, zwischen dem Musculus vastus medialis und dem Musculus sartorius.

Indikationen: Unregelmäßige Menstruation, Dysurie, Schmerzen in der Lumbosakralregion und im Unterbauch.

L 10   (Femur-WULI)

Lokalisation: 3 CUN unterhalb des Punktes QICHONG (M 30), auf der äußeren Grenze des Musculus abductor longus.

Indikationen: Verspannungen im Unterbauch, Retention von Urin.

L 11   (YINLIAN)

Lokalisation: 2 CUN unter dem Punkt QICHONG (M 30), auf der lateralen Grenze des Musculus abductor longus.

Indikationen: Unregelmäßige Menstruation, Schmerzen im Oberschenkel und im Bein.

L 12   (JIMAI)

Lokalisation: Inferior und lateral der Spina pubica, 2,5 CUN lateral des REN-Meridians (Konzeptionsgefäß), in der Lendengrube seitlich und inferior des Punktes QICHONG (M 30).

Indikationen: Schmerzen in den äußeren Geschlechtsorganen, Hernien.

L 13 (ZHANGMEN*, MU-(Alarm)-Punkt der Milz)

Lokalisation: Auf der äußeren Seite des Bauches, unter dem freien Ende der elften Rippe.

Indikationen: Erbrechen, Blähungen im Bauch, Diarrhoe, Verdauungsstörungen, Schmerzen in der dorsalen Lendenregion, in der Hypochondralregion und in der Rippenregion.

L 14 (QIMEN*, MU-(Alarm)-Punkt der Leber)

Lokalisation: Auf der Linea mammilaris, 2 Rippen unterhalb der Brustwarze, im sechsten Zwischenrippenraum.

Indikationen: Schmerzen in der Brust und in der Hypochondralregion, Blähungen im Bauch, Völlegefühl in der Brust, Erbrechen, Schluckauf.

Die acht außerordentlichen Meridiane und ihre Akupunkturpunkte sowie die Extrapunkte

2.13 DU-Meridian (Lenkergefäß)

Verlauf

Der DU-Meridian entspringt im Unterbauch. Er tritt am Damm an die Oberfläche (1). Dann steigt er posterior entlang des unteren Rückgrats (2) zum Punkt FENGFU (LG 16) am Nacken auf, wo er in das Gehirn eintritt (3). Im weiteren Verlauf geht er zum Scheitel (4) und entlang der Mittellinie bis zur Stirn und über die Nase (5) zum oberen Lippenbändchen weiter (Abb. 2-14).

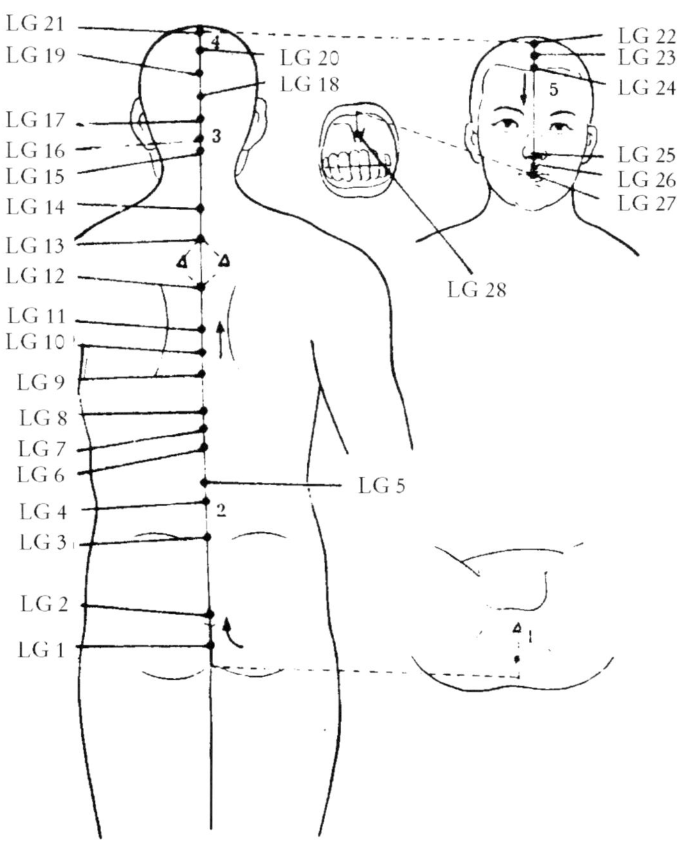

Abb. 2-14: Lenkergefäß (DU-Meridian) und seine Punkte

Dieser Meridian hat 28 Punkte, die im folgenden beschrieben werden:

LG 1 (CHANGQIANG, LUO-(Passage)-Punkt)

Lokalisation: In der Mitte zwischen der Spitze des Steißbeines und des Anus. Der Punkt wird lokalisiert bei nach vorne gebeugter Position des Patienten.

Indikationen: Blut im Stuhl, Diarrhoe, Verstopfung, Hämorrhoiden, Vorfall des Rektums, Schmerzen im unteren Rücken.

LG 2 (YAOSHU)

Lokalisation: Im Hiatus des Kreuzbeines.

Indikationen: Unregelmäßige Menstruation, Schmerzen und Steifheit im unteren Rücken, Taubheit und Schmerzen der unteren Extremitäten, Epilepsie, Hämorrhoiden, Muskelatrophie, Bewegungsbeeinträchtigung.

LG 3 (YAOYANGGUAN*)

Lokalisation: Unterhalb des Processus spinosus des vierten Lendenwirbels.

Indikationen: Schmerzen in der Lumbosakralregion, Muskelatrophie, Bewegungsbeeinträchtigung, Taubheit und Schmerzen der unteren Extremitäten, unregelmäßige Menstruation, spontaner Samenerguß, Impotenz.

LG 4 (MINGMEN*)

Lokalisation: Unterhalb des Processus spinosus des zweiten Lendenwirbels.

Indikationen: Steifheit im Rücken, Lumbago, Leukorrhoe, Impotenz, Samenerguß, Diarrhoe.

LG 5 (XUANSHU)

Lokalisation: Unterhalb des Processus spinosus des ersten Lendenwirbels.

Indikationen: Diarrhoe mit unverdauter Nahrung, Schmerzen und Steifheit im unteren Rücken.

LG 6 (JIZHONG)

Lokalisation: Unterhalb des Processus spinosus des elften Brustwirbels.

Indikationen: Gelbsucht, Diarrhoe, Epilepsie.

LG 7 (ZHONGSHU)

Lokalisation: Unterhalb des Processus spinosus des zehnten Brustwirbels.

Indikationen: Schmerzen in der Magenregion, Schmerzen im unteren Rücken, Steifheit des Rückens.

LG 8 (JINSUO)

Lokalisation: Unterhalb des Processus spinosus des neunten Brustwirbels.

Indikationen: Epilepsie, Steifheit des Rückens, Magenschmerzen.

LG 9 (ZHIYANG*)

Lokalisation: Unterhalb des Processus spinosus des siebten Brustwirbels, ungefähr auf Höhe des unteren Winkels des Schulterblattes.

Indikationen: Husten, Asthma, Gelbsucht, Schmerzen in der Brust und im Rücken, Steifheit des Rückgrats.

LG 10 (LINGTAI)

Lokalisation: Unterhalb des Processus spinosus des sechsten Brustwirbels.

Indikationen: Husten, Asthma, Schmerzen im Rücken, Nackensteifigkeit, Furunkel.

LG 11 (SHENDAO)

Lokalisation: Unterhalb des Processus spinosus des fünften Brustwirbels.

Indikationen: Schwaches Gedächtnis, Angst, Herzklopfen, Herzschmerzen, Schmerzen und Steifheit im Rücken, Husten.

LG 12 (SHENZHU*)

Lokalisation: Unterhalb des Processus spinosus des dritten Brustwirbels.

Indikationen: Husten, Asthma, Epilepsie, Schmerzen und Steifheit im unteren Rücken, Furunkel.

LG 13 (TAODAO)

Lokalisation: Unterhalb des Processus spinosus des ersten Brustwirbels.

Indikationen: Steifheit im Rücken, Kopfschmerzen, Malaria, fiebrige Erkrankungen.

LG 14 (DAZHUI*)

Lokalisation: Zwischen dem Processus spinosus des siebten Halswirbels und des ersten Brustwirbels, ungefähr auf Höhe der Schulter.

Indikationen: Fiebrige Erkrankungen, Malaria, Erkältungen, Fieber am Nachmittag, Husten, Asthma, Nackensteifigkeit, Steifheit des Rückens, Epilepsie.

LG 15 (YAMEN)

Lokalisation: Am Mittelpunkt des Nackens, 0,5 CUN unterhalb des Punktes FENGFU (LG 16), in der Mulde 0,5 CUN innerhalb der Haarlinie.

Indikationen: Geistige Störungen, Epilepsie, plötzliche Heiserkeit der Stimme, Steifheit der Zunge, Aphasie nach Schlaganfall.

LG 16 (FENGFU*)

Lokalisation: Direkt unterhalb der Protuberantia occipitalis externa, in der Mulde zwischen dem Musculus trapezius beider Seiten.

Indikationen: Kopfschmerz, Nackensteifigkeit, verschwimmender Gesichtssinn, Nasenbluten, Halsentzündung, Aphasie nach Schlaganfall, geistige Störungen, Hemiplegie.

LG 17 (NAOHU)

Lokalisation: 1,5 CUN über dem Punkt FENGFU (LG 16), über der Protuberantia occipitalis externa.

Indikationen: Epilepsie, Schwindelgefühl, Schmerzen und Steifheit im Nacken.

LG 18 (QIANGJIAN)

Lokalisation: 1,5 CUN über dem Punkt NAOHU (LG 17), in der Mitte zwischen dem Punkt FENGFU (LG 16) und dem Punkt BAIHUI (LG 20).

Indikationen: Manie, Kopfschmerz, verschwimmender Gesichtssinn, Nackensteifigkeit.

LG 19 (HOUDING)

Lokalisation: 1,5 CUN über dem Punkt QIANGJIAN (LG 18).

Indikationen: Manie, Epilepsie, Kopfschmerz, Vertigo.

LG 20 (BAIHUI*)

Lokalisation: 7 CUN über der posterioren Haaransatzlinie, am Mittelpunkt der Verbindungslinie der beiden Ohrmuschelwurzeln.

Indikationen: Geistige Störungen, Schlaganfall, Kopfschmerz, Schwindel und verschwimmender Gesichtssinn, Tinnitus, Nasenverstopfung, Vorfall des Rektums.

LG 21 (QIANDING)

Lokalisation: 1,5 CUN anterior des Punktes BAIHUI (LG 20).

Indikationen: Epilepsie, Schwindel, verschwimmender Gesichtssinn, Scheitelkopfschmerz, Rhinorrhoe.

LG 22 (XINHUI)

Lokalisation: 3 CUN anterior des Punktes BAIHUI (LG 20), 2 CUN posterior der vorderen Haaransatzlinie.

Indikationen: Kopfschmerzen, verschwimmender Gesichtssinn, Rhinorrhoe.

LG 23 (SHANGXING*)

Lokalisation: 1 CUN innerhalb der vorderen Haarlinie, 4 CUN anterior des Punktes BAIHUI (LG 20).

Indikationen: Kopfschmerz, Ophthalmalgie, Rhinorrhoe, Nasenbluten, geistige Störungen.

LG 24 (SHENTING)

Lokalisation: Auf der medialen Linie des Kopfes, 0,5 CUN innerhalb der vorderen Haaransatzlinie.

Indikationen: Epilepsie, Angst, Herzklopfen, Schlaflosigkeit, Kopfschmerz, Vertigo, Rhinorrhoe.

LG 25 (SULIAO)

Lokalisation: Auf der Nasenspitze.

Indikationen: Bewußtlosigkeit, Nasenverstopfung, Nasenbluten, Rosacea.

LG 26 (RENZHONG*, auch bekannt als SHUIGOU)

Lokalisation: Unterhalb der Nase, etwas über dem Mittelpunkt des Philtrums.

Indikationen: Geistige Störungen, Epilepsie, Krämpfe bei Kindern, Koma, Trismus, Fazialisparese, Schwellungen des Gesichtes, Schmerzen und Steifheit des unteren Rückens.

LG 27 (DUIDUAN)

Lokalisation: Am medianen Tuberkulum der Oberlippe, am Übergang vom Philtrum zur Oberlippe.

Indikationen: Geistige Störungen, Steifheit der Lippen, Schmerzen des Zahnfleisches.

LG 28 (Mund-YINJIAO)

Lokalisation: Zwischen der Oberlippe und der oberen Gingiva, im Frenulum der Oberlippe.

Indikationen: Geistige Störungen, Rhinorrhoe, Schmerzen und Schwellungen des Zahnfleisches.

2.14 REN-Meridian (Konzeptionsgefäß)

Verlauf

Der REN-Meridian beginnt am Unterbauch und tritt am Damm an die Oberfläche (1). Er läuft nach anterior zur Schambeinregion (2), steigt entlang des Bauches auf und passiert den Punkt GUANYUAN (KG 4) und die anderen Punkte entlang der vorderen Mittellinie (3) bis zum Hals (4). Er geht weiter nach oben, umläuft die Lippen (5), passiert die Wange (6) und tritt in die Infraorbitalregion (CHENGQI, M 1) (7) ein (Abb. 2-15).

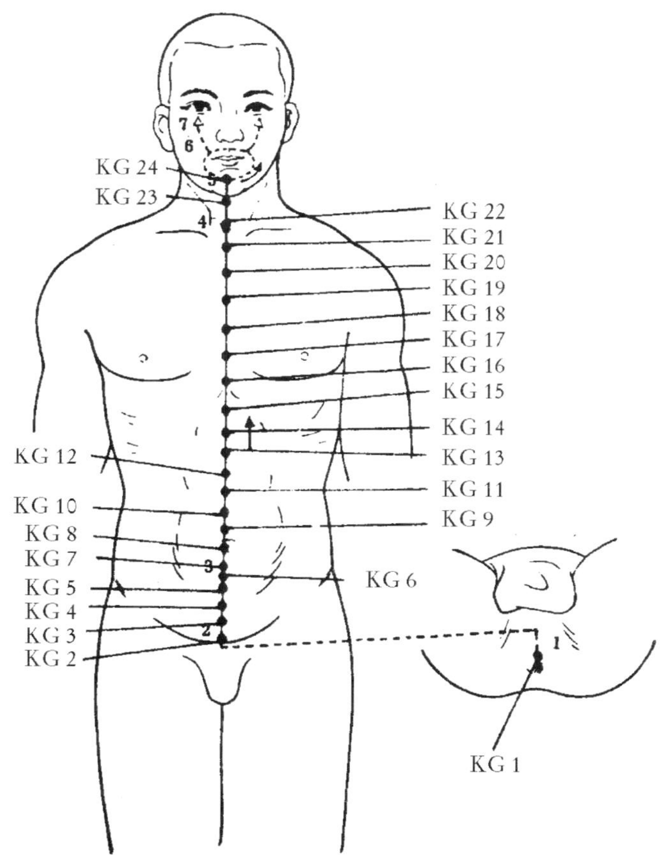

Abb. 2-15: Konzeptionsgefäß (Ren-Meridian) und seine Punkte

Dieser Meridian hat insgesamt 24 Punkte, die im folgenden beschrieben werden.

KG 1 (HUIYIN)

Lokalisation: Im Zentrum des Damms. Bei Männern liegt er genau zwischen dem Anus und dem Hodensack und bei Frauen zwischen dem Anus und der Commisura labiorum posterior.

Indikationen: Jucken der Scheide, unregelmäßige Menstruation, Schmerzen und Schwellung des Anus, Retention von Urin, Bettnässen, spontaner Samenerguß, geistige Störungen.

KG 2 (QUGU)

Lokalisation: Auf der Mittellinie des Bauches, genau über der Schambeinsymphyse.

Indikationen: Spontaner Samenerguß, Impotenz, Leukorrhoe, Retention von Urin, Hernien.

KG 3 (ZHONGJI*, MU-(Alarm)-Punkt der Blase)

Lokalisation: Auf der vorderen Mittellinie, 4 CUN unterhalb des Nabels, 1 CUN über der oberen Grenze der Schambeinsymphyse.

Indikationen: Spontaner Samenerguß, Bettnässen, Retention von Urin, häufiger Harndrang, Schmerzen im Unterbauch, unregelmäßige Menstruation, Gebärmutterblutung, Leukorrhoe, Gebärmuttervorfall, Schmerzen der äußeren Geschlechtsorgane, Jucken der Scheide.

KG 4 (GUANYUAN*, MU-(Alarm)-Punkt des Dünndarms)

Lokalisation: Auf der Mittellinie des Bauches, 3 CUN unterhalb des Nabels.

Indikationen: Spontaner Samenerguß, Bettnässen, häufiger Harndrang, Retention von Urin, unregelmäßige Menstruation, Dysmenorrhoe, Amenorrhoe, Leukorrhoe, Gebärmutterblutung, Gebärmuttervorfall, Hämorrhagien am Gesäß, Hernien, Schmerzen im Unterbauch, Diarrhoe, Schlaganfall vom milden Typ.

KG 5 (SHIMEN, MU-(Alarm)-Punkt des 3Erwärmers)

Lokalisation: Auf der Mittellinie des Bauches, 2 CUN unterhalb des Nabels.

Indikationen: Gebärmutterblutung, Leukorrhoe, Amenorrhoe, Hämorrhagien am Gesäß, Hernien, Bauchschmerzen, Diarrhoe, Retention von Urin, Bettnässen, Ödeme.

KG 6 (QIHAI*)

Lokalisation: Auf der Mittellinie des Bauches, 1,5 CUN unterhalb des Nabels.

Indikationen: Gebärmutterblutung, Leukorrhoe, unregelmäßige Menstruation, Hämorrhagien am Gesäß, Hernien, Bettnässen, Schmerzen im Bauch, Diarrhoe, Verstopfung, Ödeme, Schlaganfall vom milden Typ.

KG 7 (Bauch-YINJIAO)

Lokalisation: Auf der Mittellinie des Bauches, 1 CUN unterhalb des Nabels.

Indikationen: Gebärmutterblutung, Leukorrhoe, unregelmäßige Menstruation, Jucken der Scheide, Bauchschmerzen um den Nabel herum, Hernien, Hämorrhagien am Gesäß.

KG 8 (SHENQUE*)

Lokalisation: Im Zentrum des Nabels.

Indikationen: Schlaganfall vom milden Typ, Borborygmus, Bauchschmerzen, Diarrhoe, Vorfall des Rektums.

KG 9 (SHUIFEN)

Lokalisation: Auf der Mittellinie des Bauches, 1 CUN über dem Nabel.

Indikationen: Borborygmus, Bauchschmerzen, Ödeme.

KG 10 (XIAWAN)

Lokalisation: Auf der Mittellinie des Bauches, 2 CUN über dem Nabel.

Indikationen: Magenschmerzen, Blähungen im Bauch, Dysenterie, Borborygmus, Erbrechen, Stuhl mit unverdauter Nahrung.

KG 11 (JIANLI)

Lokalisation: Auf der Mittellinie des Bauches, 3 CUN über dem Nabel.

Indikationen: Magenschmerzen, Erbrechen, Anorexie, Blähungen im Bauch, Ödeme.

KG 12 (ZHONGWAN*, MU-(Alarm)-Punkt des Magens)

Lokalisation: Auf der Mittellinie des Bauches, 4 CUN über dem Nabel.

Indikationen: Magenschmerzen, Blähungen des Bauches, Aufstoßen, Erbrechen, Diarrhoe, Dysenterie, Stuhl mit unverdauter Nahrung.

KG 13 (SHANGWAN)

Lokalisation: Auf der Mittellinie des Bauches, 5 CUN über dem Nabel.

Indikationen: Magenschmerzen, Aufstoßen, Erbrechen, Epilepsie.

KG 14 (JUQUE, MU-(Alarm)-Punkt des Herzens)

Lokalisation: Auf der Mittellinie des Bauches, 6 CUN über dem Nabel.

Indikationen: Schmerzen in der Herzregion und in der Brust, Aufstoßen, Schluckbeschwerden, Übelkeit, Erbrechen, geistige Störungen, Epilepsie, Herzklopfen.

KG 15 (JIUWEI, LUO-(Passage)-Punkt)

Lokalisation: Unterhalb des Processus xyphoideus, 7 CUN über dem Nabel. Der Punkt wird in Rückenlage mit angehobenen Armen lokalisiert.

Indikationen: Schmerzen in der Herzregion und in der Brust, Aufstoßen, geistige Störungen, Epilepsie.

KG 16 (ZHONGTING)

Lokalisation: Auf der Mittellinie des Brustbeines, auf Höhe des fünften Zwischenrippenraumes.

Indikationen: Völlegefühl in der Brust, Schluckbeschwerden.

KG 17 (SHANZHONG*, MU-(Alarm)-Punkt des Perikards)

Lokalisation: Auf der Mittellinie des Brustbeines, zwischen den Brustwarzen, auf Höhe des vierten Zwischenrippenraumes.

Indikationen: Asthma, Schluckauf, Schmerzen in der Brust, Muttermilchmangel.

KG 18 (YUTANG)

Lokalisation: Auf der Mittellinie des Brustbeines, in Höhe des dritten Zwischenrippenraumes.

Indikationen: Husten, Asthma, Schmerzen in der Brust.

KG 19 (Brust-ZIGONG)

Lokalisation: Auf der Mittellinie des Brustbeines, in Höhe des zweiten Zwischenrippenraumes.

Indikationen: Husten, Asthma, Schmerzen in der Brust.

KG 20 (HUAGAI)

Lokalisation: Auf der Mittellinie des Brustbeines, auf Höhe des ersten Zwischenrippenraumes.

Indikationen: Asthma, Husten, Schmerzen in der Brust.

KG 21 (XUANJI)

Lokalisation: Auf der Mittellinie des Brustbeines, in der Mitte zwischen dem Punkt TIANTU (KG 22) und HUAGAI (KG 20).

Indikationen: Husten, Asthma, Schmerzen in der Brust.

KG 22 (TIANTU*)

Lokalisation: Im Zentrum der Fossa suprasternalis.

Indikationen: Husten, Asthma, plötzliche Heiserkeit der Stimme, Halsentzündung, Schluckauf.

KG 23 (LIANQUAN*)

Lokalisation: Über dem Adamsapfel, in der Mulde an der oberen Grenze des Os hyoideus.

Indikationen: Schwellungen der Subglossalregion, Speichelfluß bei Zungenlähmung, Aphasie mit Steifheit der Zunge, plötzliche Heiserkeit der Stimme, Schluckbeschwerden.

KG 24 (CHENGJIANG)

Lokalisation: In der Mulde des Zentrums der Mentolabialgrube.

Indikationen: Fazialisparese, Schwellung des Zahnfleisches, Zahnschmerzen, Speichelfluß, geistige Störungen.

2.15 CHONG-Meridian (Gefäß des kräftigen Aufsteigens)

Verlauf

Der CHONG-Meridian (Gefäß des kräftigen Aufsteigens) entspringt am Unterbauch, steigt ab und tritt am Damm an die Körperoberfläche. Ein innerer Ast steigt vom Damm auf und läuft im Rückgrat, während der Oberflächenast durch die Region des Punktes QICHONG (M 30) passiert, wo sich der Meridian in zwei Äste aufspaltet, sich mit dem NIEREN-Meridian SHAOYIN Fuß verbindet, entlang beider Seiten des Bauches zum Hals aufsteigt und die Lippen umrundet. Die Verbindungspunkte dieses Meridians sind folgende: HUIYIN (KG 1), HENGGU (N 11), DAHE (N 12), QIXUE (N 13), SIMAN (N 14), Bauch-ZHONGZHU (N 15), HUANGSHU (N 16), SHANGQU (N 17), SHIGUAN (N 18), YINDU (N 19), Bauch-TONGGU (N 20), YOUMEN (N 21).

2.16 DAI-Meridian (Gürtelgefäß)

Der DAI-Meridian (Gürtelgefäß) beginnt unterhalb der Hypochondralregion. Er läuft schräg nach unten durch die Punkte DAIMAI (G 26), WUSHU (G 27) und WEIDAO (G 28) und transversal um die Taille, wie ein Gürtel.

Die Verbindungspunkte dieses Meridians sind: DAIMAI (G 26), WUSHU (G 27), und WEIDAO (G 28).

2.17 YANGQIAO-Meridian (YANG-Gefäß der Beweglichkeit)

Verlauf

Der YANGQIAO-Meridian (YANG-Gefäß der Beweglichkeit) beginnt auf der äußeren Seite der Ferse (SHEN-MAI, B 62); PUSHEN (B 61). Er steigt entlang des äußeren Malleolus auf und passiert die hintere Grenze der Fibula. Dann geht er entlang des äußeren Teiles des Oberschenkels aufwärts zum posterioren Teil der Hypochondralregion und zur posterioren Achselfalte. Von dort windet er sich über die Schulter und steigt entlang des Halses zur Ecke des Mundes auf. Dann tritt er in den inneren Augenwinkel (JINGMING, B 1) und verbindet sich mit dem YINQIAO-Meridian (YIN-Gefäß der Beweglichkeit). Dann läuft er weiter aufwärts entlang des BLASEN-Meridians TAIYANG Fuß zur Stirn und trifft den GALLENBLASEN-Meridian SHAOYANG Fuß am Punkt FENGCHI (G 20).

Die Verbindungspunkte des YANGQIAO-Meridians (YANG-Gefäß der Beweglichkeit) sind folgende: SHEN-MAI (B 62), PUSHEN (B 61), FUYANG (B 59), Femur-JULIAO (G 29), NAOSHU (Dü 10), JIANYU (Di 15), JUGU (Di 16), DICANG (M 4), Nase-JULIAO (M 3), CHENGQI (M 1), JINGMING (B 1), FENGCHI (G 20).

2.18 YINQIAO-Meridian (YIN-Gefäß der Beweglichkeit)

Verlauf

Der YINQIAO-Meridian (YIN-Gefäß der Beweglichkeit) beginnt am posterioren Teil des Kahnbeins (ZHAO-HAI) (N 6) und steigt zum oberen Teil des inneren Malleolus auf. Von dort läuft er gerade aufwärts entlang der posterioren Grenze des medialen Teils des Oberschenkels zu den äußeren Geschlechtsorganen. Dann steigt er weiter entlang der Brust zur Fossa supraclavicularis auf. Von dort geht er weiter seitlich des Adamsapfels aufwärts bis vor den Punkt RENYING (M 9) und dann entlang des Jochbeines weiter. Dann erreicht er den inneren Augenwinkel (JINGMING, B 1) und verbindet sich mit dem YANGQIAO-Meridian.

Die Verbindungspunkte dieses Meridians sind die Punkte ZHAOHAO (N 6), JIAOXIN (N 8).

2.19 YANGWEI-Meridian (YANG-Gefäß der Verbindung)

Verlauf

Der YANGWEI-Meridian (YANG-Gefäß der Verbindung) beginnt an der Ferse (JINMEN, B 63). Er steigt zum äußeren Malleolus auf, läuft nach oben entlang des GALLENBLASEN-Meridians SHAOYANG Fuß, passiert die Hüftregion und steigt weiter aufwärts entlang des posterioren Teils der Hypochondral- und Rippenregion zum posterioren Teil der Achsel und zur Schulter. Von dort geht er aufwärts zur Stirn und läuft zurück zum Nacken, wo er sich mit dem DU-Meridian (Lenkergefäß) FENGFU (LG 16); YAMEN (LG 15) trifft.

Die Verbindungspunkte des YANGWEI-Meridians (YANG-Gefäß der Verbindung) sind folgende: JINMEN (B 63), YANGJIAO (G 35), NAOSHU (Dü 10), TIAN-

LIAO (3E 15), JIANJING (G 21), TOUWEI (M 8), BENSHEN (G 13), YANGBAI (G 14), Kopf-LINQI (G 15), MUCHUANG (G 16), ZHENGYING (G 17), CHENGLING (G 18), NAOKONG (G 19), FENGCHI (G 20), FENGFU (LG 16), YAMEN (LG 15).

2.20 YINWEI-Meridian (YIN-Gefäß der Verbindung)

Verlauf

Der YINWEI-Meridian (YIN-Gefäß der Verbindung) beginnt auf der medialen Seite des Beines (ZHUBIN, N 9). Er steigt entlang des medialen Teils des Oberschenkels zum Bauch auf, um sich mit dem MILZ-Meridian TAIYIN Fuß zu verbinden. Dann läuft er entlang der Brust und verbindet sich mit dem REN-Meridian (Konzeptionsgefäß) am Hals (TIANTU, KG 22; LIANQUAN, KG 23).

Die Verbindungspunkte des YINWEI-Meridians (YIN-Gefäß der Verbindung) sind folgende: ZHUBIN (N 9), FUSHE (MP 13), DAHENG (MP 15), FUAI (MP 16), QIMEN (L 14), TIANTU (KG 22), LIANQUAN (KG 23).

2.21 Extrapunkte

2.21.1 YINTANG*

Lokalisation: In der Mitte zwischen den medialen Enden der beiden Augenbrauen (Glabella).

Indikationen: Krämpfe bei Kindern, Stirnkopfschmerz, Rhinorrhoe.

2.21.2 TAIYANG*

Lokalisation: In der Mulde ungefähr 1 CUN posterior des Mittelpunktes zwischen den äußeren Enden der Augenbrauen und dem äußeren Augenwinkel.

Indikationen: Kopfschmerzen, Rötung, Schwellung und Schmerzen des Auges.

2.21.3 YUYAO*

Lokalisation: In der Mitte der Augenbrauen. Wenn der Patient geradeaus schaut, befindet sich der Punkt direkt über der Pupille.

Indikationen: Schmerzen in der Supraorbitalregion, zuckende Augenlider, Trübung der Kornea, Rötung, Schwellung und Schmerzen der Augen.

2.21.4 SISHENCONG*

Lokalisation: Dies ist eine Gruppe von vier Punkten am Scheitel, 1 CUN jeweils posterior, anterior und lateral des Punktes BAIHUI (LG 20).

Indikationen: Kopfschmerz, Schwindel, Schlaflosigkeit, schwaches Gedächtnis, Epilepsie.

2.21.5 JINJIN; YUYE

Lokalisation: Auf den Venen an beiden Seiten des Frenulums der Zunge.

Indikationen: Dauerndes Erbrechen, Aphasie mit Steifheit der Zunge.

2.21.6 DINGCHUAN (Asthma Erleichterung)

Lokalisation: 0,5 CUN seitlich des Punktes DAZHUI (LG 14) (Abb. 2-16).

Indikationen: Asthma, Husten, Nackensteifigkeit, Schmerzen in der Schulter und im Rücken.

2.21.7 HUATUO JIAJI*

Lokalisation: Dies ist eine Gruppe von Punkten auf beiden Seiten des Rückgrats an der äußeren Grenze eines jedes Processus spinosus vom ersten Brustwirbel bis zum fünften Lendenwirbel. Man glaubt, daß diese Punkte als SHU-(Rücken)-Punkte, auch YU-(Zustimmungs)-Punkte genannt, von dem berühmten alten Arzt HUATUO benutzt wurden. Unter den HUATUO JIAJI-Punkten befinden sich die BALIAO-Punkte, zum Beispiel SHANGLIAO (B 31), CILIAO (B 32), ZHONGLIAO (B 33) und XIALIAO (B 34) (Abb. 2-16).

Indikationen: Die Indikationen sind ähnlich der Indikationen der SHU-(Rücken)-Punkte. Die JIAJI-Punkte des oberen Rückens sind indiziert bei Störungen der Brust, des Herzens und der Lunge. Die Punkte des unteren Rückens sind indiziert bei Störungen des Oberbauches, der Leber, der Gallenblase, der Milz und des Magens. Die Punkte der Lendenregion werden bei Störungen des unteren Bauches, der Niere, des Darmes, der Blase und der Beine gestochen.

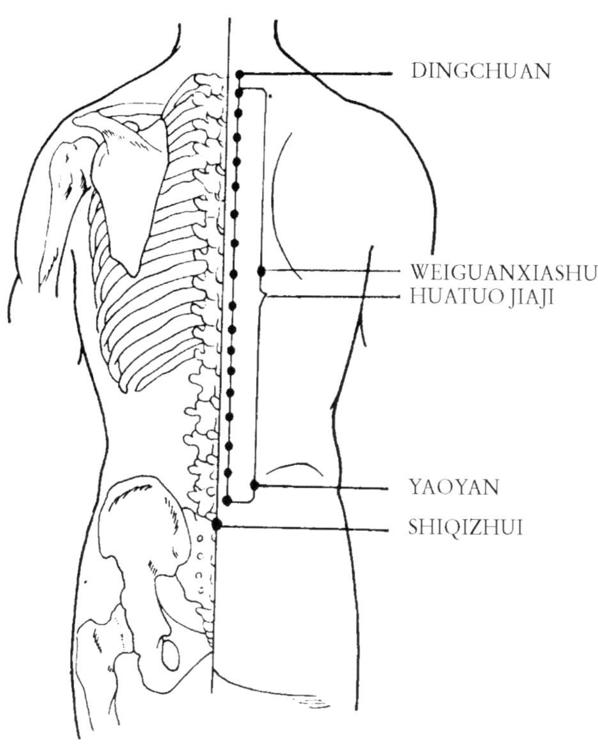

Abb. 2-16: Die Lokalisation einiger Extrapunkte

2.21.8 WEIGUANXIASHU

Lokalisation: 1,5 CUN seitlich der unteren Grenze des Processus spinosus des achten Brustwirbels (Abb. 2-16).

Indikationen: Erbrechen, Bauchschmerzen.

2.21.9 YAOYAN

Lokalisation: In der Mulde seitlich des Zwischenraumes zwischen dem Processus spinosus des vierten und fünften Lendenwirbels. Dieser Punkt wird in nach vorne gebeugter Position des Patienten bestimmt (Abb. 2-16).

Indikationen: Lungentuberkulose, unregelmäßige Menstruation, Rückenschmerzen.

2.21.10 SHIQIZHUI (17. Wirbel)

Lokalisation: In der Mulde unter dem Processus spinosus des fünften Lendenwirbels (Abb. 2-16).

Indikationen: Rückenschmerzen.

2.21.11 Bauch-ZIGONG

Lokalisation: 4 CUN unterhalb des Nabels, 3 CUN seitlich des Punktes ZHONGJI (KG 3).

Indikationen: Gebärmuttervorfall, unregelmäßige Menstruation.

2.21.12 JIANQIAN, auch bekannt als JIANNEILING

Lokalisation: Wenn der Arm angelegt ist, befindet sich der Punkt in der Mitte zwischen dem Ende der vorderen Achselfalte und dem Punkt JIANYU (Di 15).

Indikationen: Schmerzen in der Schulter und im Arm, Lähmungen der oberen Extremität.

2.21.13 ZHONGQUAN

Lokalisation: Am Rücken des Handgelenkes, radialseitig der Sehne des Musculus extensor digitorum communis, in der Mulde zwischen dem Punkt YANGCHI (3E 5) und dem Punkt YANGXI (Di 5).

Indikationen: Erstickungsgefühl in der Brust, Bluterbrechen, Magenschmerzen.

2.21.14 SIFENG

Lokalisation: Auf der Handinnenfläche, in der transversalen Falte des proximalen interphalangealen Gelenks des Zeige-, Mittel-, Ring- und kleinen Fingers.

Indikationen: Fehlernährung und Verdauungsstörungen bei Kindern.

2.21.15 SHIXUAN

Lokalisation: Auf der Spitze der zehn Finger, ungefähr 0,1 CUN distal der Fingernägel.

2.21.16 BAXIE

Lokalisation: Auf dem Handrücken, auf den Schwimmhäuten zwischen den fünf Fingern beider Hände, insgesamt acht Punkte. Der Patient soll eine lockere Faust machen, um die Punkte zu lokalisieren.

Indikationen: Rötungen und Schwellung des Handrückens, Spasmus und Kontraktur der Finger.

2.21.17 XIYAN

Lokalisation: Dies sind paarweise Punkte in den beiden Mulden medial und lateral des Ligamentum patellare. Sie werden als medialer bzw. lateraler XIYAN bezeichnet, sie werden bei gebeugtem Knie lokalisiert.

Indikationen: Schmerzen und Kälte im Knie, Schwäche der unteren Extremitäten.

2.21.18 LANWEI* (Blinddarm)

Lokalisation: Ungefähr 2 CUN unterhalb des Punktes ZUSANLI (M 36).

Indikationen: Blinddarmentzündung, Muskelatrophie, Bewegungsbeeinträchtigung und BI-Syndrom der unteren Extremitäten.

2.21.19 DANNANG* (Gallenblase)

Lokalisation: Ungefähr 1 CUN unterhalb des Punktes YANGLINGQUAN (G 34).

Indikationen: Schmerzen in der Hypochondralregion, Muskelatrophie, Bewegungsbeeinträchtigung, Schmerzen und Schwäche der unteren Extremitäten.

2.21.20 BAFENG

Lokalisation: Auf dem Fußrücken, auf den Schwimmhäuten zwischen den fünf Zehen, proximal den Rändern der Schwimmhäute, insgesamt acht Punkte.

Indikationen: Beriberi, Rötung und Schwellung des Fußrückens.

Grundtechniken der CMT (Chinesische Manuelle Therapie)

1. Stoßende Manipulationen

Stoßende Manipulation wird mit der Kuppe des Daumens, der Handfläche, der Handwurzel oder der Faust auf den betroffenen Gebieten, Akupunkturpunkten oder entlang dem Verlauf der Meridiane, Muskeln und Bänder mit einer Frequenz von 50-250/Min ausgeführt. Diese Manipulation sollte immer konsequent vorwärts auf dem ausgewählten Meridian ausgeführt werden, ohne dabei andere Meridiane zu berühren, um Nebeneffekte zu vermeiden. Kreisende Bewegungen sollten auf bestimmten Gebieten vermieden werden. Mit dem Stoßen bewegen sich die Haut, der Muskel und das Band wellenförmig weiter (Abb. 3-1). Die anzuwendende Kraft sollte – ausgewählt entsprechend des Alters des Patienten, seiner Konstitution, der Intensität der Krankheit und der Region – stimulierend wirken. Die stoßende Manipulation wird normalerweise an den Extremitäten, am Brustkorb, Bauch, Rücken und am Hinterkopf auf- oder abwärts angewendet. In den Bereichen von Gesäß und Kreuzbein sollte nur aufwärts behandelt werden.

Diese Manipulation belebt die Meridiane, fördert ein reibungsloses Fließen der Lebensenergie QI und des Blutes, löst Krämpfe und Schmerzen, vertreibt Wind, Kälte und Hitze, unterstützt die Verteilungsfunktion der Lungen und reguliert die Verdauungsfunktionen.

Indikationen: Erkältung, Benommenheit und Schwindel, steifer Nacken, zervikale Wirbelsäulenbeschwerden, Schulterschmerzen, halbseitige Lähmungen, Lumbago, Beinschmerzen, Verrenkungen, Gelenkluxation, Magenbeschwerden, Bauchschmerzen und Durchfall usw.

Im Folgenden werden Manipulationen beschrieben, die üblicherweise angewendet werden.

1.1 Gerade-stoßende Technik

Der Therapeut stößt mit der Kuppe des Daumens, der Handfläche, der Faust oder dem Ellbogen gerade auf der Körperoberfläche des Patienten entlang entsprechend dem Verlauf der Meridiane oder Muskelfasern. Die Kraftanwendung sollte gleichbleibend sein. Diese Tech-

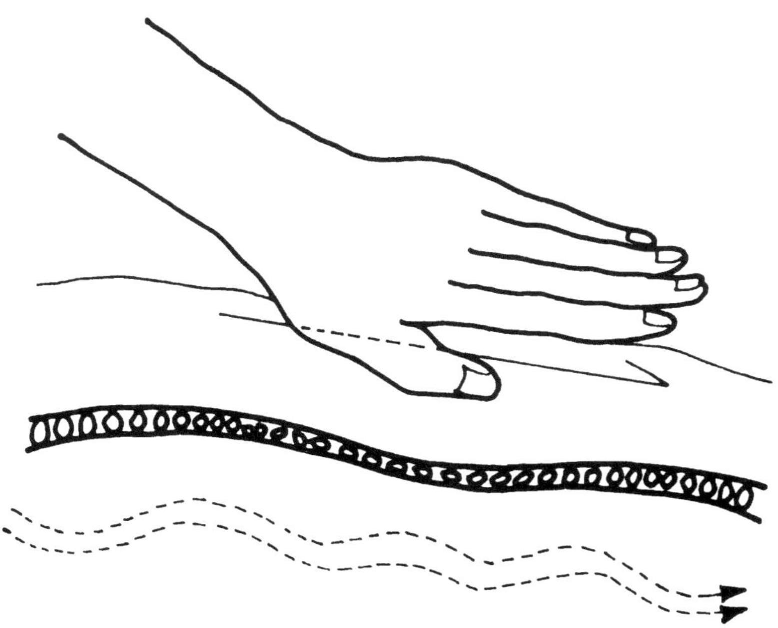

Abb. 3-1: Wellenförmige Bewegung auf dem Gewebe durch stoßende Manipulation

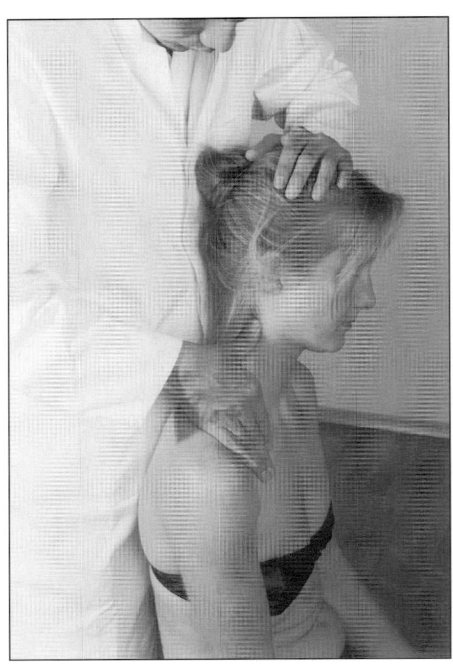

Abb. 3-2: Gerades Stoßen mit dem Daumen

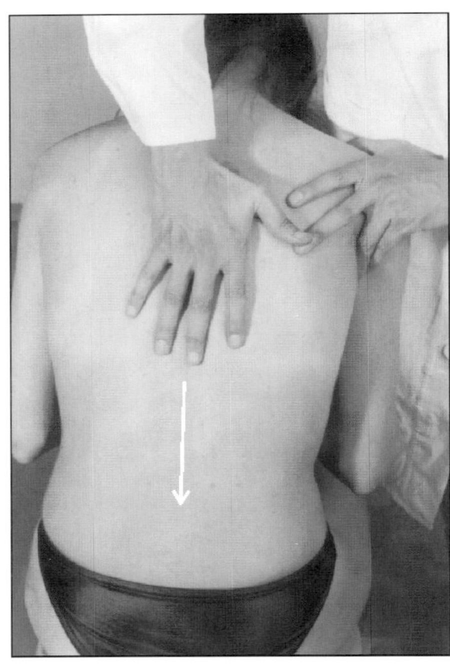

Abb. 3-3: Gerades Stoßen mit der Handwurzel

nik wird oft eingesetzt für die Behandlung am Kopf, Gesicht, Nacken, Brustkorb, Bauch und Rücken. Sie aktiviert die Meridiane, fördert ein reibungsloses Fließen der Lebensenergie QI und des Blutes, vertreibt Wind und Kälte, entspannt Muskeln und Sehnen und löst Krämpfe und Schmerzen.

Gerades Stoßen mit dem Daumen: Der Therapeut stößt mit der Kuppe des Daumens gerade auf dem betroffenen Gebiet entlang mit sanftem Druck und einer Frequenz von 50-200/Minute (Abb. 3-2). Diese Technik wird vorrangig benützt zur Behandlung von Kinderkrankheiten oder bei Schmerzen an Kopf, Gesicht, Nacken, Brust, Bauch und Beinen.

Gerades Stoßen mit der Handwurzel: Der Therapeut stößt auf der betroffenen Stelle des Patienten mit der Innenfläche der Handwurzel entlang (Abb. 3-3). Wenn die Stimulation verstärkt werden soll, dann werden die Hände zur Verstärkung des Druckes übereinander gelegt.

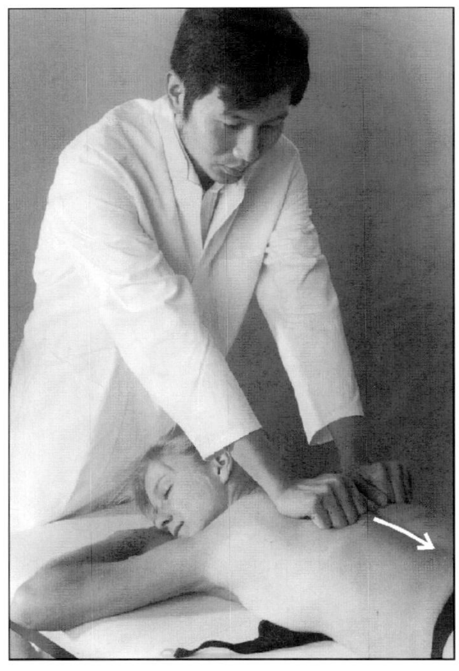

Abb. 3-4: Gerades Stoßen mit der Faust

Gerades Stoßen mit der Faust: Der Therapeut stößt mit dem dorsalen Anteil der Fingergrundgelenke bei geballter Faust (Abb. 3-4). Dies ergibt eine relativ starke Stimulation und wird entsprechend bei großen Flächen angewendet, wie der Brust, dem Bauch, dem Rücken und den Extremitäten. Die Technik ist auch empfehlenswert für die Behandlung von dicken und unempfindlichen Patienten.

Gerades Stoßen mit dem Ellbogen: Der Therapeut stößt mit der Seite des angewinkelten Ellbogengelenks. Diese Technik wird beidseitig entlang der Wirbelsäule und am Gesäß ausgeführt.

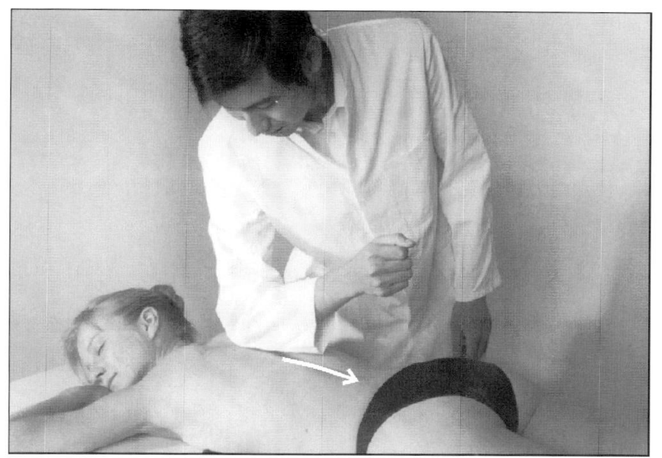

Abb. 3-5: Gerades Stoßen mit dem Ellbogen

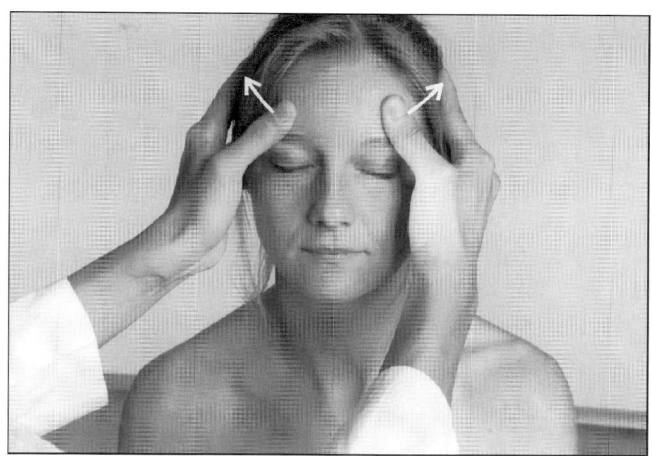

Abb. 3-7: Entgegengesetztes Stoßen mit den Daumen

1.2 Kreisendes Stoßen

Der Therapeut stößt kreisförmig mit der Kuppe oder dem radialen Anteil des Daumens (Abb. 3-6) mit einer Frequenz von 100-200/Minute. Die angewendete Kraft sollte so sein, daß sie keine Schmerzen und keine Rötung auf der Haut verursacht. Generell erzeugt Stoßen im Uhrzeigersinn einen tonisierenden Effekt, entgegen dem Uhrzeigersinn ergibt sich ein sedierender Effekt. Diese Technik wird oft zur Behandlung von Kinderkrankheiten angewendet.

1.3 Entgegengesetztes Stoßen

Der Therapeut legt beide Hände an die gleiche Körperstelle des Patienten und stößt jeweils in entgegengesetzter Richtung.

Entgegengesetztes Stoßen mit den Daumen: Der Therapeut setzt beide Daumen auf die Hautoberfläche des Patienten und stößt mit beiden Daumen gleichmäßig in entgegengesetzte Richtungen. Die anderen Finger jeder Hand liegen dicht aneinander (Abb. 3-7). Diese Technik ist angebracht bei Behandlungen am Kopf, Gesicht, Nacken und an bestimmten Gelenken.

Entgegengesetztes Stoßen mit den Handflächen: Der Therapeut legt beide Handflächen auf die Körperoberfläche und stößt mit sanftem Druck gleichmäßig in entgegensetzte Richtungen. Diese Technik wird bei relativ großen Gebieten der Körperoberfläche wie Rücken, Brust und Bauchraum benützt (Abb. 3-8).

Die entgegengesetzten Bewegungen bewirken einen Ausgleich zwischen YIN und YANG, die Regulierung der Zirkulation des QI und des Blutes, die Auflösung von Blockaden in Organen und die Regulierung der Funktionen von Magen und Milz.

1.4 Konzentrisches Stoßen

Der Therapeut stößt konzentrisch mit beiden Daumen oder Handflächen, um zwei angrenzende Gebiete, Akupunkturpunkte oder Meridiane dicht aneinander zu bringen. Dies ergibt den Effekt des Ausgleichs von YIN und YANG und fördert das Fließen des QI und des Blutes. Diese Methode wird oft in Verbindung mit dem entgegengesetzten Stoßen angewendet.

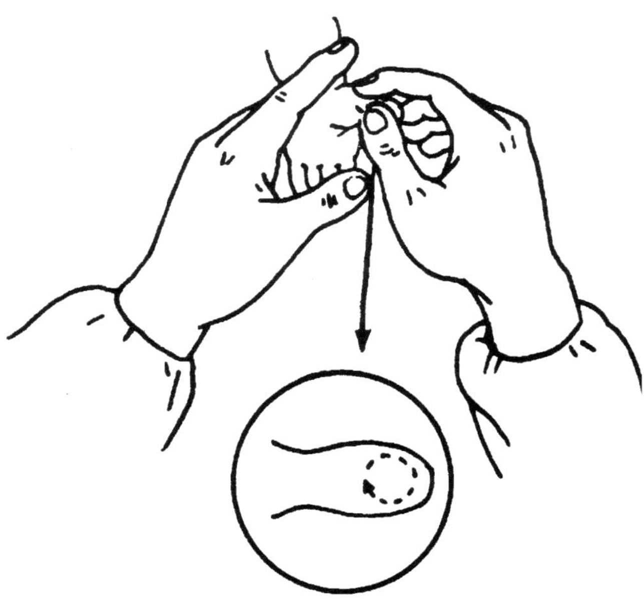

Abb. 3-6: Kreisendes Stoßen mit dem Daumen

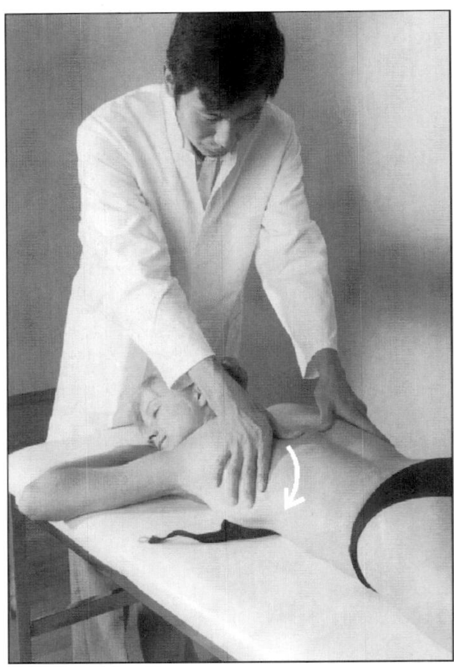

Abb. 3-8: Entgegengesetztes Stoßen
mit den Handflächen

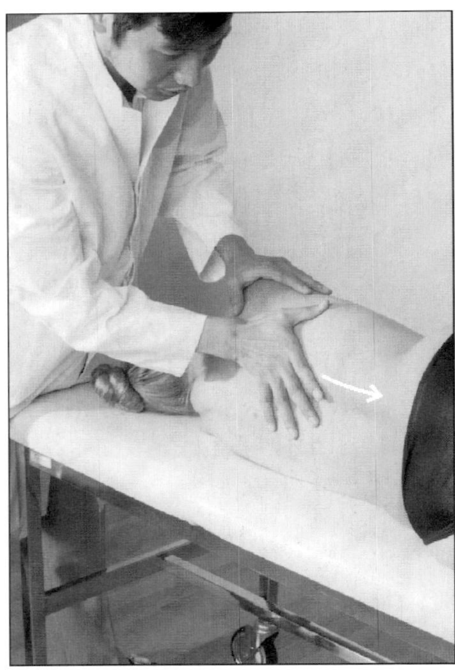

Abb. 3-9: Intermittierendes Stoßen

1.5 Intermittierendes Stoßen

Der Therapeut stößt intermittierend mit dem Atemrhythmus des Patienten und benützt dazu die Handfläche, den Teil zwischen Daumen und Zeigefinger von einer Hand oder von beiden Händen. Diese Methode ist angezeigt für die Behandlung von alten Verletzungen der Brust, des Bauchs, des Rückens und der Extremitäten (Abb. 3-9).

2. Greifende Manipulationen

Der Therapeut ergreift mit dem Daumen und den anderen Fingern (Abb. 3-10) die betroffenen Muskeln oder Sehnen und zieht sie hoch, knetet sie dann oder läßt ruckartig los. Die Intensität der Stimulation sollte so sein, daß es dem Patient nicht zu unangenehm ist.

Wenn die betroffenen Muskeln und Sehnen angehoben sind, können sie entsprechend der Schwere der Beschwerden mobilisiert und geknetet werden. Oder die Muskeln und Sehnen werden bis zu einer bestimmten Höhe angehoben und plötzlich losgelassen, so daß sie ruckartig zurückprallen.

Das Greifen gehört zu den sedierenden Methoden mit den Effekten: Vertreiben von Wind und Kälte, Aktivierung der Blutzirkulation, Wiederbelebung, Anregung geistiger Aktivitäten, Erleichterung bei äußerlichen Symptomen und Beruhigung bei Krämpfen. Zum Beispiel zur Behand-

lung von Kopfschmerzen greift man an den FENGCHI-Punkt (G 20) oder im Nackenbereich. Für die Behandlung von Schmerzen im Nackenbereich und Rücken zur Regulierung der Zirkulation von QI und Blut manipuliert man greifend den M. levator scapulae, den M. trapezius oder am Punkt JIANJING (G 21).

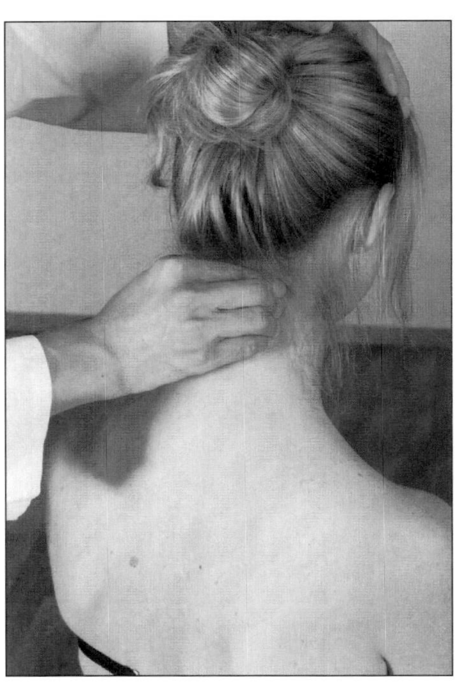

Abb. 3-10: Greifende Manipulation

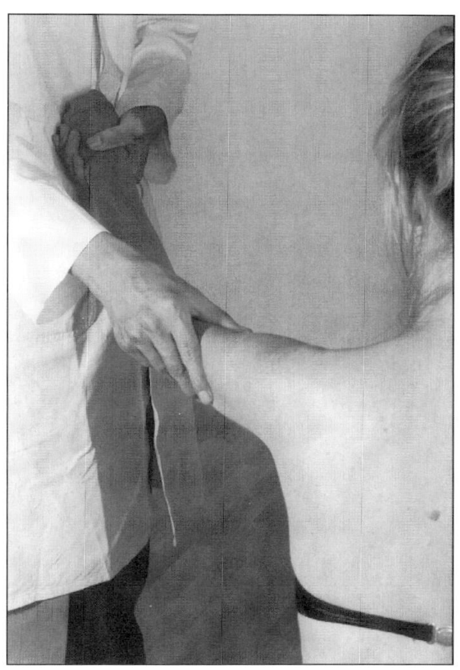

Abb. 3-11: Greifen mit drei Fingern

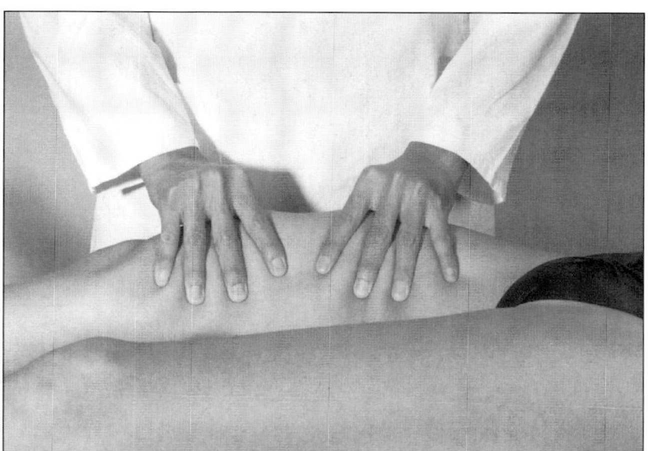

Abb. 3-12: Greifen mit fünf Fingern

3. Pressende Manipulationen

Bei Zahnschmerzen greift man auf den Punkten HEGU (Di 4) und CHENGSHAN (B 57).

2.1 Greifen mit drei Fingern

Der Therapeut greift und zieht mit dem Daumen, Zeige- und Mittelfinger das betreffende Gebiet des Patienten hoch (Abb. 3-11). Diese Behandlung ist angezeigt bei kleinen Körpergebieten, zum Beispiel Greifen der Punkte JIANJING (B 21) und WEISHONG (B 40) oder an Arm und Schulter.

2.2 Greifen mit fünf Fingern

Der Therapeut greift und zieht mit dem Daumen und den anderen Fingern (Abb. 3-12) die betreffenden Körpergebiete hoch. Diese Technik ist bei Gebieten mit viel Muskulatur und großer Hautoberfläche geeignet.

2.3 JIANJING-Greifen

Der Patient sitzt. Der Therapeut steht hinter ihm; mehrfach wiederholend greift er den Punkt JIANJING (G 21) und die benachbarte Muskulatur, zieht sie hoch und knetet sie (Abb. 3-13). Diese Technik wird zur Behandlung von steifem Nacken, Beschwerden im Halswirbelbereich und bei Empfindlichkeit und Schmerzen der Schulter und des Rückens benützt.

Der Therapeut preßt für einen Augenblick mit den Fingern, den Handflächen oder mit dem Ellenbogen auf Akupunkturpunkte oder auf bestimmte Körperabschnitte. Dann läßt er langsam mit dem Atemrhythmus des Patienten den Druck nach oder preßt mehrfach wiederholend und läßt dabei sofort wieder nach. Die Intensität der Stimulation sollte so sein, daß der Patient ein spürbar stechendes und ausdehnendes Gefühl erlebt, das aber innerhalb seiner Toleranz und ohne Schmerzen bleibt.

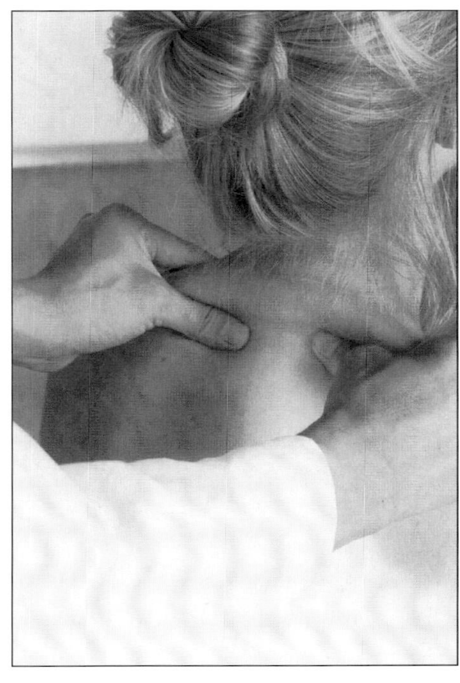

Abb. 3-13: JIANJING-Greifen

Die Preßbewegung sollte vertikal zur Hautoberfläche durchgeführt werden, um eine gleichmäßige und stabile Stimulation der tieferliegenden Gewebsschichten zu bewirken. Während der Behandlung der Zervikalregion oder bei Kindern sollte speziell darauf geachtet werden, einen nicht zu starken Druck anzuwenden, um mögliche Verletzungen eines Gelenks zu verhindern. Diese Manipulation wird normalerweise in Verbindung mit Kneten (siehe 5.) angewendet, um durch den Druck beim Pressen tiefere Gewebsschichten zu erreichen.

3.1 Pressen mit dem Daumen oder einem Finger

Der Therapeut preßt mit der Kuppe des Daumens oder eines anderen Fingers auf die betreffende Körperstelle (Abb. 3-14), während die anderen Finger angewinkelt sind. Dadurch werden Blockaden der Meridiane aufgelöst, Kälte vertrieben und Schmerzen gelindert. Als Beispiel: Magenbeschwerden können durch Pressen auf die Punkte PISHU (B 20), WEISHU (B 21) und ZUSANLI (M 36) behandelt werden. Der HEGU-Punkt (Di 4) kann zur Behandlung von Zahnschmerzen ausgewählt werden. Mit dem Finger auf einen Punkt zu pressen, ist genau wie das Stechen einer Akupunkturnadel. Deswegen wird diese Methode auch „Finger-Nadel-Therapie" genannt.

3.2 Pressen mit der Handfläche

Der Therapeut preßt mit der ganzen Handfläche auf die betroffene Körperstelle. Um eine stärkere Stimulation zu bewirken, können die Hände auch übereinander gelegt werden (Abb. 3-15). Diese Technik wird am Rücken, an der Brust, der Bauchregion und den Extremitäten, bei Ischialgie, Lumbago und Bauchschmerzen usw. angewendet. Dadurch werden die Meridiane aktiviert, das Fließen des QI und des Blutes angeregt, Milz und Magen erwärmt und Kälte vertrieben.

Die Technik kann auch so angewendet werden, daß mehrfach wiederholend gepreßt und sofort wieder nachgelassen wird. Dies hat den Effekt, den Fluß des QI und des Blutes anzuregen, durch Erwärmen der Meridiane Blockaden aufzulösen und bei Krämpfen und Schmerzen zu helfen.

3.3 Pressen mit dem Ellenbogen

Der Therapeut preßt mit der Spitze des angewinkelten Ellenbogengelenkes (Abb. 3-16) auf die betreffende Körperstelle oder einen Akupunkturpunkt. Der Druck sollte allmählich gesteigert werden, so daß die Stimulation auch tiefere Gewebsschichten erreicht. Diese Technik wird oft am Rücken, an den Gesäßbacken und sonstigen Körperstellen mit viel Muskulatur angewendet. Als Beispiel: Preßt man auf den Punkt HUANTIAO (G 30),

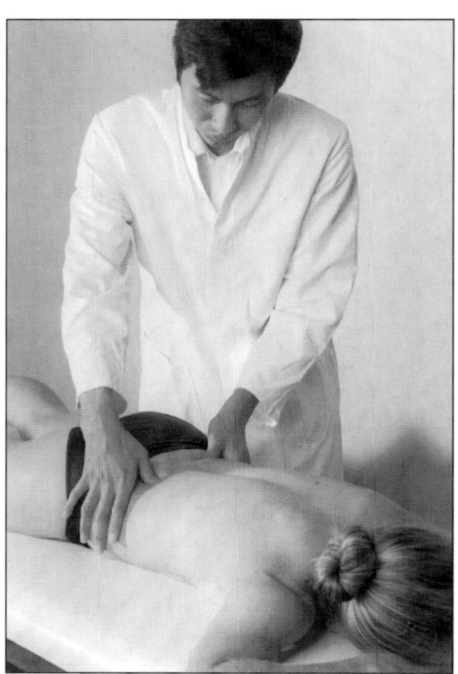

Abb. 3-14: Pressen mit dem Daumen oder einem Finger

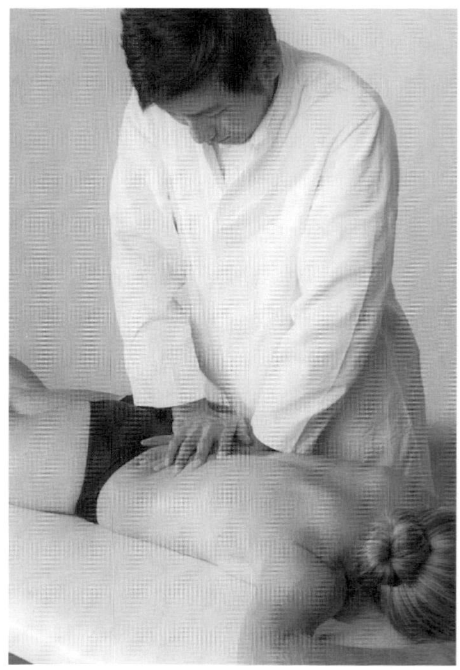

Abb. 3-15: Pressen mit der Handfläche

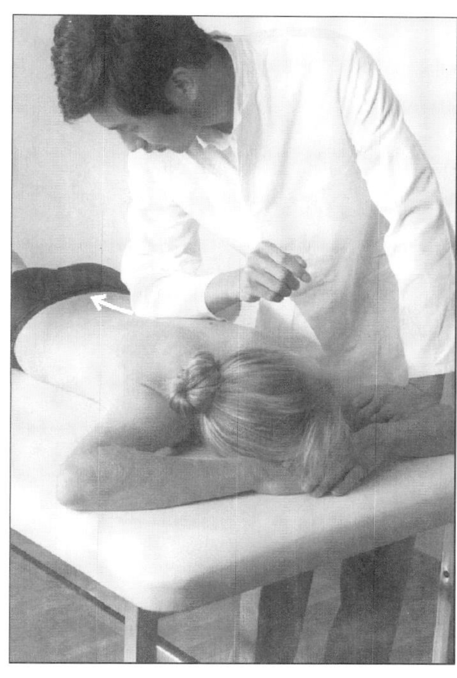 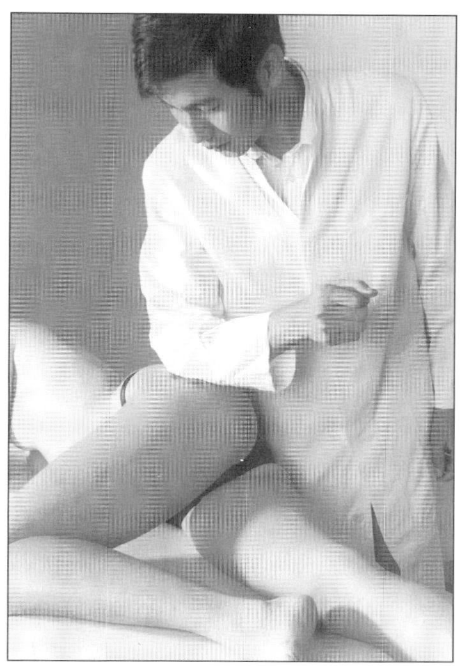

Abb. 3-16: Pressen mit dem Ellenbogen

kann sich ein Gefühl von Stechen, Reizung oder Ausdehnung ergeben, das bis ins Bein ausstrahlt. Dies hat den Effekt, Meridiane zu aktivieren, das Fließen des QI und des Blutes anzuregen und bei Krämpfen und Schmerzen zu lindern.

4. Streichende Manipulationen

Der Therapeut streicht in verschiedene Richtungen mit dem Finger oder der Handfläche auf der betreffenden Körperstelle, einem Akupunkturpunkt oder entlang eines Meridians. Wird nur gerade vor und zurück streichend manipuliert, nennt man dies „gerades Streichen", ausgeführt in einer Kreisbewegung, nennt man die Manipulation „kreisendes Streichen" (Abb. 3-17).

Die anzuwendende Kraft kommt bei angewinkeltem Ellbogen und lockerem Handgelenk aus der Schulter. Die Manipulation wird normalerweise mit mäßigem Druck und einer Frequenz von 30-120/Minute ausgeführt. Dabei wird sich die Haut nur leicht röten. Der Patient fühlt sich dabei wohl. Während der Behandlung sollten die Finger oder die Handfläche immer mit der Haut des Patienten in Kontakt bleiben, um ein stetiges und gleichmäßiges Streichen zu gewährleisten. Die Frequenz für langsames Streichen liegt unter 60/Minute und für

schnelles Streichen über 100/Minute. Ersteres hat einen tonisierenden, letzteres einen sedierenden Effekt.

Um eine Reizung der Hautoberfläche zu vermeiden und den therapeutischen Effekt zu erhöhen, können bestimmte äußere Hilfsmittel verwendet werden, vor allem bei Kindern. Honig oder Eiweiß werden oft für kosmetische Zwecke auf die Gesichtshaut aufgetragen. Vor der streichenden Manipulation wird dadurch die Elastizität und die Versorgung der Haut verbessert. Die Haut wird weich

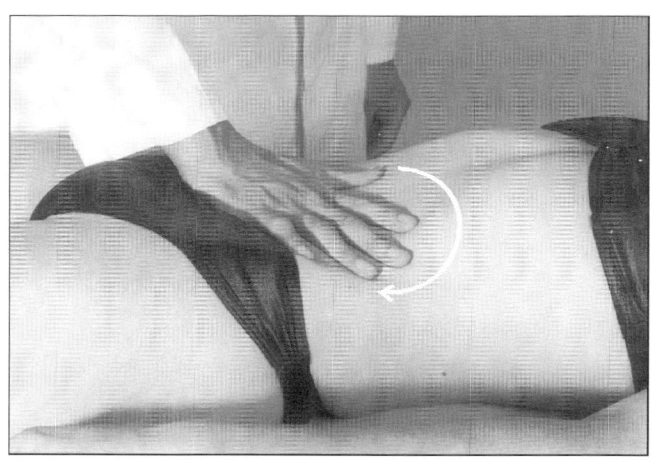

Abb. 3-17: Kreisendes Streichen auf dem Bauch

und zart. Manchmal werden Ingwersaft oder Terpentinöl zur Linderung bei Schmerzen verwendet und um Wind und Kälte zu vertreiben.

Streichen wird im Gesicht, an Kopf, Brust und Bauch angewendet. Dies hat den Effekt, den Fluß des QI zu regulieren. Die Funktion von Milz und Magen wird normalisiert und Blutstauungen werden aufgelöst. Durch Erwärmen der Meridiane wird Kälte vertrieben, Krämpfe, Schmerzen und Taubheitsgefühle werden aufgelöst und lokale Schwellungen abgebaut. Die Technik hilft auch, die Funktion des Nervensystems zu regulieren. Sie hat auch eine beruhigende Wirkung.

5. Knetende Manipulationen

Der Therapeut knetet sanft die betreffende Stelle oder die Akupunkturpunkte mit der Handwurzel, dem ventralen oder dorsalen Anteil der Handfläche, den Fingern oder mit dem Ellbogen. Ursprünglich hat sich das Kneten aus der Technik des Streichens heraus entwickelt. Der Unterschied zwischen den beiden besteht darin, daß das Kneten ausschließlich an bestimmten Stellen oder Punkten des Körpers durchgeführt wird. Dabei werden mehr die tieferen Schichten des subkutanen Gewebes angesprochen. Es entsteht eine relativ starke Stimulation. Das Streichen gilt nur für die Anwendung auf der Hautoberfläche des Körpers. Die Stellung der Hand, die Intensität und die Frequenz sollten beim Kneten entsprechend der gewünschten Stimulation für die betroffenen Körperabschnitte variabel sein.

Das Kneten hat die Effekte, die Meridiane zu erwärmen, Kälte zu vertreiben, das Fließen des QI und des Blutes zu unterstützen, Blutstauungen und Knoten aufzulösen, Schwellungen abzubauen und Schmerzen zu lindern. Die moderne Medizin vertritt die Ansicht, daß das Kneten die Produktion von Histamin und Azetylcholinen (auf den Parasympatikus wirkend) induziert. Dadurch werden die Blutgefäße erweitert und die Blutzirkulation verbessert. Dies beschleunigt den Wiederaufbau und die Regeneration von verletztem Gewebe. Darüberhinaus hilft Kneten, Adhäsionen aufzulösen und die Elastizität der Muskeln zu erhöhen. Die klinischen Indikationen des Knetens sind die Behandlung von Muskelkrämpfen, Schwellungen, Schmerzen, Beeinträchtigungen von Gelenken, Verdauungsstörungen, Obstipation, Magenbeschwerden usw.

5.1 Kneten mit der Handfläche

Der Therapeut legt die Handfläche oder die Handwurzel bei einem entspannten Handgelenk auf die betroffenen Stellen oder Akupunkturpunkte und knetet mit einer niedrigen Frequenz. Die angewendete Kraft kommt aus dem Unterarm (Abb. 3-18). Die Technik wird oft auf relativ großen Körperabschnitten angewendet und ergibt eine gleichmäßige und sanfte Stimulation zur Behandlung bei Bauchschmerzen, Magenbeschwerden, Erstickungsgefühlen in der Brust, Durchfall, Obstipation und verschiedenen Arten von leichteren Gewebsverletzungen.

5.2 Kneten mit dem Daumen

Der Therapeut setzt seinen Daumen auf einen Akupunkturpunkt oder eine bestimmte Stelle beim Patienten und knetet in einer kreisenden Bewegung und mit einer niedrigen Frequenz (Abb. 3-19). Diese Technik wird oft zur Behandlung von Beschwerden in kleineren Körperabschnitten oder auf Punkten angewendet. Der Effekt ist abhängig von der exakten Bestimmung des Akupunkturpunktes und der Richtung der Manipulation. Als Beispiel: Durch Kneten im Uhrzeigersinn auf dem Punkt YONGQUAN (N 1) kann man Durchfall lindern. Aber Kneten auf diesem Punkt gegen den Uhrzeigersinn wird bei Brechreiz angewendet. Die knetende Manipulation kann auch mit einem der anderen Finger durchgeführt werden.

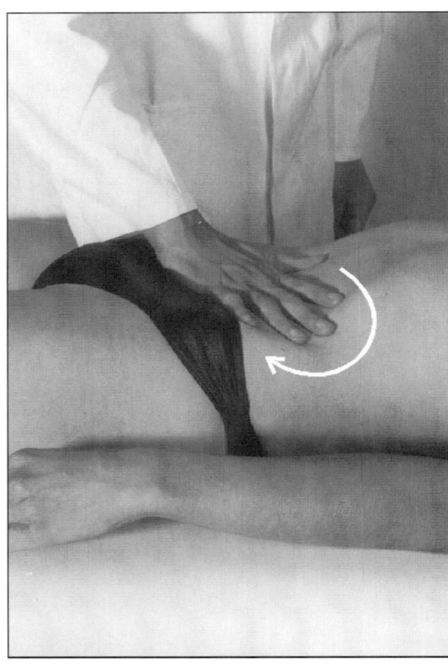

Abb. 3-18: Kneten mit der Handfläche auf dem Bauch

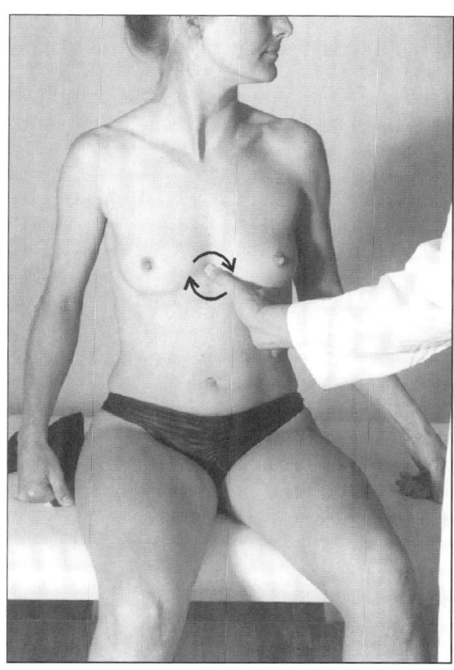

Abb. 3-19: Kneten mit dem Daumen auf dem
Processus xiphoideus des Brustbeins

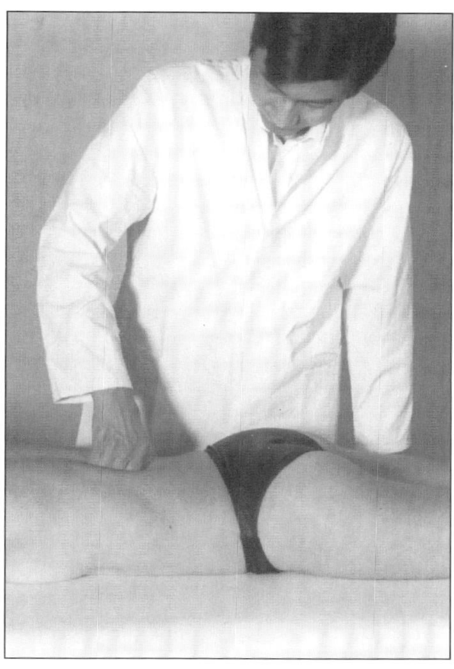

Abb. 3-20: Kneten auf dem Rücken mit der Faust

5.3 Kneten mit der Faust

Der Therapeut ballt die Hand zu einer Faust und knetet
mit den mittleren Fingergliedern die betreffenden Gebiete in einer kreisförmigen Bewegung. (Abb. 3-20). Diese
Technik bewirkt eine relativ starke Stimulation und wird
vorrangig zur Behandlung von Schmerzen in der Schulter,
am Rücken und im Bereich der Gesäßbacken usw.
angewendet.

6. Ziehende Manipulationen (Traktionen)

Das Ziehen wird in der westlichen Manuellen Therapie
als Traktion bezeichnet. Es wird oft in der CMT benützt.
Dadurch können ein Gelenkspalt oder die beiden Enden
einer Bruchstelle erweitert werden. Traktion erleichtert
das Einrenken bei Luxationen und Brüchen, lockert
Muskeln und Sehnen bei Krämpfen und Kontrakturen
und trennt Adhäsionen. Die Manipulation sollte mit
konstanter Kraft durchgeführt werden. Unter Umständen kann ein gewaltsamer Druck einen Bruch, eine
Dislokation oder einen Schock auslösen. Nachfolgend
werden die in der CMT hauptsächlich benützten Trakti-
onstechniken beschrieben.

6.1 Traktion im Bereich der Halswirbelsäule

Der Patient sitzt und der Therapeut steht hinter ihm. Er
stützt den Hinterkopf des Patienten mit beiden Daumen,
die anderen Finger halten den Unterkiefer. Er legt seine
Unterarme auf die Schultern des Patienten. Dann hebt er
den Kopf des Patienten an (Abb. 3-21).

Dies ist angebracht zur Behandlung bei Verspannungen
der Nackenmuskulatur und Nackensteife, bei Fehlstellungen der Halswirbelsäule und bei Halswirbelspondylose.

6.2 Traktion des Schultergelenks

Der Patient sitzt und entspannt seine Arme. Der Therapeut steht auf der betroffenen Seite des Patienten, hält
mit beiden Händen das Handgelenk des Patienten fest,
hebt seinen Arm an und zieht etwa 5-10 mal (Abb. 3-22).
Die Behandlung lockert die Schulter- und Armmuskulatur, entspannt bei Krämpfen, erleichtert bei Schmerzen
und löst Adhäsionen im Schultergelenk. Diese Technik
wird zur Behandlung von Periarthritis im Bereich der
Schulter, Schulterblatt und Oberarm, Sehnenentzündung
des M. supraspinatus und Verklebungen der Sehnen des
M. biceps brachii angewendet.

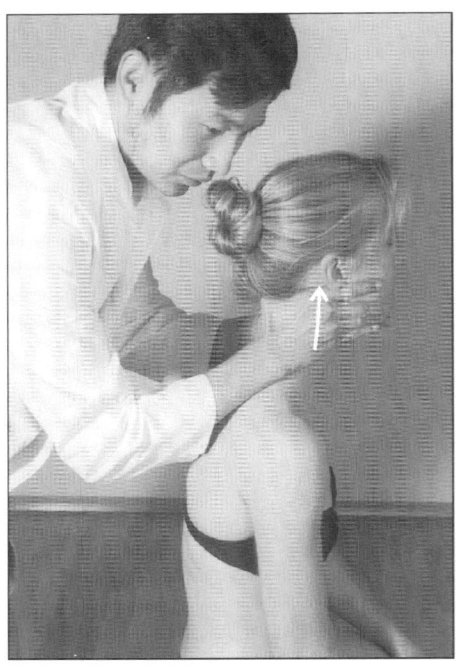

Abb. 3-21: Traktion im Bereich der Halswirbelsäule

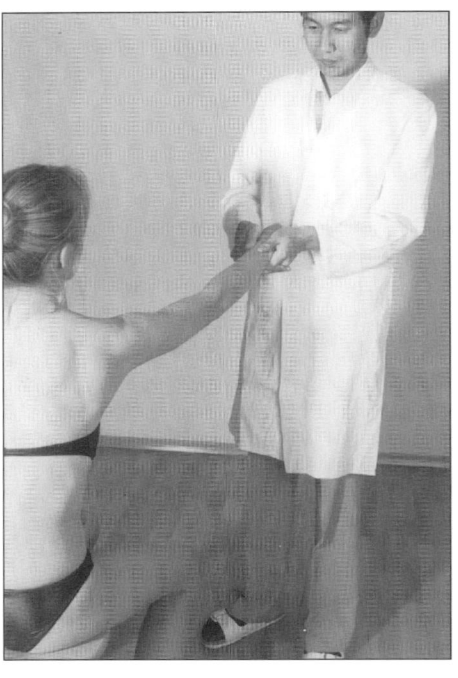

Abb. 3-22: Traktion des Schultergelenks

6.3 Traktion des Ellenbogengelenks

Der Patient sitzt. Der Therapeut steht vor ihm und hält das Handgelenk des Patienten mit der einen Hand, den mittleren Teil des Oberarmes mit der anderen Hand und zieht in entgegengesetzter Richtung (Abb. 3-23). Diese Technik wird angewendet zur Behandlung bei Bewegungseinschränkungen und Quetschungen des Ellenbogens, Tennis-Ellenbogen usw.

6.4 Traktion des Handgelenks

Der Patient sitzt. Der Therapeut sitzt oder steht davor, legt seine beiden Daumen auf den dorsalen Anteil des Handgelenks des Patienten. Mit den anderen Fingern hält er die Handfläche und den Kleinfingerballen. Der Patient wird gebeten, seinen Oberkörper rückwärts zu bewegen. Der Therapeut zieht dabei das Handgelenk nach vorne (Abb. 3-24). Der Patient kann während des Ziehens auch

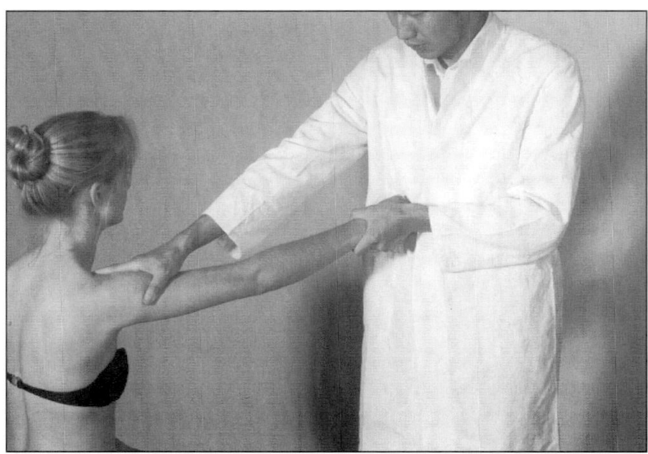

Abb. 3-23: Traktion des Ellenbogengelenks

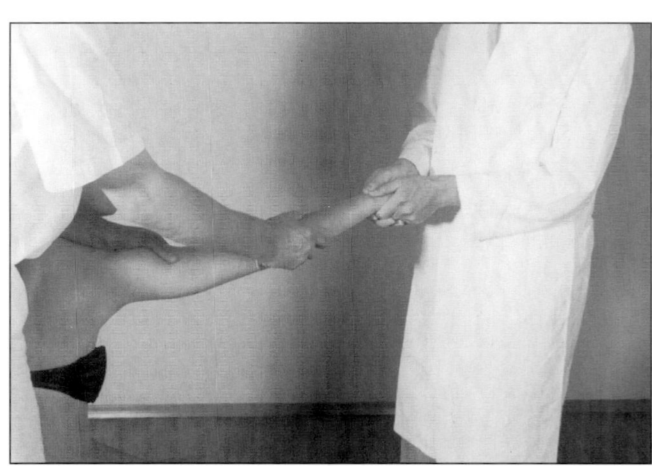

Abb. 3-24: Traktion des Handgelenks

noch seine Hand auf- und abbewegen. Diese Technik wird zur Behandlung bei Verstauchungen, Quetschungen, von Sehnenverletzungen, Fehlstellung des Handgelenks und Taubheitsgefühlen im Arm angewendet.

6.5 Traktion der Finger

Der Patient sitzt. Der Therapeut sitzt oder steht davor und hält mit der einen Hand das Handgelenk und mit der anderen Hand den Finger des Patienten. Dann zieht er kurz mit beiden Händen in entgegengesetzte Richtungen (Abb. 3-25). Oft hört man einen knackendes Geräusch. Diese Technik wird bei Fehlstellungen des Fingermittelgelenkes, bei Verstauchungen, Quetschungen, Taubheitsgefühl und rheumatoider Arthritis der Finger angewendet.

7. Quirlende Manipulationen

Anmerkung des Übersetzers: Diese Manipulationsart wird in Englisch als „twirling" bezeichnet, was nach unserer Meinung am besten mit „Quirlen" übersetzt wird.

Um die Schulter zu entspannen und den Ellenbogen zu bewegen, hält der Therapeut den betroffenen Körperteil zwischen beiden Handflächen oder zwischen dem Daumen und Zeigefinger und manipuliert quirlend. Beide Hände oder Finger sollten gleichzeitig arbeiten, um eine gleichbleibende, aber schnell einwirkende Kraft auszuüben. Während der Behandlung sollte der Therapeut seine Hände auf- und abwärts, links und rechts um den betroffenen Körperteil herumbewegen. Die Intensität des Kraftaufwandes sollte entsprechend der Schwere der Krankheit ausgewählt und so dosiert werden, daß die

Hautoberfläche sich rötet. Die Geschwindigkeit sollte allmählich bis auf die Frequenz 150-200/Minute gesteigert und am Schluß wieder reduziert werden. Eine zu heftige Anwendung sollte speziell bei Kindern und Frauen vermieden werden, um ihre Haut nicht zu verletzen.

Diese Manipulation wird für die Extremitäten, Schulter, Ellenbogen- und Kniegelenk, für die Brust, den Bauch und den gesamten Rücken benützt. Die Effekte sind Entspannung der Muskeln, Sehnen und Bänder, Unterstützung der Zirkulation des QI und des Blutes, Regulierung der Funktionen des konstruktiven und defensiven QI sowie Erleichterung bei Krämpfen und Schmerzen. Diese Technik verbessert den Stoffwechsel der Gewebe, hilft bei Schwellungen und Muskelermüdung, löst Bindegewebsverklebungen, erhöht die Hauttemperatur und die Ausdauer der Muskeln. Klinisch wird sie zur Behandlung von Taubheitsgefühl und Bewegungseinschränkungen der Finger und der Hand, Kälte-Schmerzen der Extremitäten und bei Muskel- und Sehnenverkrampfungen angewendet.

7.1 Quirlen der oberen Extremität

Der Patient sitzt mit entspannten Armen. Der Therapeut hält den betroffenen Arm mit beiden Händen und quirlt mehrmals auf und ab (Abb. 3-26) Diese Technik wird angewendet zur Behandlung von Zervikalspondylose, Periarthritis der Schulter, Tennis-Ellenbogen, Armlähmung usw. Nachfolgende Effekte werden erzielt: Unterstützung der Zirkulation des QI und des Blutes in den oberen Extremitäten, Verbesserung der Muskelversorgung, Erleichterung bei Überreizung, Taubheitsgefühlen,

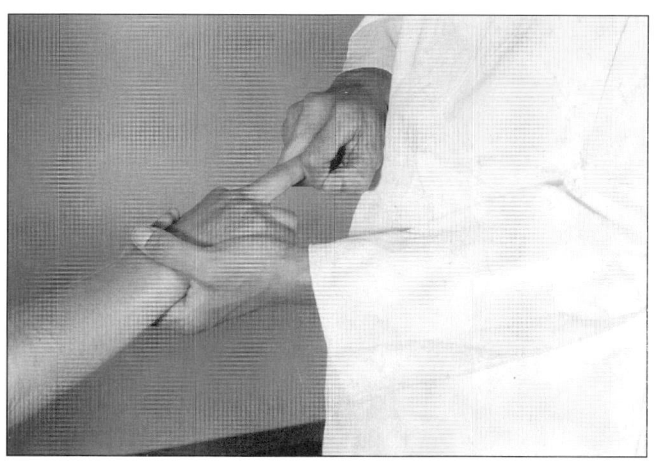

Abb. 3-25: Traktion der Finger

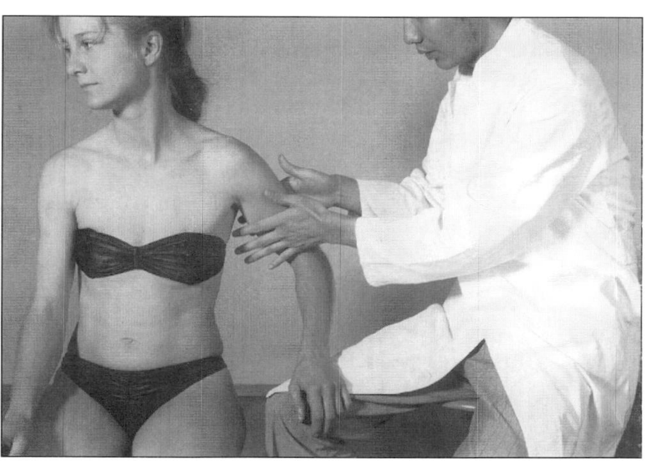

Abb. 3-26: Quirlen des Oberarms

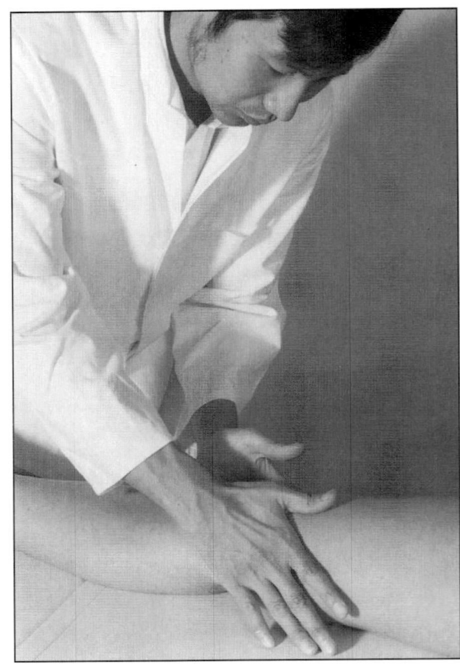

Abb. 3-27: Quirlen des Kniegelenks

Schwellungen und Schmerzen der oberen Extremitäten und Wiederherstellen der Muskeldynamik.

7.2 Quirlen des Kniegelenks

Der Patient liegt auf dem Rücken, das Knie leicht angewinkelt. Der Therapeut sitzt an der anderen Seite der Liege, hält das betroffene Knie und manipuliert es quirlend (Abb. 3-27). Diese Technik wird angewendet zur Behandlung von Adhäsionen, Verletzungen der Bänder rund um das Knie und Meniskusbeschwerden.

7.3 Quirlen der BALIAO-Punkte

Der Patient liegt auf dem Bauch. Der Therapeut legt eine Handfläche auf die BALIAO-Punkte (beidseits die Punkte SHANGLIAO (B 31), CILIAO (B 32), ZHONGLIAO (B 33) und XIALIAO (B 34)) und quirlt etwa 50mal, bis der Patient Hitze verspürt, die bis in den Unterbauch ausstrahlt (Abb. 3-28). Diese Manipulation bewirkt ein Tonisieren der Nieren und Stärkung der Knochen, löst Blockaden und reguliert dadurch die Funktion der Meridiane und Nebengefäße. Sie wird angewendet, wenn der Patient an mangelnder Harnausscheidung, Impotenz, Unfruchtbarkeit, starkem vaginalen Ausfluß, Beschwerden im Sakralbereich und Lumbago usw. leidet.

7.4 Quirlen mit dem Fuß

Der Patient liegt auf dem Bauch, die Arme seitlich weggestreckt. Auf dem Tisch stehend reibt der Therapeut mit der Fußsohle oder Ferse seines Fußes auf dem Rücken und den Extremitäten des Patienten auf und ab (Abb. 3-29). Die angewendete Kraft sollte der Toleranz des Patienten angepaßt sein. Diese Manipulation wird am Rücken und an den Extremitäten jeweils von kranial nach kaudal ausgeführt.

8. Kneifende Manipulationen

Der Therapeut manipuliert das betroffene Gewebe oder Akupunkturpunkte kneifend mit dem Fingernagel oder der Spitze des Daumens und den anderen Fingerspitzen. Die anzuwendende Kraft sollte allmählich gesteigert werden, um ein lokales Gefühl von Prickeln und Schwellung zu erzeugen. Zu viel Kraft sollte vermieden werden, um Verletzungen der Haut und Muskeln, z. B. Ekchymosen, zu verhindern.

Diese Technik kann auf der gesamten Körperoberfläche oder an bestimmten Punkten angewendet werden. Sie bewirkt Entspannung bei Krämpfen und Schmerzlinderung, Wiederbelebung, Aktivierung der Meridiane und Unterstützung der Zirkulation des QI und des Blutes.

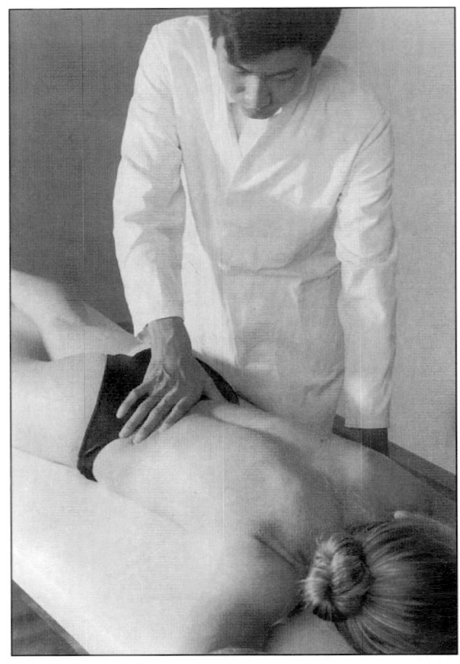

Abb. 3-28: Quirlen der BALIAO-Punkte

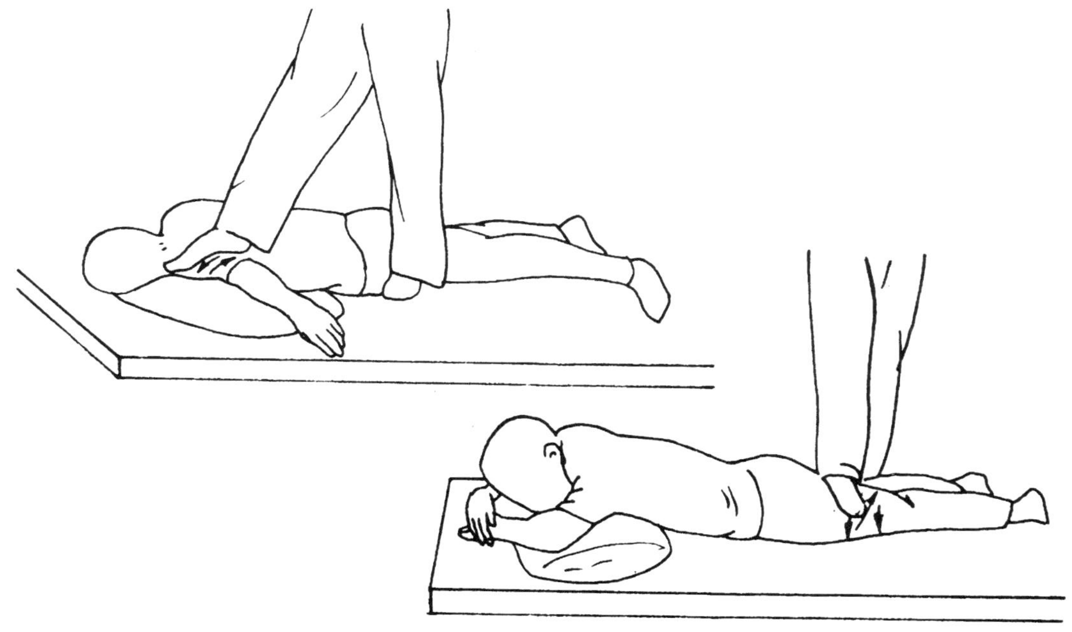

Abb. 3-29: Quirlen mit dem Fuß

Das Kneifen kann eine sehr starke Stimulation zur Behandlung von Notfällen erzeugen wie z. B. Schock, Kollaps, Ohnmacht, Sonnenstich, Hirnschlag, Krämpfen bei Kindern, Kinderlähmung, Schizophrenie und Wundstarrkrampf. Diese Technik kann auch bei Kopfschmerzen, Zahnschmerzen, Lumbago, Angina pectoris, Herzrhythmusstörungen usw. angewendet werden.

8.1 Kneifen am Punkt RENZHONG

Diese Manipulation wird zur Behandlung von verschiedenen Notfällen angewendet. Der Therapeut kneift den Punkt RENZHONG (LG 26) fest mit seinem Daumennagel (Abb. 3-30). Der Patient kann in dem betreffenden Bereich einen starken Schmerz oder ein Ausdehnungsgefühl spüren.

8.2 Kneifen am Punkt BAIHUI

Der Therapeut steht hinter dem sitzenden Patienten. Mit dem Daumennagel kneift er eine Minute lang den Punkt BAIHUI (LG 20). Diese Manipulation wird zu Behandlung von Kopfschmerzen, Bluthochdruck, Ohnmacht, geistiger Verwirrung usw. angewendet.

8.3 Kneifen am Punkt NEIZI

Der Therapeut steht an der Seite des sitzenden Patienten und kneift oder preßt mit der Daumenspitze (Abb. 3-32) den Punkt NEIZI (am medialen Augenwinkel). Diese Technik ist effektiv bei der Behandlung von Auswirkungen einer Hirnhautentzündung, Blindheit, Kurzsichtigkeit, Schielen, Herabhängen des Oberlides, Fazialisparese usw.

8.4 Kneifen an den Punkten HEGU und JIACHE

Der Therapeut kneift den Punkt HEGU (Di 4) mit dem Daumennagel und den Punkt JIACHE (M 6) mit der Spitze des Zeigefingers (Abb. 3-33a und 3-33b). Dies wird angewendet zur Behandlung von Kopf- und Zahnschmerzen usw.

8.5 Kneifen an den Punkten WAIGUAN und NEIGUAN

Der Therapeut benützt zum Kneifen und Pressen der Punkte WAIGUAN (3E 5) und NEIGUAN (KS 6) die Daumen- und Zeigefingerspitzen (Abb. 3-34). Dies kann zur Behandlung von Lumbago, Angina pectoris, Tachykardie usw. angewendet werden.

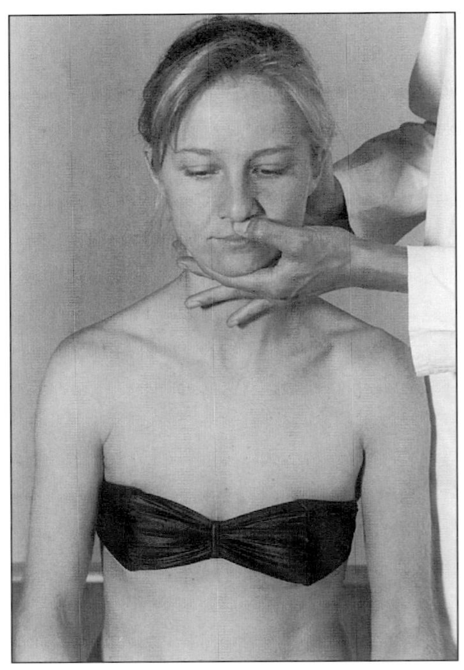

Abb. 3-30: Kneifen am Punkt RENZHONG

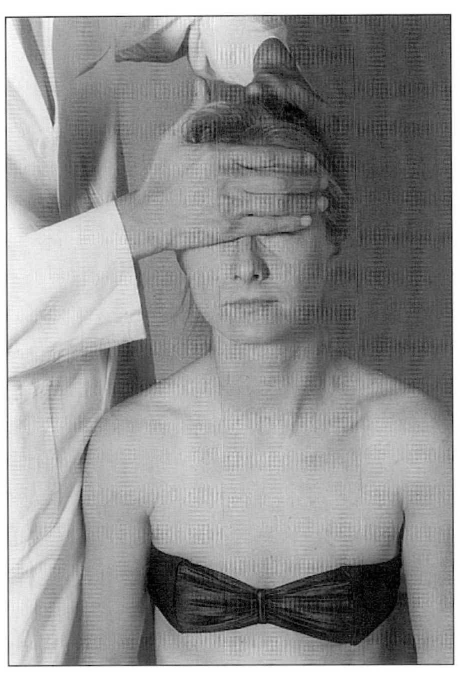

Abb. 3-31: Kneifen am Punkt BAIHUI

8.6 Kneifen am Punkt DUBI und ZUSANLI

Der Patient liegt auf dem Rücken. Der Therapeut hält das Kniegelenk des Patienten mit einer Hand und kneift oder preßt am Punkt DUBI (M 35) und ZUSANLI (M 36) mit

der Spitze des anderen Daumens (Abb. 3-35). Dies wird oft zur Behandlung von Krankheiten des Verdauungssystems und bei Schwindel, Halbseitenlähmung, Knie- und Beinschmerzen usw. benützt.

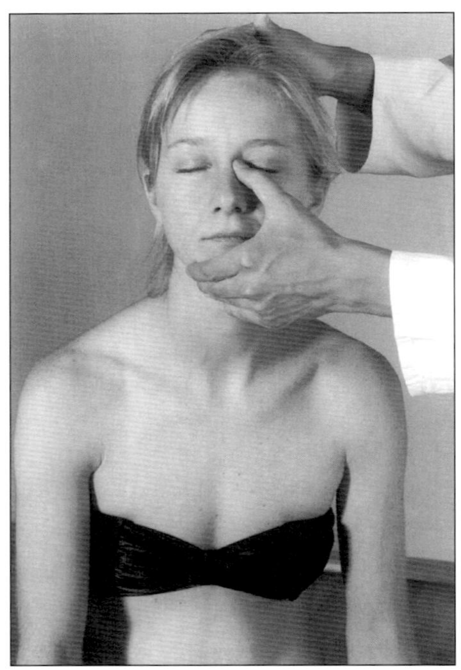

Abb. 3-32: Kneifen am Punkt NEIZI

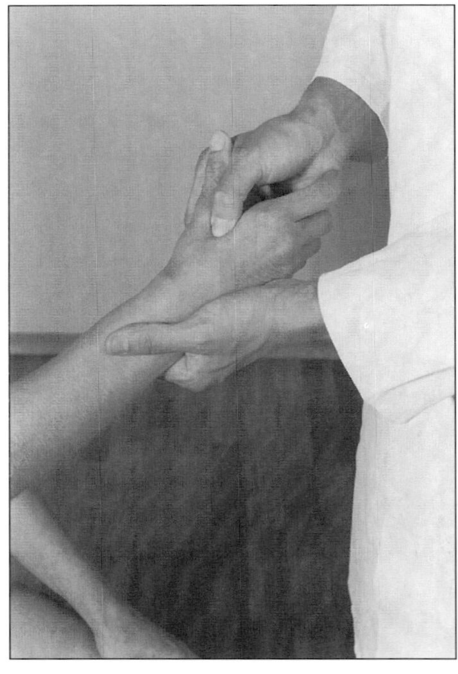

Abb. 3-33a: Kneifen am Punkt HEGU (links)

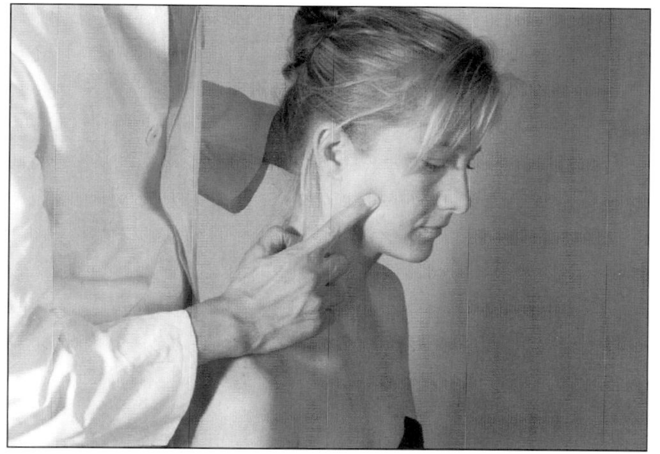

Abb. 3-33b: Kneifen an JIACHE (rechts)

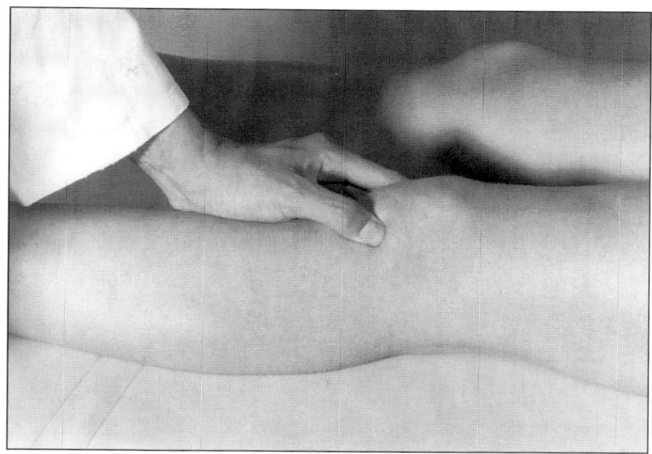

Abb. 3-35: Kneifen am Punkt DUBI und ZUSANLI

8.7 Kneifen am Punkt YONGQUAN

Der Therapeut kneift oder preßt mit der Spitze seines Daumens stark am Punkt YONGQUAN (N 1) bis der Patient Schmerzen spürt oder ein Gefühl von Ausdehnung hat (Abb. 3-36). Dies wird ausgeführt zur Behandlung von Kopfschmerzen, Sonnenstich, Lumbago, Schock usw.

9. Rollende Manipulationen

Bestimmte Körperstellen des Patienten werden mit der radialen Seite der Daumenkuppe, dem Handballen, der Handkante (ulnarer Anteil der Handfläche) oder mit den Fingerknöcheln rollend manipuliert. Der Therapeut rollt seine Hand rhythmisch vor und zurück, nach rechts oder links. Der Druck kommt dabei aus dem Handgelenk.

Während der Anwendung sollten Schulter, Arm, Ellbogen und Handgelenk in guter Koordination zusammenarbeiten. Der Ellbogen ist in einem Winkel von 130° gebeugt, um eine gleichmäßige und rhythmische manipulative Kraft zu ermöglichen.

Die Effekte dieser Manipulation sind Aktivierung der Meridiane, Anregung der Zirkulation der Lebensenergie

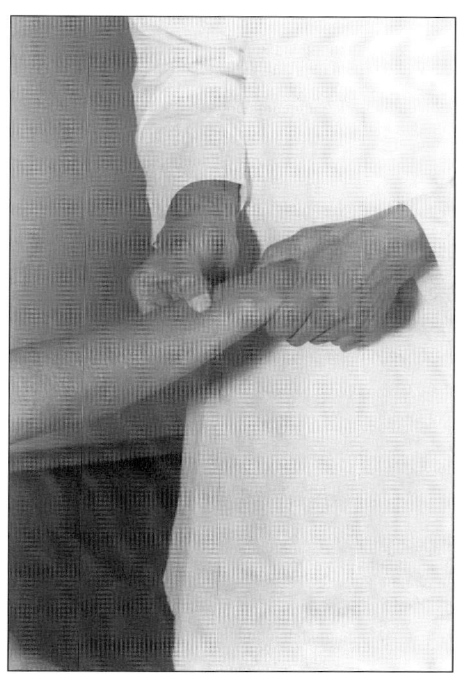

Abb. 3-34: Kneifen an den Punkten WAIGUAN und
NEIGUAN

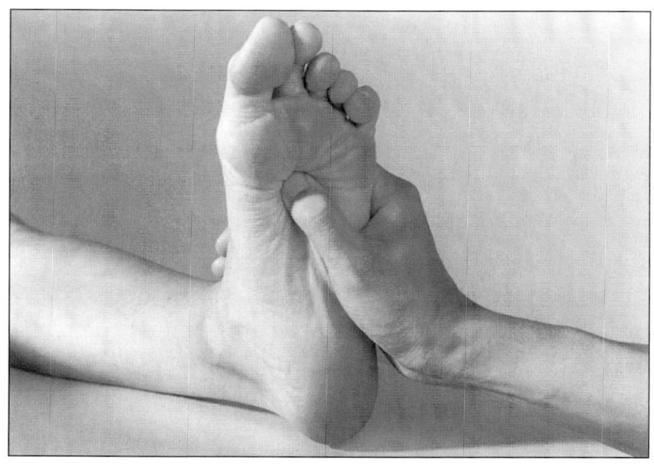

Abb. 3-36: Kneifen am Punkt YONGQUAN

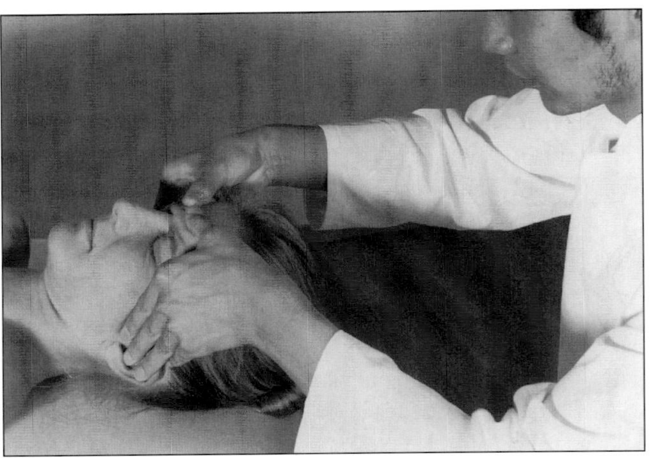

Abb. 3-37: Rollen mit dem Daumen

QI und des Blutes, Entspannung der Muskeln und Sehnen, Auflösen von Blutstaus und Falten, Erleichterung bei Schmerzen und Krämpfen. In der klinischen Praxis wird diese Technik vorrangig zur Behandlung von Schmerzen und Taubheitsgefühl durch pathogene Wind-Nässe, bei Kribbeln und Einschlafen der Hände und Füße, Muskelatrophie, Muskelkrämpfen, Sehnenkontrakturen und Fazialisparese angewendet. Die üblicherweise angewendeten Rolltechniken werden nachfolgend beschrieben.

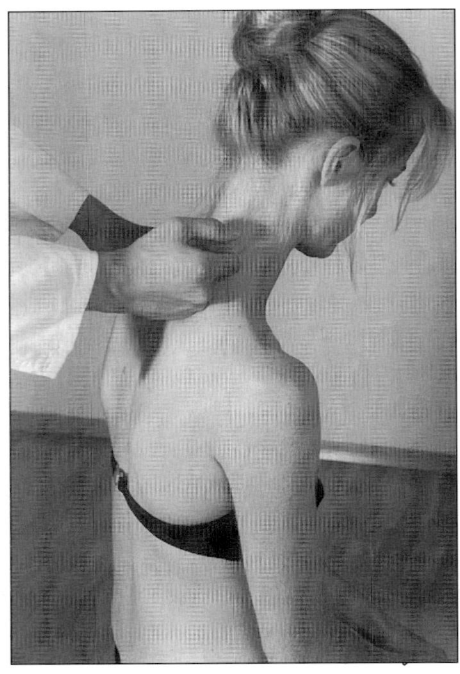

Abb. 3-38: Rollen mit der Faust

9.1 Rollen mit dem Daumen

Der Therapeut rollt auf der betroffenen Stelle mit dem radialen Anteil des gestreckten Daumens vor und zurück. Die anderen Finger sind entspannt und die Kraft kommt aus dem Handgelenk (Abb. 3-37). Diese Technik wird bei kleineren Gebieten wie Gesicht, Hand, Fuß usw. benutzt.

9.2 Rollen mit der Faust

Mit leicht geballter Faust rollt der Therapeut mit dem ulnaren Anteil der Hand auf der betroffenen Stelle vor und zurück (Abb. 3-38). Die Kraft kommt aus dem Unterarm. Diese Technik ergibt einen kräftigeren Druck und wird oft für größere Gebiete mit viel Muskulatur angewendet.

9.3 Großflächiges Rollen

Mit entspanntem Oberarm und angewinkeltem Ellbogen rollt der Therapeut mit dem dorsalen Anteil seiner Hand auf der betroffenen Stelle vor und zurück. Die Kraft kommt aus dem Handgelenk (Abb. 3-39). Der Druck bei dieser Technik dringt bis in die tieferen Schichten des Bindegewebes und wird auf größeren betroffenen Körpergebieten angewendet.

9.4 Kleinflächiges Rollen

Der Therapeut rollt mit dem Handrücken, der Handinnenfläche oder mit der Handwurzel nach links und rechts auf der betroffenen Stelle (Abb. 3-40). Diese Technik wird oft am Kopf, im Gesicht und an den Gelenken der Extremitäten angewendet.

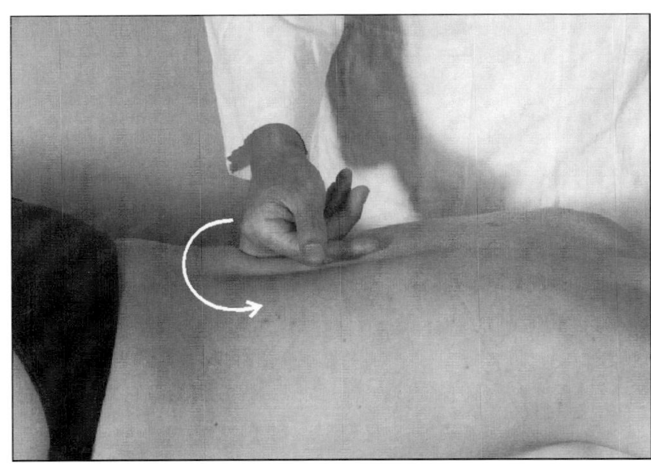

Abb. 3-39: Großflächiges Rollen

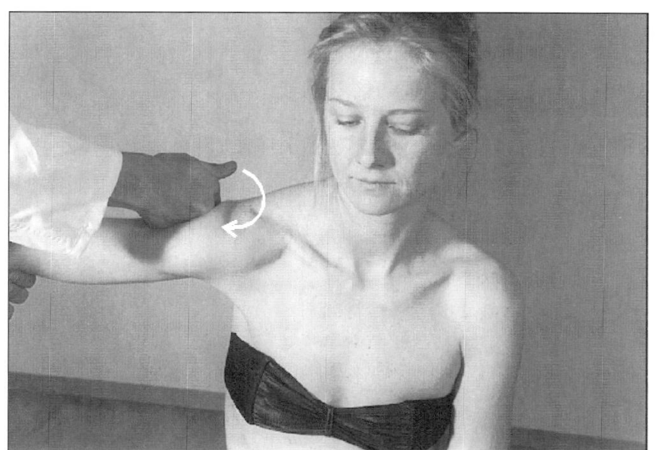

Abb. 3-40: Kleinflächiges Rollen

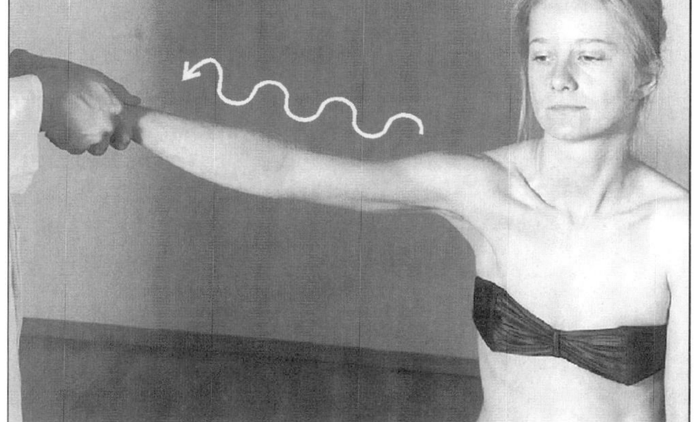

Abb. 3-41: Schütteln der oberen Extremität

10. Schüttelnde Manipulationen

Der Patient wird gebeten, im betroffenen Körperabschnitt locker und entspannt zu sein. Der Therapeut hält das distale Ende des betroffenen Gliedes, schüttelt und zieht dabei so, daß der Patient ein lockerndes Gefühl spürt. Die Amplitude des Schüttelns sollte allmählich gesteigert werden, aber ohne zu starke Kraftaufwendung.

Diese Technik entspannt die Muskeln und Sehnen und weitet die Gelenkzwischenräume. Sie hilft, verschobene Bandscheiben (Bandscheibenvorfall) wieder in die normale Position zu bringen und Gelenkfehlstellungen zu regulieren, entspannt bei Krämpfen und Versteifungen und verbessert die Beweglichkeit von Gelenken. Sie wird bei der Behandlung von akuten und chronischen Bindegewebsbeschwerden, Beinschmerzen, Periarthritis der Schulter, Zervikalspondylose und bei Läsionen des Ileosakralgelenks angewendet.

10.1 Schütteln der oberen Extremität

Der Patient sitzt auf einem Stuhl, der betroffene Arm ist entspannt. Der Therapeut hält mit beiden Händen das Handgelenk des Patienten, hebt es hoch und schüttelt dann stetig auf und ab mit einer geringen Amplitude und einer Frequenz von 200/Minute (Abb. 3-41).

10.2 Schütteln der unteren Extremität

Der Patient liegt auf dem Rücken, die unteren Gliedmaßen sind entspannt. Der Therapeut hält mit beiden Händen den Fußknöchel der betroffenen Seite,

hebt ihn etwa bis zu einem Winkel von 30° an und schüttelt dann stetig auf und ab, um das Hüftgelenk des Patienten zu lockern (Abb. 3-42).

10.3 Schütteln des Lumbalbereiches

Patient und Therapeut stehen Rücken an Rücken. Der Therapeut trägt den Patient auf dem Rücken. Seine Ellenbogen sind dabei in die des Patienten eingehängt. Er stützt mit seinem Gesäß den Lumbalbereich des Patienten und schüttelt den Patienten etwa 2-5mal auf und ab oder nach links und rechts (Abb. 3-43).

Schütteln des Lumbalbereichs am liegenden Patienten: Der Patient liegt auf dem Bauch und hält sich am Kopfende des Tisches fest oder ein Assistent hält den Patienten in den Achselhöhlen. Der Therapeut steht am

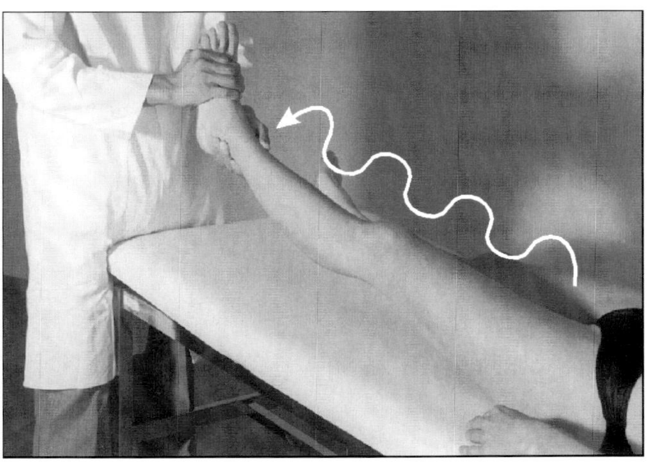

Abb. 3-42: Schütteln der unteren Extremität

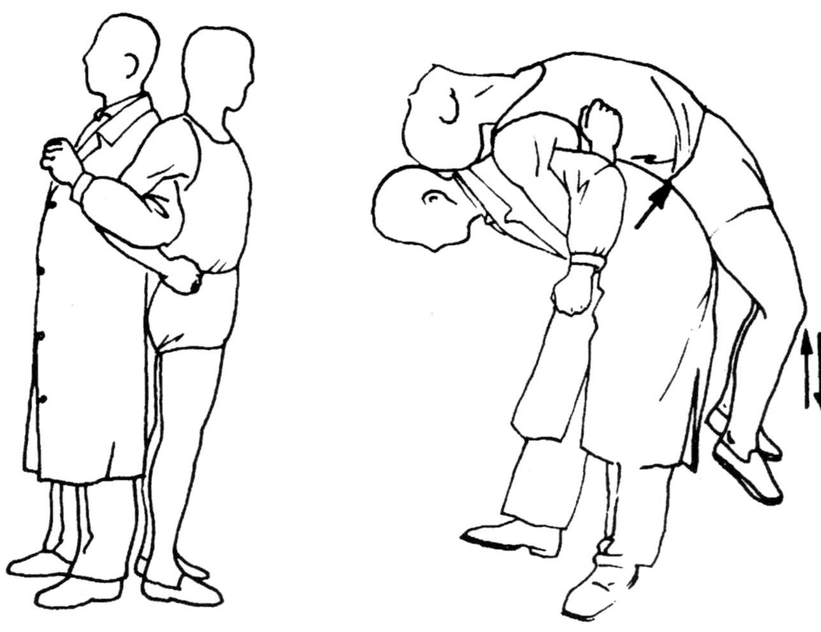

Abb. 3-43: Schütteln des Lumbalbereiches in stehender Position

anderen Ende des Tisches, hebt die Fußknöchel des Patienten bis zu einer gewissen Höhe an und schüttelt bei gleichzeitiger Traktion (Abb. 3-44).

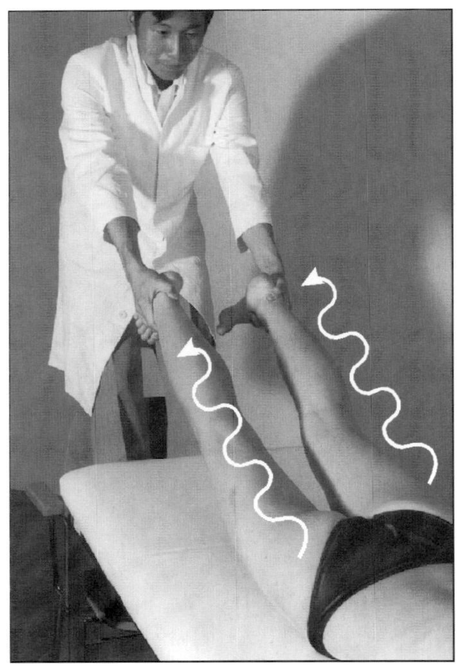

Abb. 3-44: Schütteln des Lumbalbereiches am liegenden Patienten

11. Beklopfen

Der Therapeut beklopft mit seinen Fingerspitzen, der Handfläche, der Faust oder mit bestimmten Geräten die betroffene Körperstelle des Patienten, um ein rhythmisches und elastisches Zurückfedern des Gewebes zu erzeugen.

Durch das Beklopfen werden die Meridiane angeregt, die Blutzirkulation aktiviert, Blutstauungen und Stagnation der Lebensenergie QI aufgelöst, Muskelfasern und Nerven angeregt.

Diese Technik hilft bei Schmerzen, Taubheitsgefühlen und Muskelermüdung. Beklopfen reguliert am Kopf angewendet die Funktion des Nervensystems, regt geistige Aktivitäten an, tonisiert die Nieren bei der Anwendung in Lumbalbereich und stabilisiert die Knochen.

Weitere Indikationen sind Schwindelanfälle, Tinnitus, Schlafstörungen, Erstickungsgefühle in der Brust, Blähungen, Rheuma, Lumbago, Schmerzen in der Schulter und im Bein, Muskelverhärtungen und Lähmungen. Oft wird mit dem Beklopfen eine Behandlung abgeschlossen.

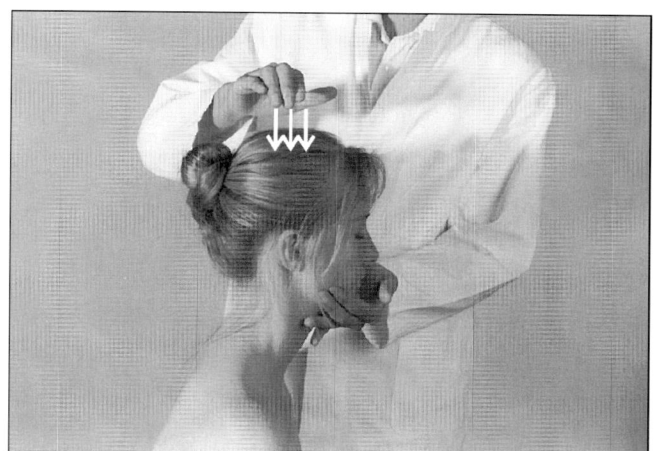

Abb. 3-45: Beklopfen mit den Fingern

11.1 Beklopfen mit den Fingern

Bei entspannter Schulter, lockerem Ellbogengelenk und leicht angewinkelten Fingern klopft der Therapeut sanft mit seinen Fingerspitzen auf die betroffene Stelle (Abb. 3-45). Die Technik wird am Kopf und im Gesicht zur Behandlung von Kopfschmerzen, Fazialisparese, Lähmungen der Extremitäten, Kopfschmerzen durch Zervikal-Spondylose, Zervikal-, Okzipital- und Trigeminus-neuralgie angewendet.

11.2 Beklopfen mit der Faust

Mit ausgestrecktem Ellenbogen und geballter Faust klopft der Therapeut auf Nacken, Rücken, Lumbal- und Sakral-Bereich (Abb. 3-46). Diese Technik wird hauptsächlich zur Behandlung von Weichteil-Rheumatismus, Spondylitis usw. angewendet.

11.3 Beklopfen mit der Handkante

Mit lockerem Handgelenk, gestreckten und leicht gespreizten Fingern beklopft der Therapeut rhythmisch mit der Handkante und dem kleinen Finger die betroffene Körperstelle des Patienten, um ein elastisches Zurückfedern des Gewebes zu erzeugen (Abb. 3-47). Diese Technik kann mit einer Hand oder alternativ mit beiden Händen ausgeführt werden. Sie wird vorrangig an der Schulter, am Rücken, im Lumbalbereich und an den Extremitäten angewendet.

11.4 Beklopfen mit der Handfläche

Mit der Handfläche klopft der Therapeut mit leicht angewinkelten Fingern auf die betreffende Körperstelle (Abb. 3-48). Diese Technik wird oft im Lumbal- und Sakralbereich, am Gesäß und anderen Körperregionen mit viel Muskulatur angewendet. Indikationen sind

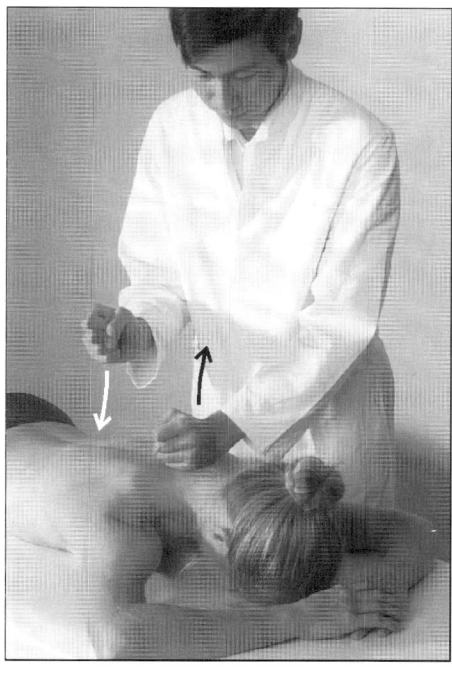

Abb. 3-46: Beklopfen mit
der Faust

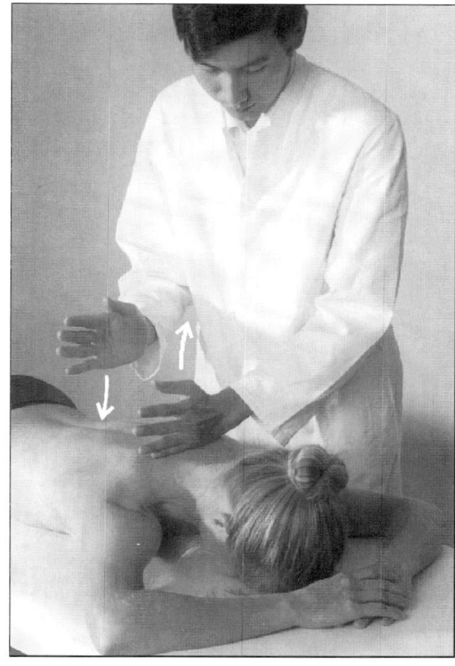

Abb. 3-47: Beklopfen mit der Handkante und
dem kleinen Finger

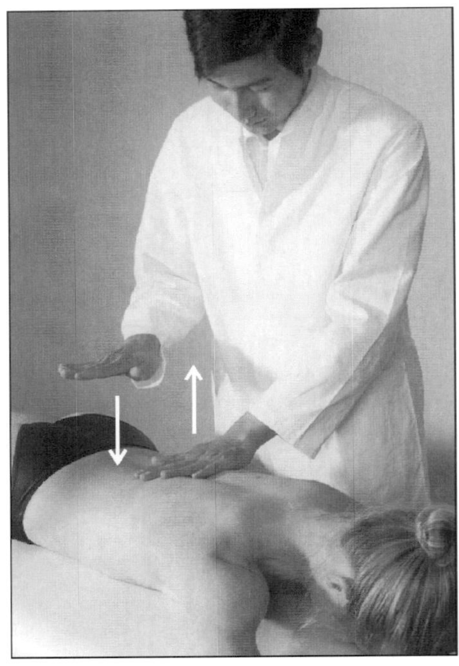

Abb. 3-48: Beklopfen mit der Handfläche
am Rücken und Brustkorb

Ischialgie, Bindegewebsverletzungen im Lumbal- und Sakralbereich und der Beine.

11.5 Beklopfen mit einem Stock

Der Therapeut beklopft aus dem Handgelenk heraus mit einem speziellen Holzstock oder einem Schlagstock mit einem Metallgriff die betroffene Körperstelle (Abb. 3-49). Dabei werden die Muskelfasern und Nervenenden gereizt und die Blutzirkulation angeregt. Dies wird oft zur Behandlung von Taubheitsgefühlen, Schmerzen und Ermüdungserscheinungen an Schulter, Rücken, Lumbal- und Gesäßbackenregion und den Beinen angewendet.

12. Allgemeine mobilisierende Manipulationen

Der Therapeut hält mit der einen Hand das proximale Ende des betroffenen Gliedes und das distale Ende mit der anderen Hand. Dann mobilisiert er in allen möglichen Bewegungsrichtungen des betreffenden Gelenks, wobei er die manipulative Kraft, die Amplitude und Frequenz allmählich steigert. Der Radius der Bewegungen sollte den pathologischen Begrenzungen und der Schwere der Krankheit angepaßt sein. Bei Patienten mit schwerer Ankylose, Schmerzen oder deutlichen Bewegungseinschränkungen sollte die Behandlung zuerst mit einigen leichten vorbereitenden Manipulationen eingeleitet werden.

Die allgemeine Mobilisation hat folgende Effekte: Aktivierung der Meridiane, Anregung der Blutzirkulation; durch Auflösen von Adhäsionen, Verhinderung eines weiteren Synovia-, Bänder- und Kapselschwundes, Verbesserung der Gelenkbeweglichkeit und Dehnfähigkeit der Muskulatur wird die Wiederherstellung der Gelenkfunktionen unterstützt. Die Indikationen schließen Funktionsstörungen der Gelenke, Ankylose, Gelenk-

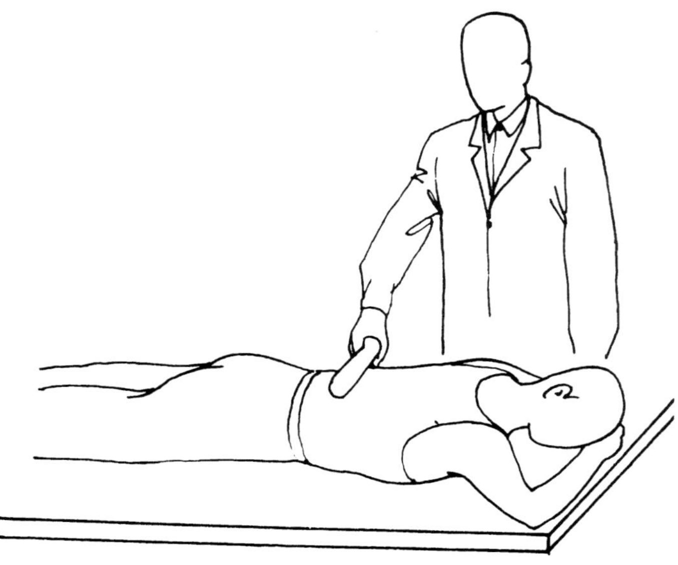

Abb. 3-49: Beklopfen mit einem Stock

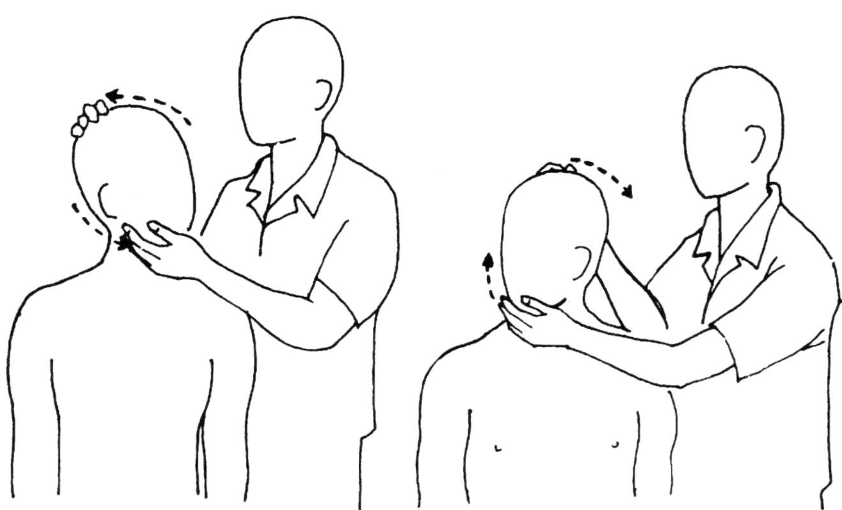

Abb. 3-50: Mobilisation des Nackens

schmerzen und -adhäsionen, Nackensteife und Periarthritis der Schulter ein. Diese Behandlung wird nicht bei frischen Verletzungen, Muskel- und Bänderrupturen, Dislokationen und Knochenbrüchen angewendet.

12.1 Mobilisation des Nackens

Der Patient sitzt auf einem Stuhl mit entspanntem Nacken. Der Therapeut hält mit der einen Hand am Scheitel und mit der anderen Hand am Unterkiefer des Patienten und mobilisiert mehrmals sanft den Kopf des Patienten (Abb. 3-50). Diese Technik wird zur Behandlung von Nackensteife, Zervikalspondylose, Bewegungseinschränkungen des Nackens und bei Muskelverspannungen des Nackens und des Rückens angewendet.

12.2 Mobilisation der Schulter

Mobilisation der Schulter am sitzenden Patienten: Der Patient sitzt mit entspannter Schulter. Der Therapeut hält mit der einen Hand die Schulter des Patienten und den Ellbogen oder das Handgelenk mit der anderen Hand und mobilisiert dann das Schultergelenk in kreisender Bewegung 10-30mal (Abb. 3-51).

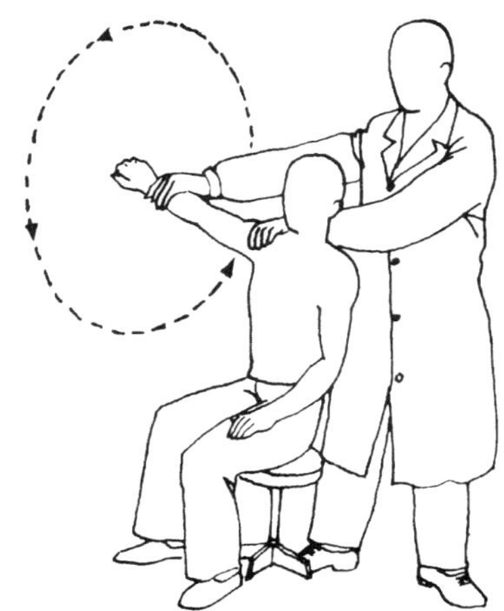

Abb. 3-51: Mobilisation der Schulter
am sitzenden Patienten

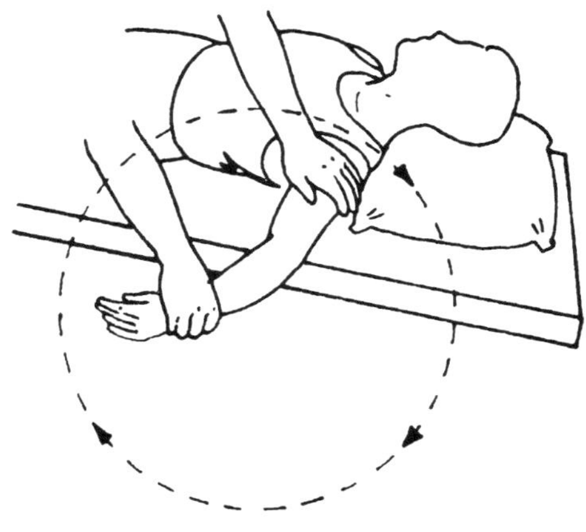

Abb. 3-52: Mobilisation der Schulter
am liegenden Patienten

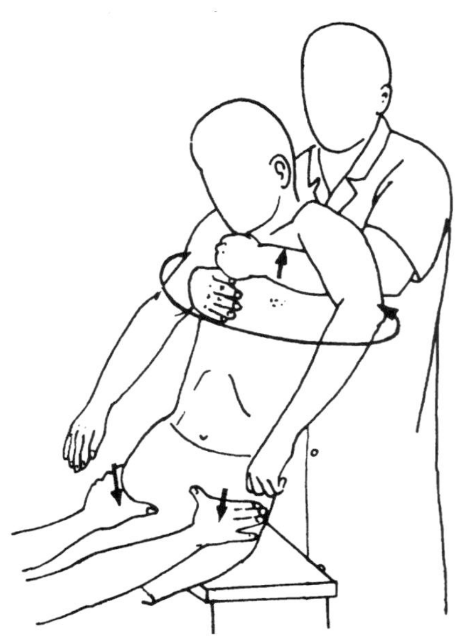

Abb. 3-53: Mobilisation des Lumbalbereichs
am sitzenden Patienten

Mobilisation der Schulter am liegenden Patienten: Der Patient liegt so auf dem Rücken, daß der betroffene Arm über den Tischrand hinausragt. Der Therapeut hält das Handgelenk des Patienten mit seiner Hand und mobilisiert das betroffene Schultergelenk 10-30mal (Abb. 3-52).

Diese beiden Methoden werden zur Behandlung von Adhäsionen, Funktionsstörungen und Periarthritis der Schulter angewendet.

12.3 Mobilisation des Lumbalbereichs

Der Patient sitzt mit entspanntem Lumbalbereich. Der Therapeut steht hinter dem Patienten und faßt ihn unter den Achselhöhlen, hält ihn fest und mobilisiert in guter Koordination beider Hände sanft den Lumbalbereich des Patienten (Abb. 3-53). Diese Technik wird hauptsächlich zur Behandlung von Lumbago, bei Bewegungseinschränkungen im Lumbalbereich und bei Verspannungen der Lendenmuskulatur angewendet.

12.4 Mobilisation des Hüftgelenks

Der Patient liegt auf dem Rücken. Das Bein der gesunden Seite ist gestreckt, das Hüft- und Kniegelenk der betroffenen Seite angewinkelt. Der Therapeut hält mit der einen Hand die Kniescheibe und mit der anderen Hand die Ferse des Patienten und mobilisiert das Hüftgelenk des Patienten 10-30mal (Abb. 3-54). Diese Technik wird zur Behandlung von Bindegewebsverletzungen, speziell bei Läsionen der Oberschenkelmuskulatur, angewendet.

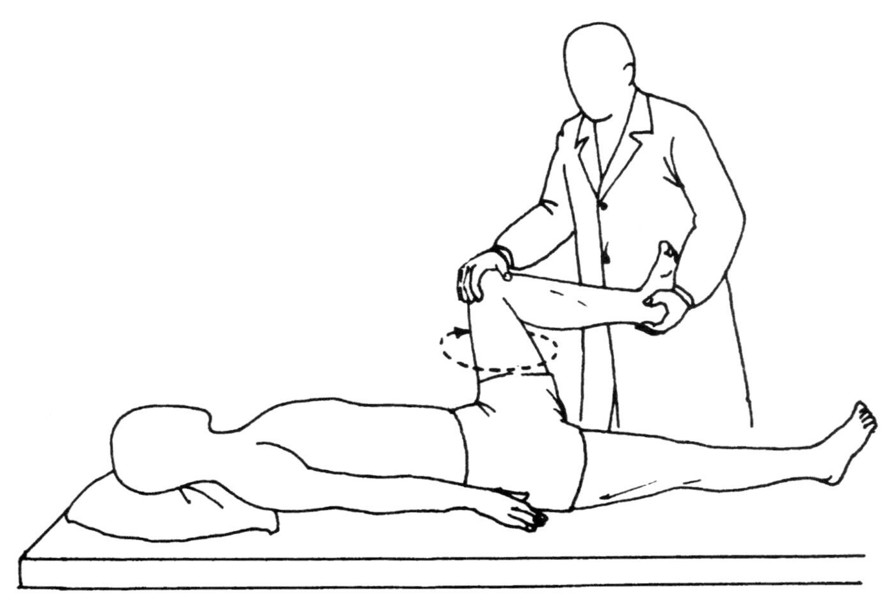

Abb. 3-54: Mobilisation des Hüftgelenks

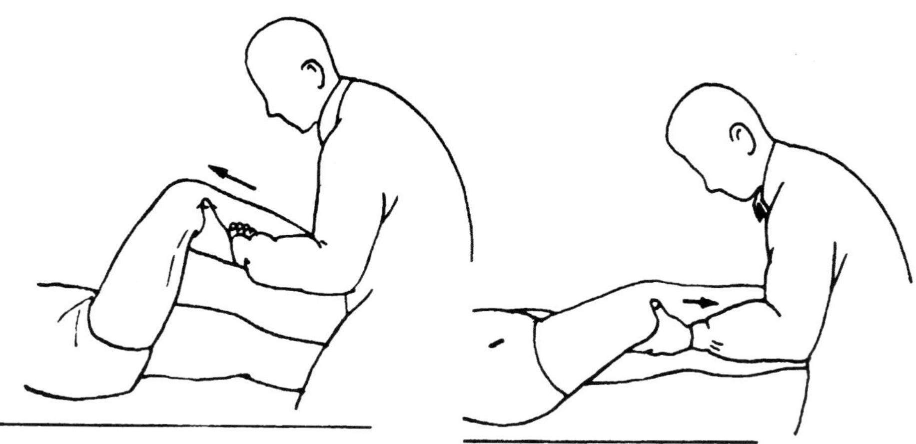

Abb. 3-55: Mobilisation der Kniegelenke

12.5 Mobilisation des Kniegelenks

Der Patient liegt auf dem Rücken. Der Therapeut hält mit der einen Hand die Ferse und mit der anderen Hand das Kniegelenk der betroffenen Seite des Patienten und mobilisiert es in alle möglichen Bewegungsrichtungen etwa 1 Minute lang (Abb. 3-55). Diese Technik wird zur Behandlung von Adhäsionen und anderen funktionalen Störungen des Kniegelenks angewendet.

12.6 Mobilisation der Sprunggelenke

Der Patient liegt auf dem Rücken, die unteren Gliedmaßen sind gestreckt. Der Therapeut hält mit der einen Hand den Knöchel und mit der anderen Hand die Zehen des Patienten und mobilisiert bei gleichzeitiger Traktion

die Sprunggelenke (Abb. 3-56). Diese Methode wird oft benützt zur Behandlung chronischer Schmerzen, Verklebungen und funktionalen Störungen der Sprunggelenke.

13. Zwickende Manipulationen

Mit dem Daumen und den anderen Fingern zwickt der Therapeut die Haut intermittierend an der betroffenen Stelle mit einer Frequenz von 50-60/Minute.

Diese Methode ist den Techniken des Greifens und des Kneifens ähnlich, aber sie bewirkt eine relativ sanfte manipulative Kraft. Zwicken wird oft im Gesicht, im Nackenbereich und beidseitig entlang der Wirbelsäule, für die Brust und die männlichen Genitalien angewendet.

Zwicken hat die Effekte, YIN und YANG zu balancieren, die Funktion der Milz und des Magens zu regulieren, das Fließen der Lebensenergie QI und des Blutes zu verbessern sowie die Muskulatur und die Knochen zu stärken. Diese Technik hilft, die Muskelspannung wiederaufzubauen, Schwellungen des Bindegewebes abzubauen, Adhäsionen und Verspannungen von Muskeln und Sehnen aufzulösen. Sie hilft ebenfalls bei Muskelermüdung, steigert die körperliche Widerstandskraft, verbessert die Verdauungsfunktionen und unterstützt das Wachstum und die Entwicklung bei Kindern. Sie wird angewendet zur Behandlung von Verdauungsbeschwerden, Ernährungsstörungen, Diarrhoe, Erbrechen bei Kindern, Krankheiten des Verdauungstrakts, Menstruationsstörungen, schmerzhafter Regelblutung, Neurasthenie,

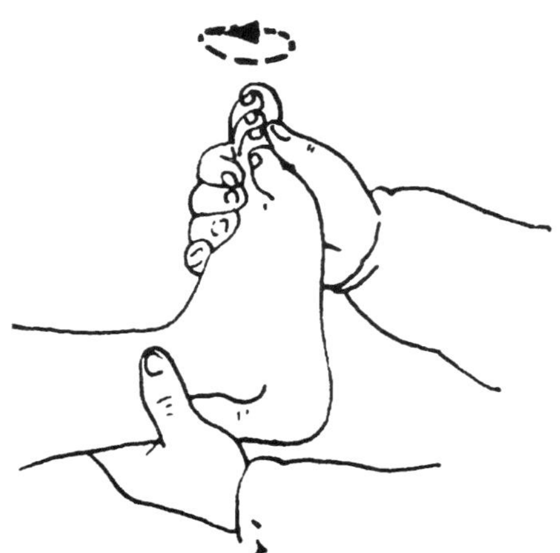

Abb. 3-56: Mobilisation der Sprunggelenke

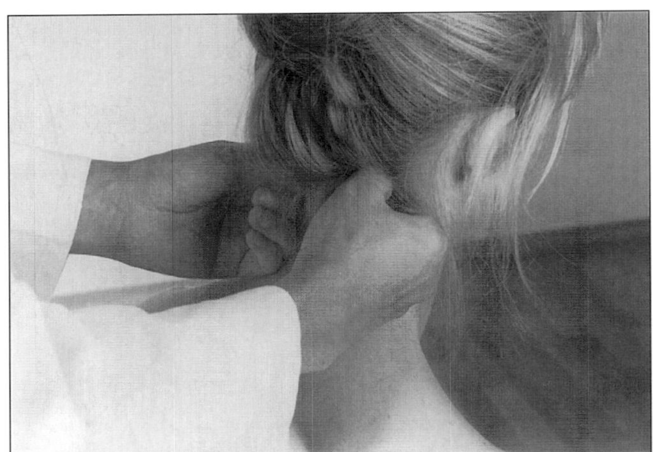

Abb. 3-57: Zwicken mit den Fingern

Schmerzen im Nacken und Rücken und Muskelverspannungen im Lumbalbereich bei Erwachsenen.

13.1 Zwicken mit den Fingern

Der Therapeut zwickt die betroffene Stelle entweder mit dem Daumen und den anderen Fingern oder mit dem Daumen und dem radialen Anteil des Zeigefingers. Diese Technik wird zur Behandlung von Muskel-, Sehnen- und Bänderbeschwerden angewendet (Abb. 3-57).

13.2 Zwicken entlang der Wirbelsäule

Der Patient liegt auf dem Bauch, beide Arme am Körper. Seine Rückenmuskeln sind entspannt. Der Therapeut steht an der linken Seite des Patienten, zwickt von unten nach oben beidseitig entlang der Wirbelsäule und hebt dabei die Haut hoch. Dazu benützt er abwechselnd beide Daumen und die mittleren Glieder der angewinkelten Zeigefinger. Die Haut wird gleich nach dem Zwicken angehoben oder abwechselnd erst nach mehrmaligem Zwicken (Abb. 3-58). Diese Methode wird zur Behandlung von Verdauungsstörungen bei Kindern, Anorexia, Diarrhoe, Ernährungsstörungen usw. angewendet.

14. Drehende Manipulationen

Der Therapeut hält z. B. den Finger des Patienten mit einer Hand fest und dreht mit dem Daumen und dem Zeigefinger seiner anderen Hand das Fingergelenk oder die Hautoberfläche, wie wenn man einen Faden dreht. Die Geschwindigkeit des Drehens sollte allmählich gesteigert werden und 1-2 Minuten andauern bis ein schmerzhaftes Gefühl entsteht (Abb. 3-59).

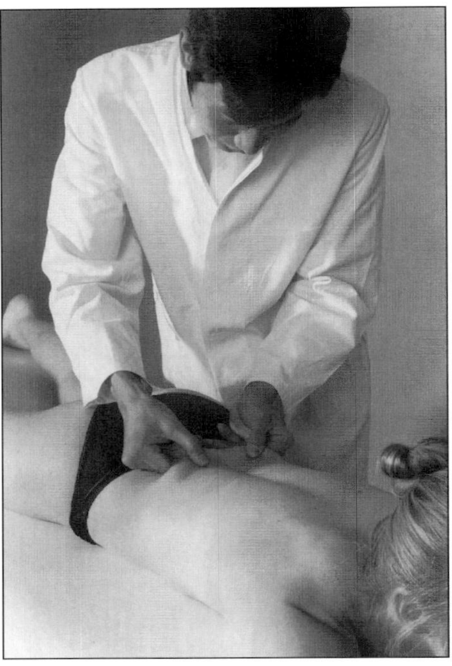

Abb. 3-58: Zwicken entlang der Wirbelsäule

Das Drehen hat den Effekt, das Fließen der Lebensenergie QI und des Blutes zu aktivieren, Muskeln und Sehnen zu entspannen, die Beweglichkeit der Gelenke zu verbessern, im speziellen die Blutzirkulation der distalen Enden und Funktion der Fingergelenke zu verbessern. Drehen wird angewendet zur Behandlung von Verletzungen der Fingergelenke und Bänder, Taubheitsgefühlen, Schmerzen, Bewegungseinschränkungen, rheumatoider Arthritis der Finger, Adhäsionen und Verspannungen der Flexoren der Hände und der Füße.

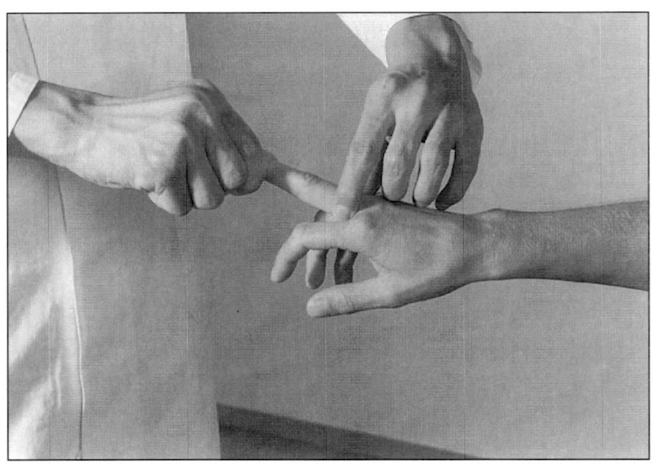

Abb. 3-59: Drehende Manipulation

15. Kratzende Manipulationen

Der Therapeut kratzt schnell auf der Hautoberfläche entweder mit seinem Fingernagel, der Spitze des Daumens, dem radialen Anteil des Daumens oder mit dem Zeige- und Mittelfinger bis ein lokaler Blutstau oder Petechien sichtbar werden. Der Druck sollte allmählich gesteigert werden. Die Finger des Therapeuten werden üblicherweise mit Wasser oder mit Methyl-Salizyl angefeuchtet. Manchmal wird anstatt eines Fingers eine Münze oder ein hartes, glattes Instrument zum Kratzen benützt.

Aus hygienischen Gründen ist es ratsam, die betreffende Körperstelle zu desinfizieren und ein steriles Instrument zu benutzen, u. a. wenn durch die Manipulation eine leichte Blutung erreicht werden soll. Diese Technik wird am Rücken oder an der Stirn zur Behandlung von Kopfschmerzen, Erkältungen, Fieber, Sonnenstich usw. angewendet. Durch die Verstärkung des Andrucks beim Kratzen kann der Therapeut tiefere Gewebeschichten erreichen (Abb. 3-60).

Diese Technik wird normalerweise an Kopf, Gesicht, Schulter, Rücken, den Zwischenrippenbereichen und entlang beider Seiten der Wirbelsäule angewendet. Sie ist in der Lage, Adhäsionen des Bindegewebes zu lösen und die Blutzirkulation zu verbessern. Die Indikationen

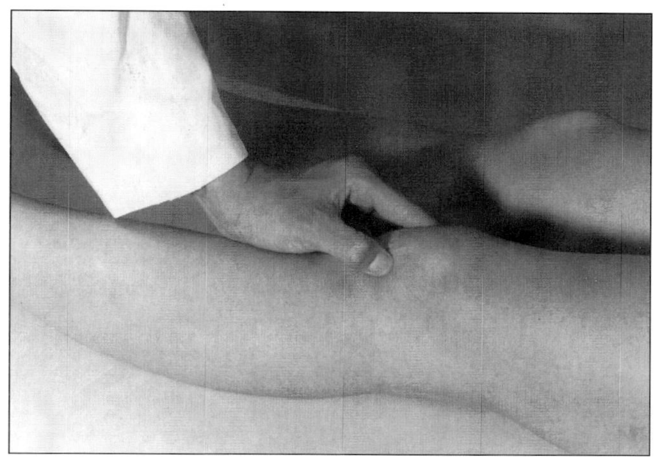

Abb. 3-60: Kratzende Manipulation mit dem Daumennagel an der Patella

beinhalten Kopfschmerzen, Erkältungen, Fieber, Sonnenstich, Zervikalspondylose und Lumbago.

16. Einrenkende Manipulationen

Anmerkung des Herausgebers: In der CMT werden Manipulationen beschrieben, die weitgehend den direkten, strukturellen Korrekturtechniken der Chiropraktik und Osteopathie entsprechen. Die Anwendung dieser

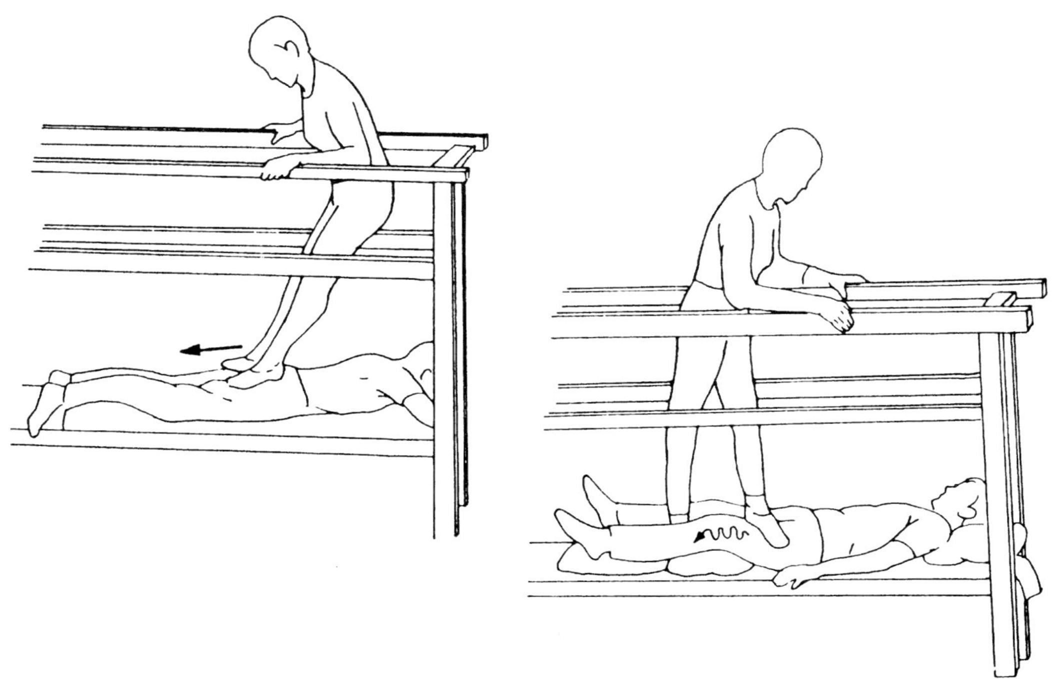

Abb. 3-73: Tretende Manipulation

Manipulationen erfordert eine genaue Diagnostik und Indikationsstellung, was eine intensive praktische Ausbildung voraussetzt. Dies kann ein Buch nicht leisten. Deshalb haben wir in Abweichung vom englischsprachigen Original auf eine Darstellung dieser schwierigen und teilweise nicht ungefährlichen Techniken verzichtet. Aus diesem Grund fehlen die Abbildungen 3-61 bis 3-72.

17. Tretende Manipulationen

Der Patient liegt mit dem Rücken oder mit dem Bauch auf einem speziellen Tisch, der an beiden Seiten zwei Handläufe hat. Dem Patienten wird ein Polster oder Kissen unter den Brustkorb oder unter die Beine gelegt. Der Therapeut trägt weiche Schuhe, hält sich an den beiden Handläufen des Tisches fest und tritt auf verschiedene Körperabschnitte des Patienten (Abb. 3-73).

Die Gewichtsbelastung entspricht dem Körpergewicht des Therapeuten und kann von ihm reguliert werden, indem er die Ellbogen und Knie beugt, sich auf den Holmen abstützt und mit den unterschiedlichen Teilen der Füße auftritt. Der Patient atmet mit dem pressenden Druck ein und atmet aus, wenn der Druck wieder nachläßt. Verschiedene Techniken wie Kneten, Pressen, Stoßen und Schütteln können mit den Fußsohlen oder Fersen ausgeführt werden. Diese Behandlung wird normalerweise einmal pro Tag für 15-20 Minuten angewendet. Das Treten hat die Effekte, Wind und Kälte zu vertreiben, aktiviert den Fluß der Lebensenergie QI und des Blutes, entspannt Muskeln und Sehnen und lindert bei Schmerzen. Es wird oft auf der Brust, dem Rücken, dem Lenden- und Gesäßbereich und an den Extremitäten zur Behandlung von Lumbago, Bandscheibenverschiebungen im Lumbalbereich, rheumatoider Arthritis, funktionaler Skoliose und Kyphose, Rheumatismus, von Muskelkrämpfen und -ermüdung angewendet.

Kontraindikationen sind Frakturen, Knochentuberkulose, Knochentumoren, Osteoporose, Spondylolisthesis sowie schwere Ankylose und Spondylitis. Die Technik wird auch nicht bei alten Patienten, schwangeren Frauen und bei Patienten mit schweren Herzkrankheiten angewendet.

18. Akupunkt-Beklopfen

Der Therapeut klopft kräftig und präzise auf Akupunkturpunkte, Meridiane oder Nervenbahnen bis der Patient das Gefühl einer Reizung, Kribbeln oder Ausdehnung

spürt. Die Stimulation durch diese Manipulation ist ähnlich der durch den Akupunktur erreichten Stimulation. Deshalb wird das Beklopfen auch „Finger-Akupunktur-Therapie" genannt. Mehr Kraft sollte beim Beklopfen von Meridianen und Nervenbahnen angewendet werden.

Diese Manipulation hat die Effekte, die Meridiane zu beleben, den Fluß des QI und des Blutes zu aktivieren, YIN und YANG auszugleichen und das konstruktive und defensive QI zu stabilisieren. Indikationen sind Hemiplegie, zerebrale Paralyse, Muskelatrophie, Bewegungseinschränkungen, Schmerzen auf Grund von Wind, Kälte und Nässe, Auswirkungen von Poliomyelitis und Enzephalitis, Neurasthenie, Lumbago und Beinschmerzen.

18.1 Akupunkt-Beklopfen am YIFENG-Punkt

Der Patient sitzt. Der Therapeut klopft kräftig mit der Spitze seines Zeigefingers auf den YIFENG-Punkt (M 17). Dabei steigert er allmählich die angewendete Kraft bis der Patient ein Gefühl der Reizung spürt (Abb. 3-74). Diese Technik wird auf beiden Seiten jeweils für 2 Minuten durchgeführt. Diese Behandlung wird bei Tinnitus, Hypakusis, Kopfschmerzen usw. angewendet.

18.2 Akupunkt-Beklopfen an den Beinen

Der Patient liegt auf dem Bauch. Der Therapeut klopft kräftig mit der Spitze seines Zeige- oder Mittelfingers entlang des Verlaufs des Ischiasnervs oder entlang des gestörten Milz-, Blasen-, Nieren- oder Gallenblasen-Meridians (Abb. 3-75). Der Patient kann dabei einen lokalen Schmerz verspüren, der bis in den Fuß ausstrahlt.

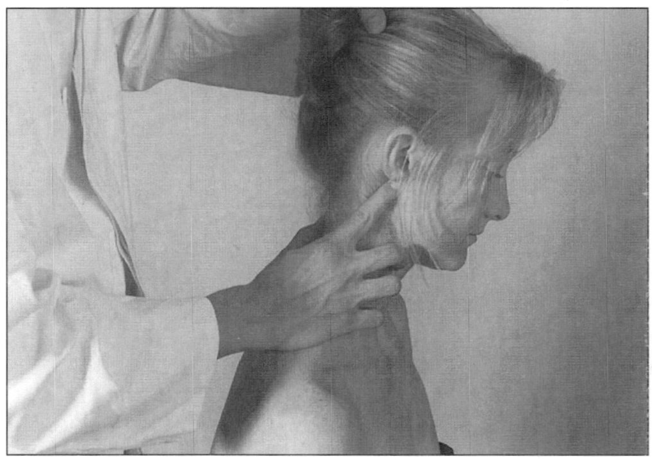

Abb. 3-74: Akupunkt-Beklopfen am YIFENG-Punkt

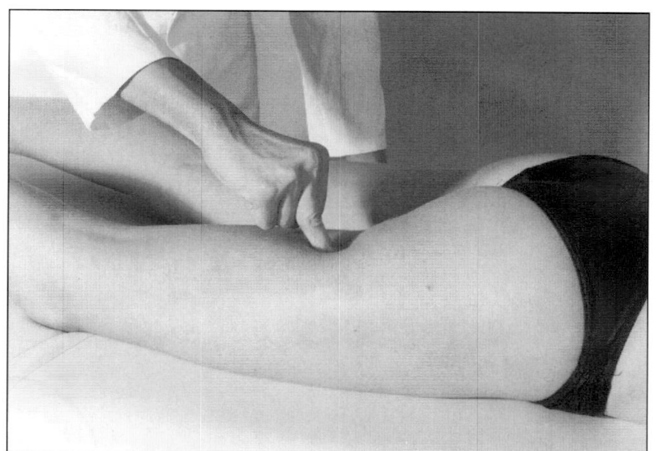

Abb. 3-75: Akupunkt-Beklopfen an den Beinen

Diese Methode wird zur Behandlung von Lumbago, Schmerzen und Lähmungen der unteren Extremitäten angewendet.

18.3 Akupunkt-Beklopfen an den Armen

Der Vorgang ist derselbe wie an den Beinen (Abb. 3-76). Diese Technik wird zur Behandlung von Neuroparalyse, Schmerzen in der Schulter und im Arm und bei zervikaler Spondylose angewendet.

18.4 Akupunkt-Beklopfen entlang der Wirbelsäule

Der Patient liegt auf dem Bauch und entspannt sich. Der Therapeut klopft kräftig mit der Spitze seines Mittelfingers entlang des Blasen-Meridians und auf die HUA-TUOJIAJI-Punkte (Extrapunkte 21) entlang beider Sei-

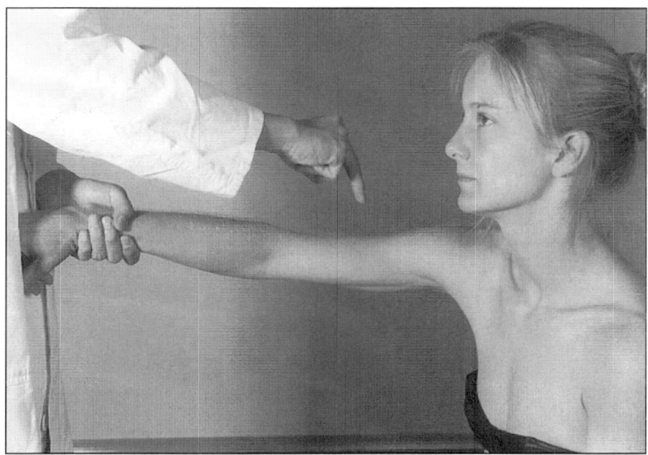

Abb. 3-76: Akupunkt-Beklopfen an den Armen

ten der Wirbelsäule (Abb. 3-77). Diese Technik wird in Kombination mit anderen Manipulationen zur Behandlung verschiedener Krankheiten angewendet.

18.5 Akupunkt-Beklopfen am FENGCHI-Punkt

Der Patient sitzt auf einem Stuhl. Der Therapeut klopft oder drückt kräftig mit der Spitze beider Daumen 1 Minute lang auf die bilateralen FENGCHI-Punkte (G 20) (Abb. 3-78). Der Patient kann dabei ein Gefühl von Reizung oder Ausdehnung haben, das bis in die Augen ausstrahlt. Indikationen sind Kopfschmerzen, Ophthalmalgie, Zervikalspondylose und Neurasthenie.

18.6 Akupunkt-Beklopfen am XUEHAI-Punkt

Der Patient sitzt auf einem Stuhl oder liegt mit leicht angewinkelten Beinen auf dem Rücken. Der Therapeut hält das Knie der betroffenen Seite und klopft auf den XUEHAI-Punkt (MP 10) (Abb. 3-79). Dies hat den Effekt, den Fluß der Lebensenergie zu regulieren und die Zirkulation des Blutes zu unterstützen.

Mit dieser Methode werden verschiedene Knochen- und Gelenksverletzungen, Osteoarthritis, Anämie, unregelmäßige Menstruation usw. behandelt.

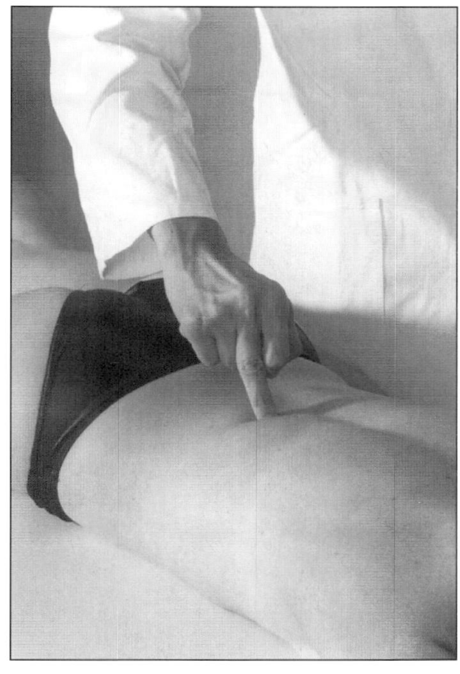

Abb. 3-77: Akupunkt-Beklopfen entlang
der Wirbelsäule

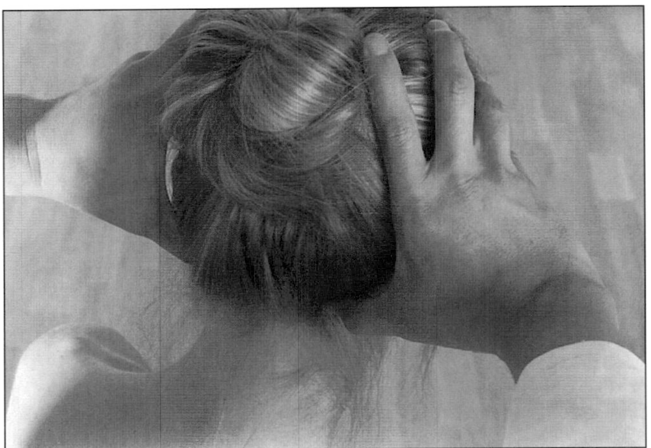

Abb. 3-78: Akupunkt-Beklopfen am FENGCHI-Punkt

18.7 Akupunkt-Beklopfen an den XIYAN-Punkten

Der Patient liegt auf dem Rücken, das betroffene Bein ist angewinkelt. Der Therapeut drückt und klopft mit seinen beiden Daumen auf die inneren und äußeren XIYAN-Punkte (Abb. 3-80).

Diese Methode wird bei jeder Behandlung an beiden Beinen angewendet. Indikationen sind verschiedene Arten von Kniebeschwerden.

Es gibt mehrere hundert Akupunkturpunkte, die für das Akupunkt-Beklopfen entsprechend ihrer Indikationen (siehe Kapitel 2) oder in Kombination mit anderen Methoden ausgewählt werden können.

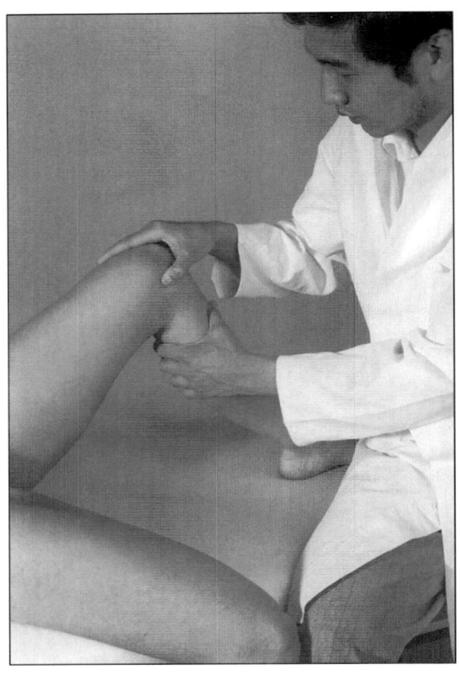

Abb. 3-80: Akupunkt-Beklopfen an den XIYAN-Punkten

19. Reibende Manipulationen

Mit leichtem Druck legt der Therapeut seine Hand auf die Hautoberfläche des Patienten. Dann reibt er entweder mit der Handinnenfläche, dem Daumenballen, der Handkante oder mit dem Daumen bei gleichbleibender Kraft und einer Frequenz von 100/Minute gerade oder in kreisender Bewegung, bis der Patient ein Hitzegefühl in dem betroffenen Gebiet spürt.

Das Reiben hat den Effekt, Wind und Kälte zu vertreiben, die Meridiane zu erwärmen, um ihre Blockaden aufzulösen, die Nerven- und Muskelfasern anzuregen, die Zirkulation von Blut und Lymphe zu steigern und die Versorgung der Haut und anderer Gewebe zu verbessern.

Die Methode kann auf dem gesamten Körper zur Behandlung von Paralyse, Atrophie und chronischen Muskelverspannungen, Weichteil-Rheumatismus und Fazialisparese angewendet werden.

19.1 Reiben mit der Handfläche

Der Therapeut drückt mit der Handfläche auf die Hautoberfläche des Patienten und reibt in geraden oder kreisenden Bewegungen (Abb. 3-81). Diese Methode wird oft an der Schulter, am Rücken, an der Brust und in

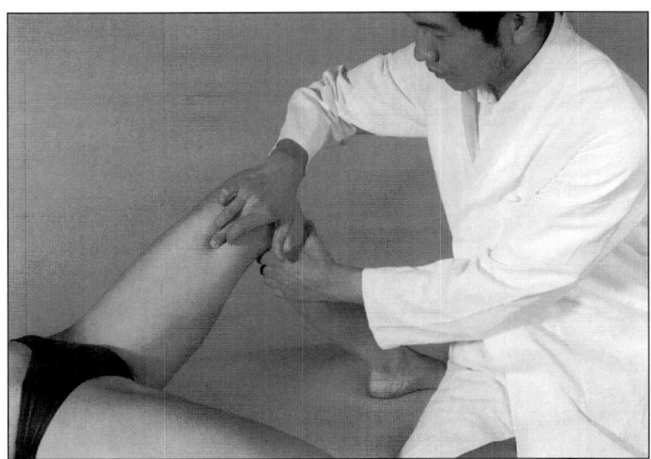

Abb. 3-79: Akupunkt-Beklopfen am XUEHAI-Punkt

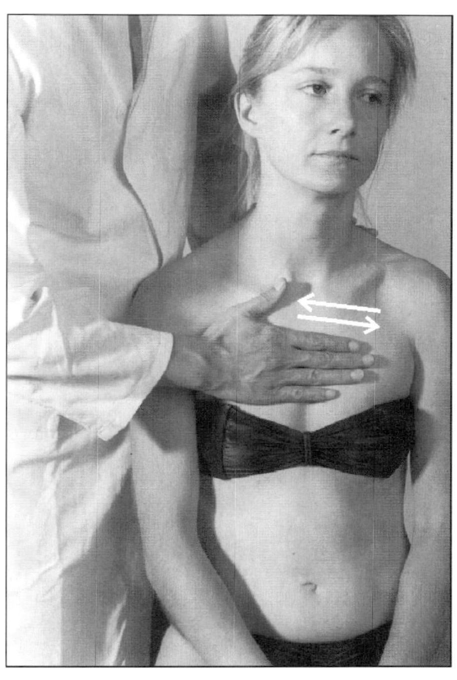

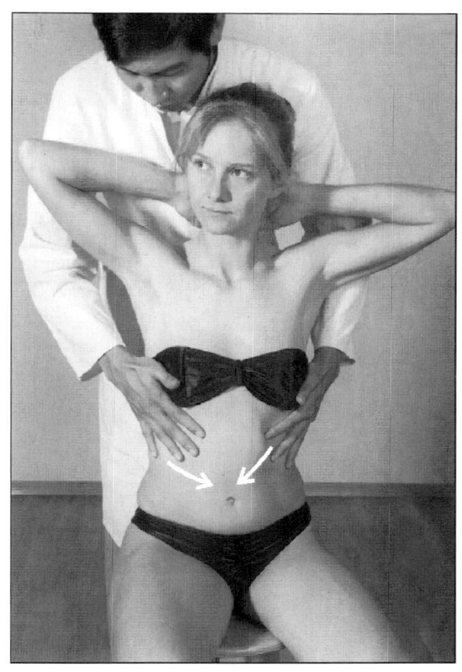

Abb. 3-81: Reiben mit der Handfläche auf dem Brustkorb

der Bauchregion zur Behandlung von Erkältungen, Nackenschmerzen, Schmerzen in der Brust und Rückenschmerzen angewendet.

19.2 Reiben mit dem Daumenballen

Der Therapeut drückt mit seinem Daumenballen auf die Hautoberfläche des Patienten und reibt in geraden Bewegungen. Diese Technik wird zur Behandlung von Sehnenverletzungen der Extremitäten und von Gelenkschmerzen angewendet (Abb. 3-82).

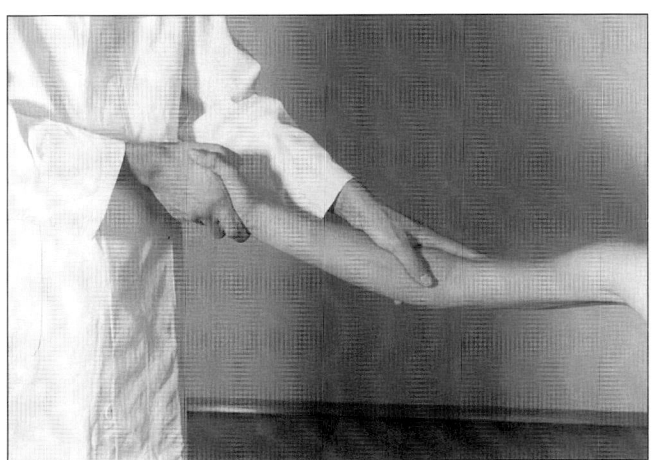

Abb. 3-82 Reiben mit dem Thenar

19.3 Reiben mit der Handkante

Der Therapeut drückt seine Handkante auf die Hautoberfläche des Patienten und reibt in gerader oder kreisender Bewegung (Abb. 3-83). Dies wird zur Behandlung von Rheumatismus des Rückens und des Lumbalbereiches und von Muskel- oder Sehnenkrämpfen angewendet.

19.4 Reiben mit den Fingern

Der Therapeut reibt auf bestimmten Bereichen des Körpers mit dem radialen Anteil des Daumens oder mit der Daumenkuppe nach links oder rechts, rückwärts oder vorwärts (Abb. 3-84). Beim Reiben auf der Brust oder auf dem Rücken werden in der Regel die anderen Finger benützt (Abb. 3-85). Diese Technik wird am Kopf, an den Gelenken der Extremitäten und an der Brust und am Rücken angewendet.

20. Zupfende Manipulationen

Der Therapeut zupft vertikal die Haut über der zu behandelnden Körperstelle – wie wenn man ein Saiteninstrument zupft – indem er Daumen und Zeigefinger zusammendrückt. Er hebt die Haut am Verlauf der Muskeln, Sehnen, Bänder und Nervenstränge oder an

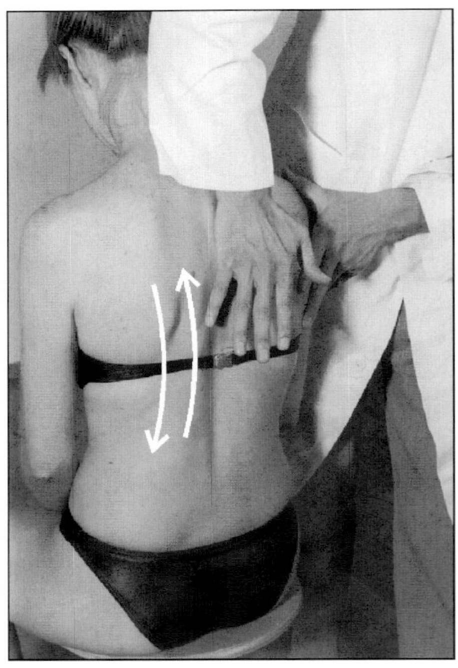

Abb. 3-83: Reiben mit der Handkante

bestimmten Akupunkturpunkten an. Dabei entsteht ein Gefühl von Reizung, Kribbeln und Ausdehnung. Diese Technik erzeugt eine sehr starke Stimulation. Eine zu

starke Kraftanwendung sollte jedoch vermieden werden, um Verletzungen der Nervenbahnen und des Bindegewebes auszuschließen.

Das Zupfen hat die Effekte, die Muskeln und Sehnen zu entspannen, den Fluß der Lebensenergie QI und des Blutes zu aktivieren sowie Krämpfe und Schmerzen aufzulösen. Experimentelle Studien zeigen, daß dadurch die Nerven angeregt werden, die Reizleitung beschleunigt und das Zusammenwirken von Nerven und Muskeln verbessert wird.

Klinisch wird diese Methode an Nacken, Schulter, Rücken, Lumbalbereich und den Extremitäten zur Behandlung von Adhäsionen bei Muskeln, Sehnen, Bändern, Gelenkkapseln und Nervenbahnen angewendet und um subkutane Knotenbildung, Akroparalyse und Neuroparalyse zu behandeln.

20.1 Muskel-Zupfen

Am Beispiel des M. sternocleidomastoideus: Der Patient sitzt und dreht seinen Kopf zur gesunden Seite. Der Therapeut hält mit der einen Hand den Kopf des Patienten, legt die andere Hand auf den Processus mastoideus und zupft dann den M. sternocleidomastoi-

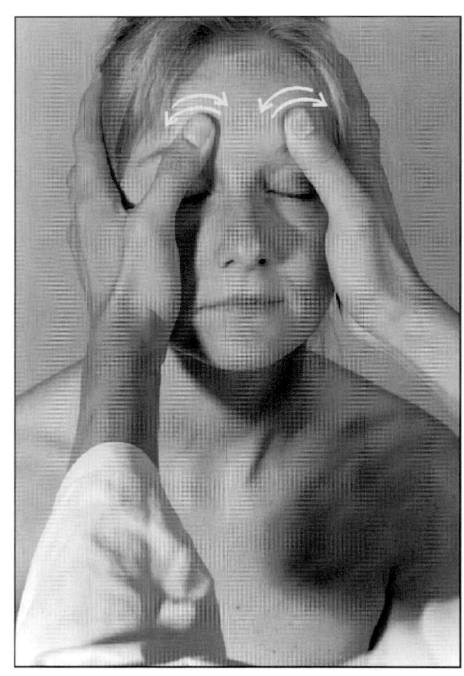

Abb. 3-84: Reiben mit der
Daumenkuppe

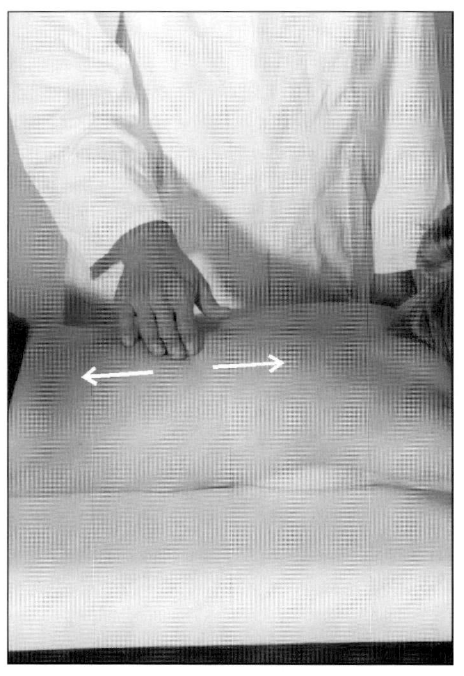

Abb. 3-85: Reiben mit den Fingern
auf dem Rücken

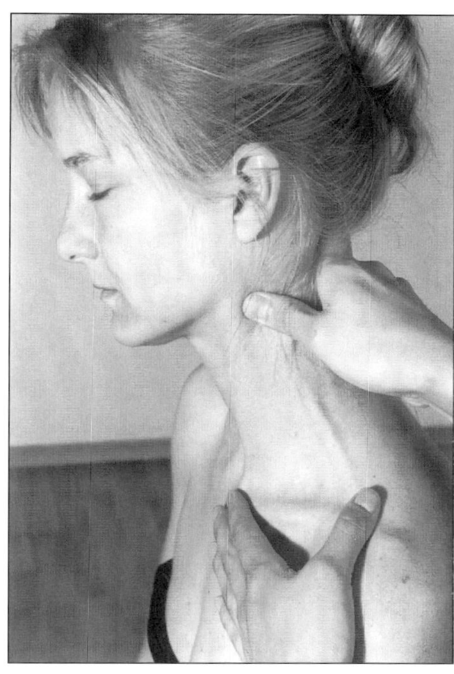

Abb. 3-86: Zupfen am M. sternocleidomastoideus

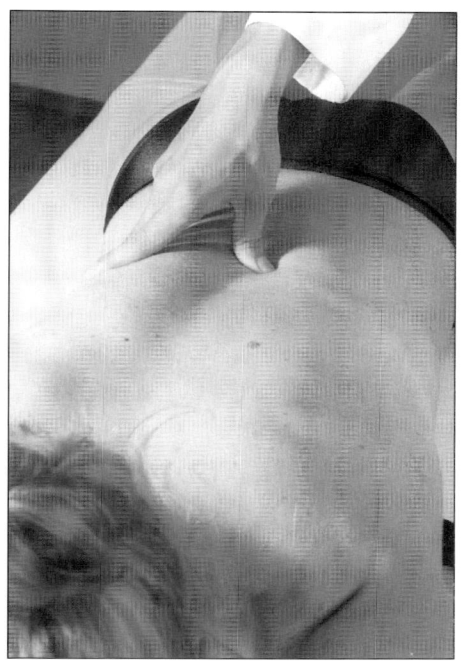

Abb. 3-87: Zupfen an supraspinalen Bändern

deus von seinem Ursprung bis zum Ansatz (Abb. 3-86). Indikationen sind Nackensteife und muskulärer Schiefhals bei Kindern.

20.2 Bänder-Zupfen

Im Zusammenhang mit alten Verletzungen an supraspinalen Bändern können beim Patienten schnurartige Verhärtungen, Bänderschwäche und Schwellungen festgestellt werden. Durch Zupfen entlang der Bänder können sie behandelt werden. (Abb. 3-87).

20.3 Zupfen entlang von Nervenbahnen

Für die Behandlung von Taubheitsgefühlen in den Fingern und Muskelatrophie bei Zervikalspondylose kann das Zupfen von Nervenbahnen benützt werden. Am Beispiel des N. ulnaris: Der Therapeut umfaßt mit der einen Hand den Unterarm des Patienten, plaziert die andere Hand oberhalb des Ellenbogens und zupft mit seinen Fingern den N. ulnaris 3-5mal, bis der Patient ein kribbelndes Gefühl spürt, das bis in den Ringfinger und den kleinen Finger ausstrahlt (Abb. 3-88).

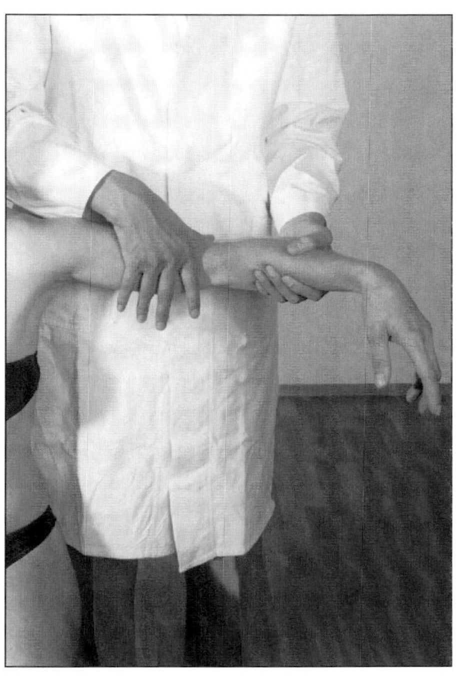

Abb. 3-88: Zupfen des N. ulnaris

Chinesische Manuelle Therapie bei Kinderkrankheiten

Die CMT bei Kinderkrankheiten hat sich über hunderte von Jahren entwickelt. Ohne die Hilfe von Medikamenten oder Instrumenten benützt sie einzigartige Techniken und erzielt damit bemerkenswerte therapeutische Effekte. Ihre Theorie wurzelt in der TCM und wird entsprechend der physiologischen und pathologischen Charak-

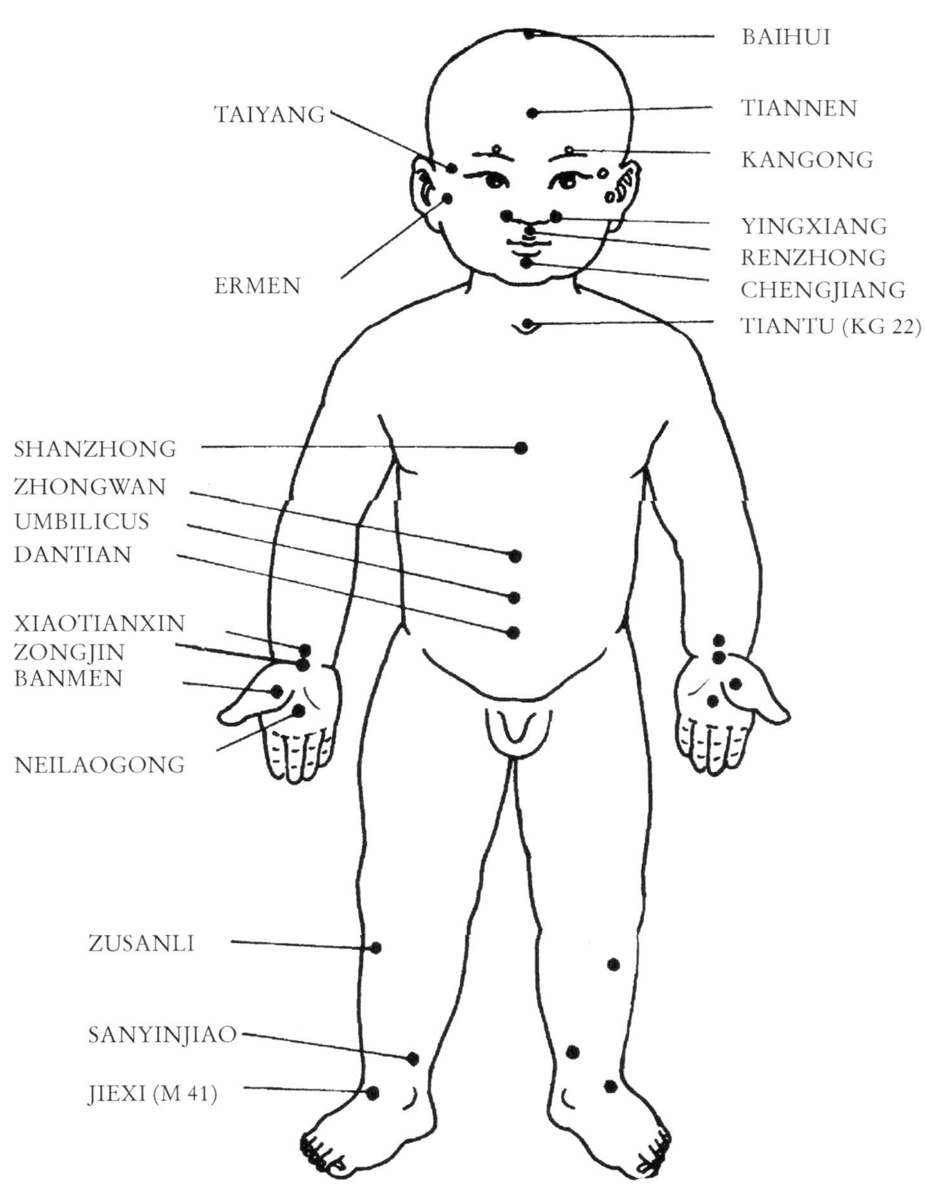

Abb. 4-1: Akupunkturpunkte zur Behandlung von Kinderkrankheiten (1)

teristika bei Kindern angewendet. Viele Kinderkrankheiten können behandelt werden, indem Blockaden der Meridiane aufgelöst werden, die Zirkulation des QI und des Blutes unterstützt wird, das konstruktive und defensive QI reguliert und YIN und YANG balanciert werden.

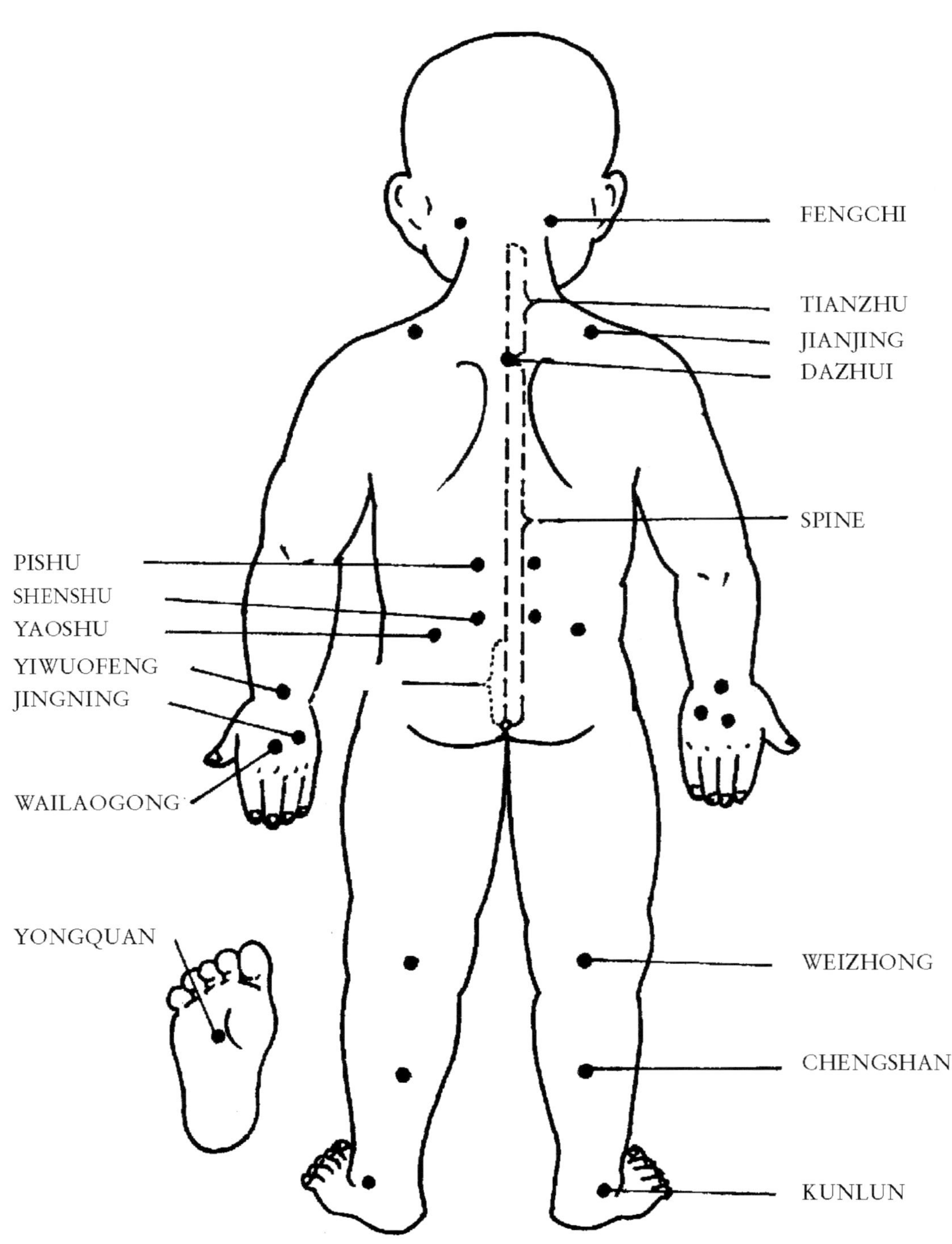

Abb. 4-2: Akupunkturpunkte zur Behandlung von Kinderkrankheiten (2)

1. Indikationen und Vorsichtsmaßregeln

1.1 Indikationen

Fast alle Kinderkrankheiten können mit CMT behandelt werden. Ausgenommen sind Brüche, Infektionen, Tuberkulose, Verletzungen mit offenen Wunden und Dermatosen. Die therapeutischen Effekte sind besonders gut bei Krankheiten wie infantiler Diarrhoe, Obstipation, Analprolaps, Erbrechen, Bauchschmerzen, Fieber, Erkältung, Husten, Verdauungsstörungen, Unterernährung, zu geringer Harnproduktion, muskulärem Schiefhals und infantiler Tendovaginitis. Die heilenden Effekte können erhöht und die Behandlungsdauer kann verkürzt werden, wenn die CMT noch mit anderen Therapien wie Akupunktur und Moxibustion kombiniert wird. Bei Kindern mit einer schwachen physischen Konstitution, jedoch ohne eine bestimmte Krankheit, kann eine CMT-Behandlung zur generellen Stabilisierung und Vorbeugung beitragen.

1.2 Vorsichtsmaßregeln

Die nachfolgenden Prinzipien müssen immer beachtet werden: Um eine Krankheit behandeln zu können, muß zuerst die primäre Ursache festgestellt werden. Bei Notfällen muß zunächst der akute Zustand und dann erst die Ursache behandelt werden. Die Behandlung sollte für Kinder angemessen sanft und gleichmäßig sein. Die Kraft und die Geschwindigkeit der Manipulation sollten allmählich gesteigert werden. Manchmal sollte Talkumpuder oder eine Massageemulsion angewendet werden, um eine lokale Schädigung der Hautoberfläche zu vermeiden.

Um die therapeutischen Effekte für die meisten Krankheiten zu erhöhen und zu konsolidieren, sollte besonders auf die Regulierung der Milz und des Magens und auf die Tonisierung der Nieren geachtet werden. Abhängig vom Erscheinungsbild der Krankheit werden tonisierende und sedierende Techniken angewendet (siehe Kapitel 1). Als Beispiel: Bei der Behandlung von Diarrhoe auf Grund einer Leere der Milz können tonisierende Techniken effektiv sein, während Sedieren den Zustand verschlimmern würde.

2. Akupunkturpunkte

Die meisten Akupunkturpunkte, die für Kinder benützt werden, sind dieselben, wie sie in Kapitel 2 beschrieben wurden. Trotzdem gibt es eine Anzahl von Punkten, die speziell für Kinder geeignet sind. Diese Punkte sind in den Abbildungen 4-1 und 4-2 dargestellt.

3. Manipulative Techniken

Die Übertragung der Terminologie spezieller Manipulationen, die in der Behandlung von Kindern angewendet werden, ist ein sehr schwieriges Problem. Die chinesi-

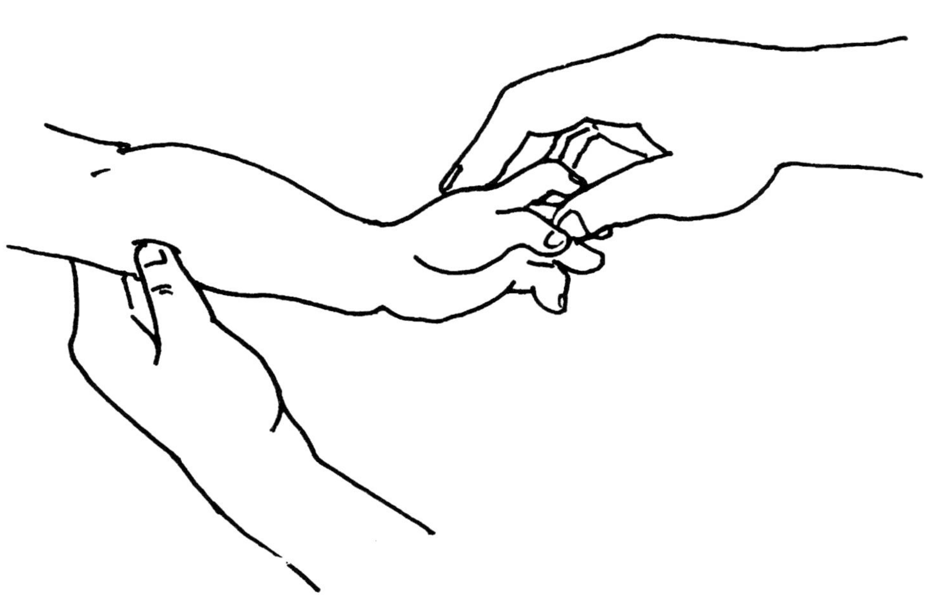

Abb. 4-3: CANG LONG BAI WEI

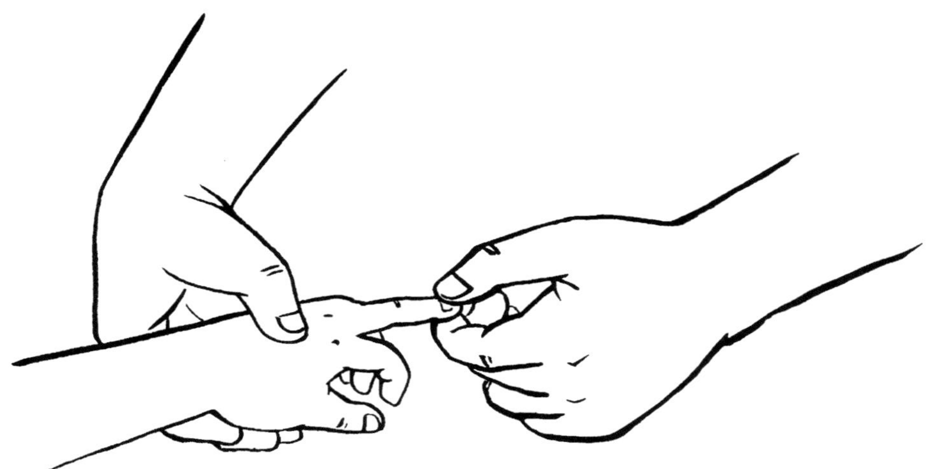

Abb. 4-4: DAN FENG YAO WEI

schen Ausdrücke der CMT in Bezug auf „Punkte" und „Meridiane", die stimuliert werden, Methoden die angewendet werden, Bereiche und Regionen, die behandelt werden, Effekte, die die Methoden erzeugen und andere Inhalte werden sehr bildhaft, oft sogar mit Chinesischen Sprichwörtern beschrieben. Um einen internationalen akademischen Austausch und die klinische Praxis zu erleichtern, steht hinter den chinesischen Bezeichnungen in Klammern eine deutsche Übersetzung, die helfen kann, die Originalbedeutung zu verstehen.

3.1 CANG LONG BAI WEI
(„Der Drachen wedelt mit seinem Schwanz")

Der Patient sitzt. Der Therapeut hält den Ellbogen des Patienten mit der einen Hand und schüttelt mit seiner anderen Hand den Zeige-, Mittel-, Ring- und kleinen Finger des Patienten 20-30mal nach links und rechts, wie „der Drachen mit seinem Schwanz wedelt" (Abb. 4-3).

Diese Methode wird bei jeder Behandlung auf beiden Seiten angewendet. Sie ist effektiv bei der Behandlung von Fieber, Husten, Schmerzen in der Brust und Obstipation.

3.2 DAN FENG YAO WEI
(„Der Phoenix schüttelt seinen Schwanz")

Der Patient sitzt. Mit dem Daumen und dem Zeigefinger der einen Hand drückt und knetet der Therapeut den LAOGONG Punkt (KS 8) des Patienten. Mit der

anderen Hand kneift und schüttelt er dann beim Patienten die Spitze des Mittelfingers 10-20mal, wie wenn „der Phoenix seinen Schwanz schüttelt" (Abb. 4-4). Diese Methode wird bei jeder Behandlung auf beiden Seiten angewendet. Sie reguliert das QI und das Blut, entspannt bei Verkrampfungen, behandelt Erkältungen usw.

3.3 FEN TUI JIAN JIA
(„Beidseitiges Stoßen der Schulterblätter")

Der Patient liegt auf dem Bauch. Der Therapeut knetet kurz mit seinen Daumen auf beiden Seiten des 3. Brustwirbels, dann stößt er 50-100mal (Abb. 4-5) abwärts entlang der medialen Ränder der Schulterblätter. Indikationen sind Fieber, Husten, verschleimter Rachen, Asthma und Pneumonie.

3.4 FENG HUANG DAN ZHAN CHI
(„Der Phoenix breitet seinen Flügel aus")

Der Patient sitzt. Mit der einen Hand hält der Therapeut das Handgelenk des Patienten und drückt mit seinem Daumen und Zeigefinger der anderen Hand die Handfläche und den dorsalen Aspekt des LAOGONG-Punktes (KS 8) 10-20mal (Abb. 4-6). Diese Methode wird bei jeder Behandlung auf beiden Seiten angewendet. Sie reguliert das QI und das Blut, erwärmt die Meridiane, belebt und wird sehr effektiv zur Behandlung verschiedener Kälte-Syndrome angewendet.

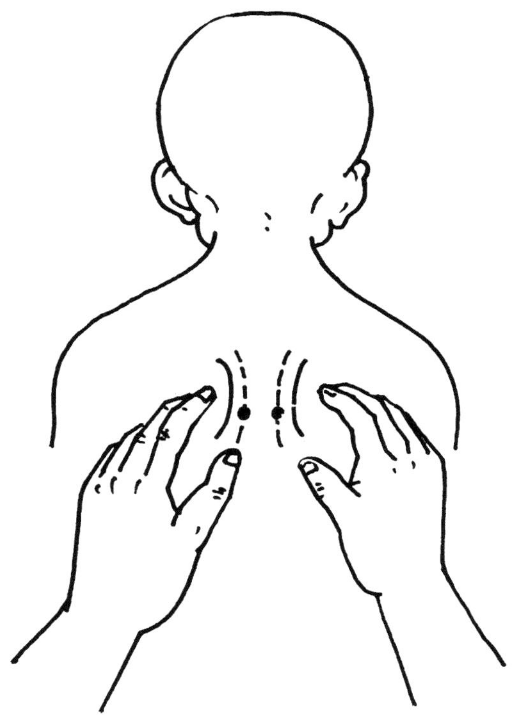

Abb. 4-5: FEN TUI JIAN JIA

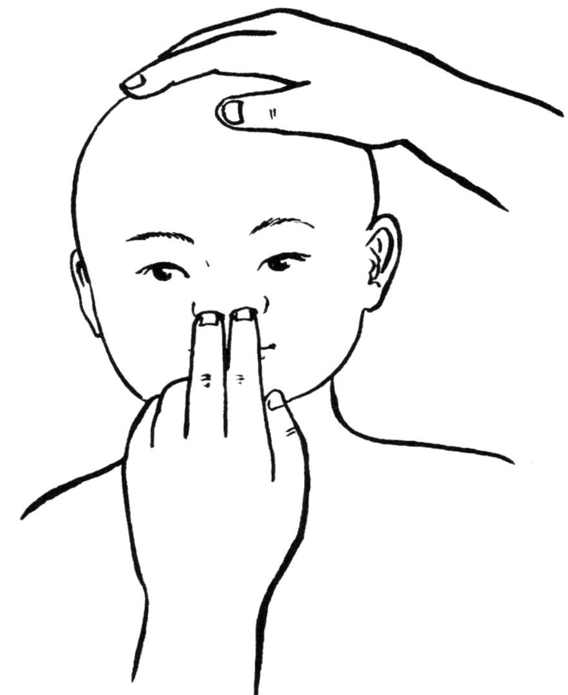

Abb. 4-7: HUANG FENG RU DONG

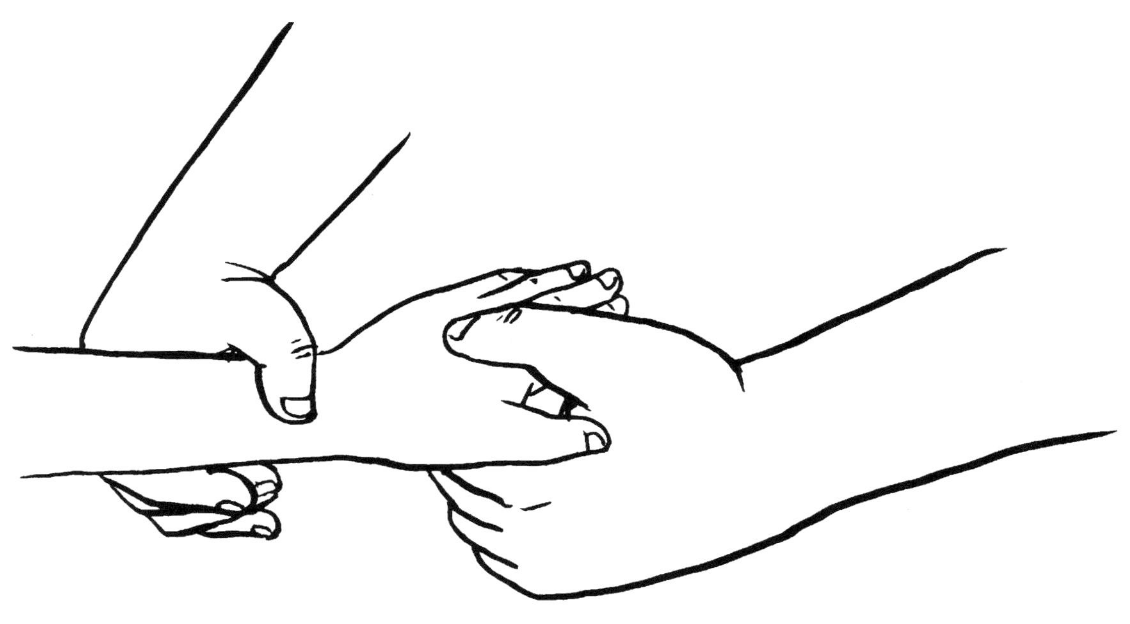

Abb. 4-6: FENG HUANG DAN ZHAN CHI

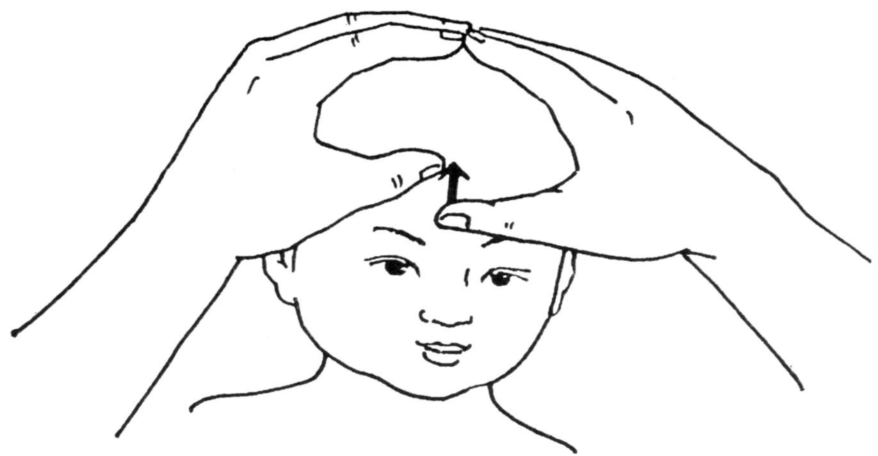

Abb. 4-8: KAI TIAN MEN

3.5 HUANG FENG RU DONG
("Die Wespe kehrt zu ihrer Honigwabe zurück")

Der Patient sitzt. Der Therapeut hält den Kopf des Patienten mit der einen Hand und stößt seinen Zeige- und Mittelfinger in die beiden Nasenlöcher des Patienten und knetet 10mal (Abb.4-7). Dies wird zur Behandlung von Erkältungen und bei verstopfter Nase usw. angewendet.

3.6 KAI TIAN MEN ("Öffnen der Himmelstür")

Der Patient sitzt. Der Therapeut stößt mit der Kuppe beider Daumen abwechselnd 20-50mal (Abb. 4-8) in einer geraden Linie von der Mitte der medialen Enden der Augenbrauen bis zum Haaransatz des Patienten nach oben. Indikationen sind Erkältungen, Fieber, Kopfschmerzen, Dysphorie und Ophthalmopathie.

3.7 QIA JIE XI
("Drücken des JIEXI-Punktes mit dem Fingernagel")

Lokalisation des JIEXI-Punktes (M 41): Am Übergang zwischen Bein und Fußrücken, zwischen den Sehnen des M. extensor digitorum longus und des M. hallucis longus, ungefähr auf der Höhe der Spitze des äußeren Malleolus. Der Patient sitzt oder liegt auf dem Rücken. Der Therapeut drückt den JIEXI-Punkt mit dem Nagel seines Daumens 3-5mal oder knetet ihn 20mal (Abb. 4-9). Diese

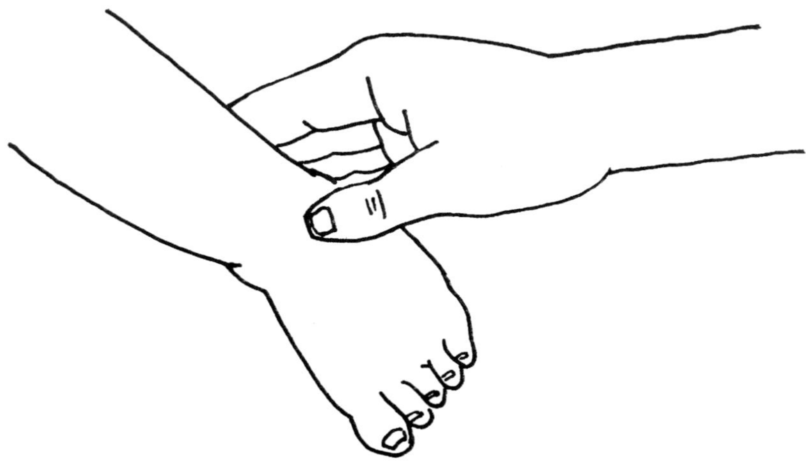

Abb. 4-9: QIA JIEXI

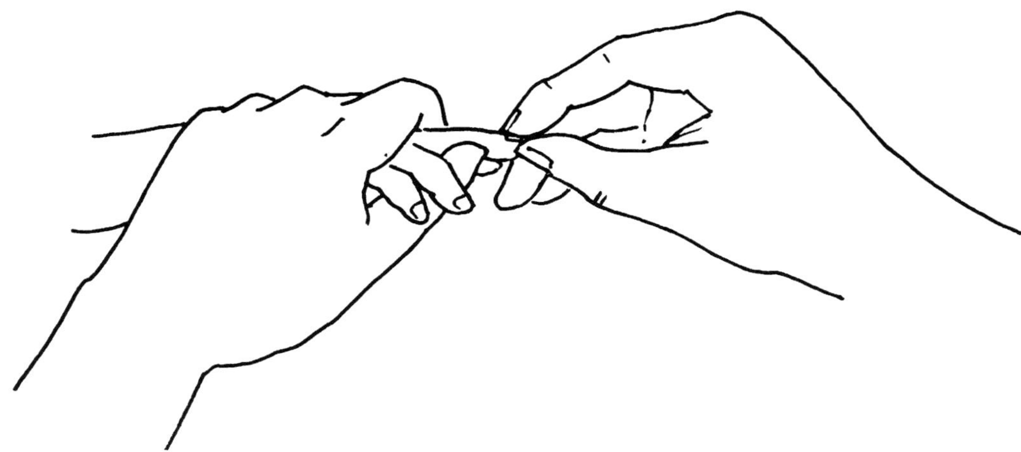

Abb. 4-10: QIA SHI XUAN

Methode wird bei jeder Behandlung auf beiden Seiten angewendet. Sie wird zur Behandlung von Krämpfen, Erbrechen, Diarrhoe und Versteifungen des Knöchelgelenks angewendet.

3.8 QIA SHI XUAN („Drücken der SHIXUAN-Punkte mit dem Fingernagel")

Lokalisation der SHIXUAN-Punkte: Auf der Spitze eines jeden der zehn Finger. Der Patient sitzt. Der Therapeut drückt oder kneift jeden der zehn SHIXUAN-Punkte mit dem Nagel seines Daumens 3-5mal (Abb. 4-10). Dies bewirkt eine Wiederbelebung, vertreibt Hitze und wird bei hohem Fieber, Obstipation, Ohnmacht und bei Muskelzucken der Extremitäten angewendet.

3.9 QING DA CHANG („Reinigen des Dickdarms")

Der Patient sitzt. Der Therapeut manipuliert stoßend mit seinem Daumen entlang des Gebiets zwischen dem Daumen und dem Zeigefinger des Patienten bis zur Spitze am radialen Anteil dieses Zeigefingers 200-400mal (Abb. 4-11). Diese Methode wird bei jeder Behandlung auf beiden Seiten angewendet. Sie wird zur Behandlung von Diarrhoe, Ruhr, Enteritis, Erbrechen, Analprolaps und Obstipation angewendet.

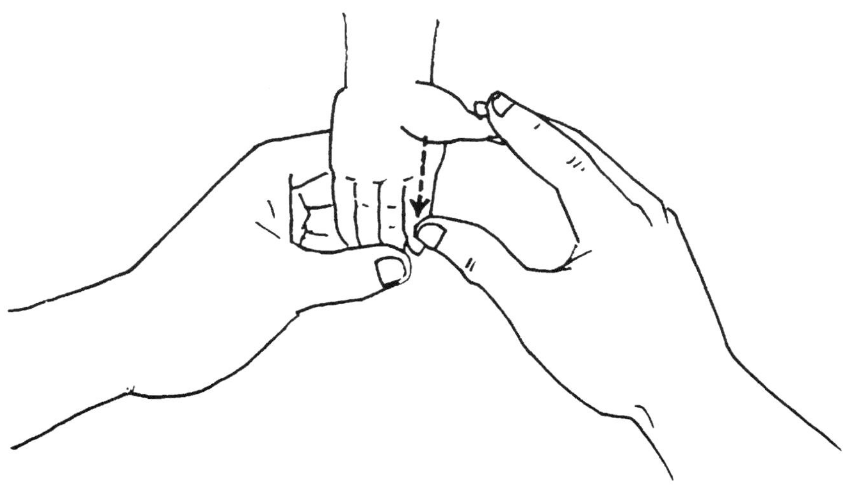

Abb. 4-11: QING DA CHANG

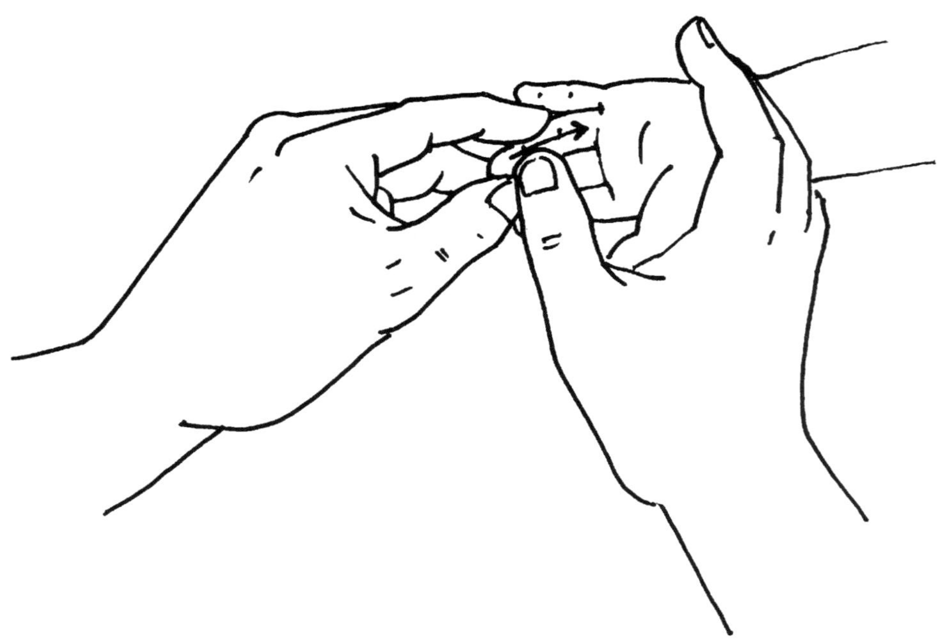

Abb. 4-12: QING FEI JING

3.10 QING FEI JING („Reinigen der Lungen")

Der Patient sitzt. Der Therapeut stößt mit seinem Daumen entlang der Innenseite des Ringfingers des Patienten von der Kuppe bis zur Wurzel 200-400mal (Abb. 4-12). Diese Methode wird bei jeder Behandlung auf beiden Seiten angewendet. Sie bewirkt die Eliminierung von Hitze aus der Lunge und kann zur Behandlung von Erkältungen, Husten, Asthma, Fieber und Obstipation angewendet werden.

3.11 QING GAN JING („Reinigen der Leber")

Der Patient sitzt. Der Therapeut stößt mit seinem Daumen entlang der Innenseite des Zeigefingers des Patienten von dessen Spitze bis zur Wurzel 200-400mal (Abb. 4-13). Diese Methode wird bei jeder Behandlung

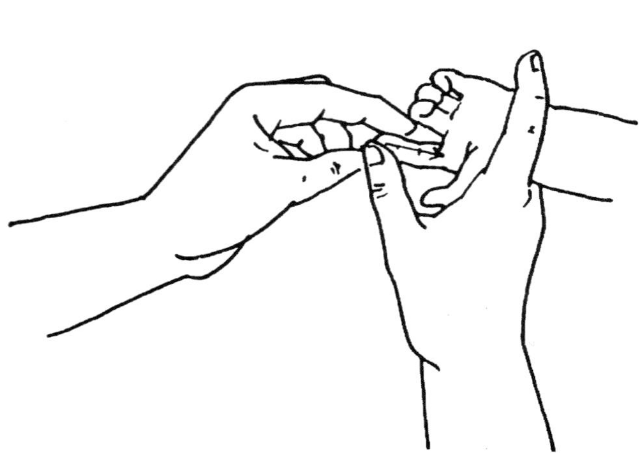

Abb. 4-13: QING GAN JING

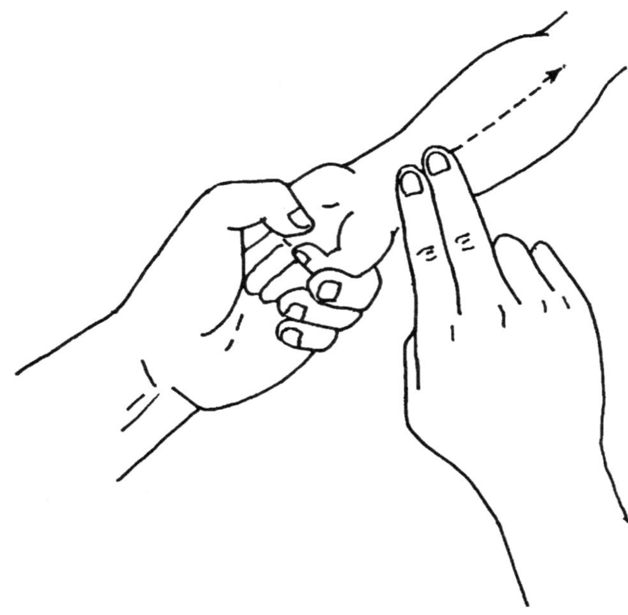

Abb. 4-14: QING TIAN HE SHUI

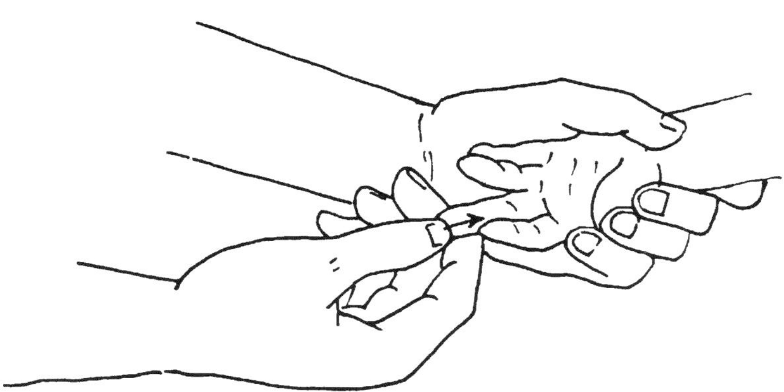

Abb. 4-15: QING XIN HUO

auf beiden Seiten angewendet. Sie beruhigt die Leber, vertreibt den Wind und wird zur Behandlung von Kinderlähmung, Dysphorie und Blutstau in der Bindehaut usw. angewendet.

3.12 QING TIAN HE SHUI
("Reinigen des Himmelsflusses")

Der Patient sitzt. Der Therapeut stößt mit seinem Mittel- und Zeigefinger von der inneren Beugefalte am Handgelenk bis zur Ellenbeuge des Patienten 300-500mal (Abb. 4-14). Diese Methode wird bei jeder Behandlung auf beiden Seiten angewendet. Sie vertreibt die Hitze und

hilft bei Schlaflosigkeit. Sie wird zur Behandlung von Fieber, Dysphorie, krankhaftem Weinen bei Nacht und Stomatitis aphthosa angewendet.

3.13 QING XIN HUO
("Eliminieren von Herz-Feuer")

Der Patient sitzt. Der Therapeut drückt 5-10mal mit dem Nagel seines Daumens auf die Kuppe des Mittelfingers des Patienten oder stößt auf der Innenseite des Mittelfingers von der Kuppe bis zur Wurzel 100-200mal (Abb. 4-15). Diese Methode wird bei jeder Behandlung auf beiden Seiten angewendet. Sie klärt die Hitze, hilft bei

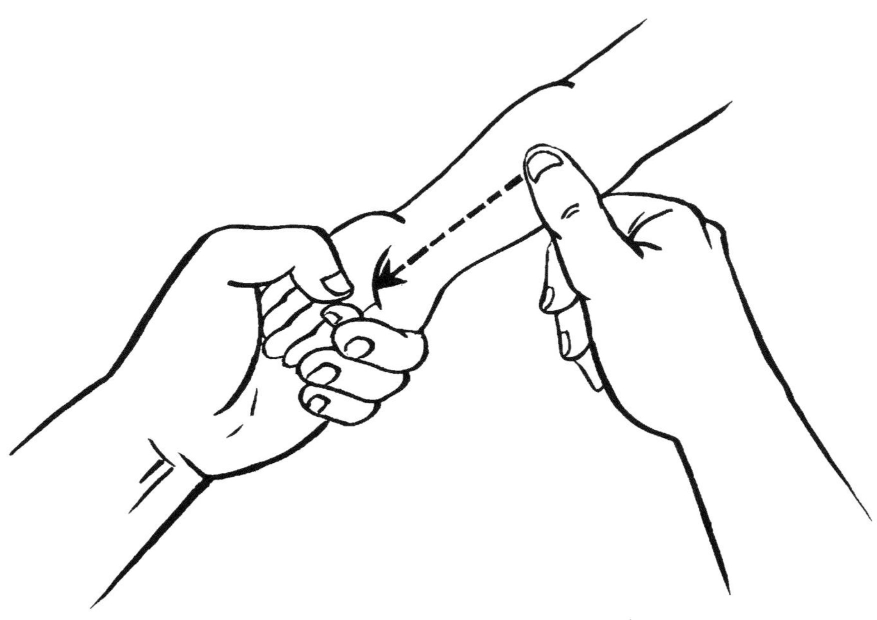

Abb. 4-16: QU TIAN HE SHUI

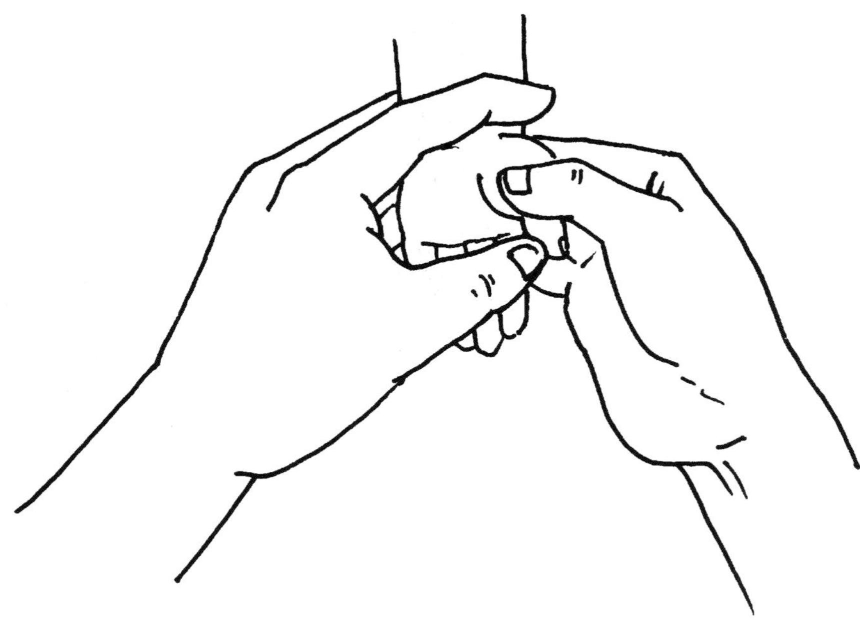

Abb. 4-17: ROU BAN MEN

Schlaflosigkeit, Krämpfen und Schmerzen. Sie wird zur Behandlung bei einem Koma auf Grund von hohem Fieber, Dysphorie, klonischen Krämpfen, Blutstau in der Bindehaut, braunem Urin und Stomatitis aphthosa angewendet.

3.14 QU TIAN HE SHUI
(„Wasserholen aus dem Himmelsfluß")

Der Patient sitzt. Der Therapeut stößt mit seinem Daumen, der mit kaltem Wasser angefeuchtet ist, von der Ellenbeuge des Patienten bis zum LAOGONG-Punkt (KS 8) 100-200mal (Abb. 4-16). Diese Methode wird bei jeder Behandlung auf beiden Seiten angewendet. Sie wird zur Behandlung von verschiedenen fiebrigen Erkrankungen benützt.

3.15 ROU BAN MEN („Kneten des Daumenballens")

Der Patient sitzt. Der Therapeut hält die Hand des Patienten mit der einen Hand und knetet mit der Kuppe seines Daumens der anderen Hand 50 mal den Daumenballen des Patienten, oder er stößt vom Daumenballen bis zur Beugefalte des Handgelenks 100mal (Abb.4-17). Diese Methode wird bei jeder Behandlung auf beiden Seiten angewendet. Sie wird zur Behandlung von Verdauungsstörungen, Blähungen, Magersucht, Erbrechen und Diarrhoe angewendet. Zur Behandlung bei Erbrechen

muß in umgekehrter Richtung – von der Beugefalte des Handgelenks zum Daumenballen – stoßend manipuliert werden.

3.16 ROU DAN TIAN („Kneten am DANTIAN")

Lokalisation des DANTIAN: Dieser Bereich liegt im oberen Drittel der Linie zwischen Nabel und Schambeinfuge.

Der Patient liegt auf dem Rücken. Der Therapeut knetet mit seiner Handfläche 3-5 Minuten (Abb. 4-18) auf dem DANTIAN. Indikationen sind Analprolaps, zu geringe Harnausscheidung, Schmerzen im Unterbauch usw.

3.17 ROU JING NING
(„Kneten am JINGNING-Punkt")

Lokalisation des JINGNING-Punktes: Auf dem Handrücken, in der Mitte zwischen dem 4. und 5. Metakarpalknochen.

Der Patient sitzt. Der Therapeut knetet mit seinem Daumen den JINGNING-Punkt 30-50mal (Abb. 4-19) oder er drückt ihn mit der Spitze seines Daumens eine Minute lang. Diese Methode wird bei jeder Behandlung an beiden Händen angewendet. Sie verbessert die Zirkulation des QI, hilft bei Magenverstimmung und Asthma und löst Verschleimung auf. Die Behandlung ist hilfreich

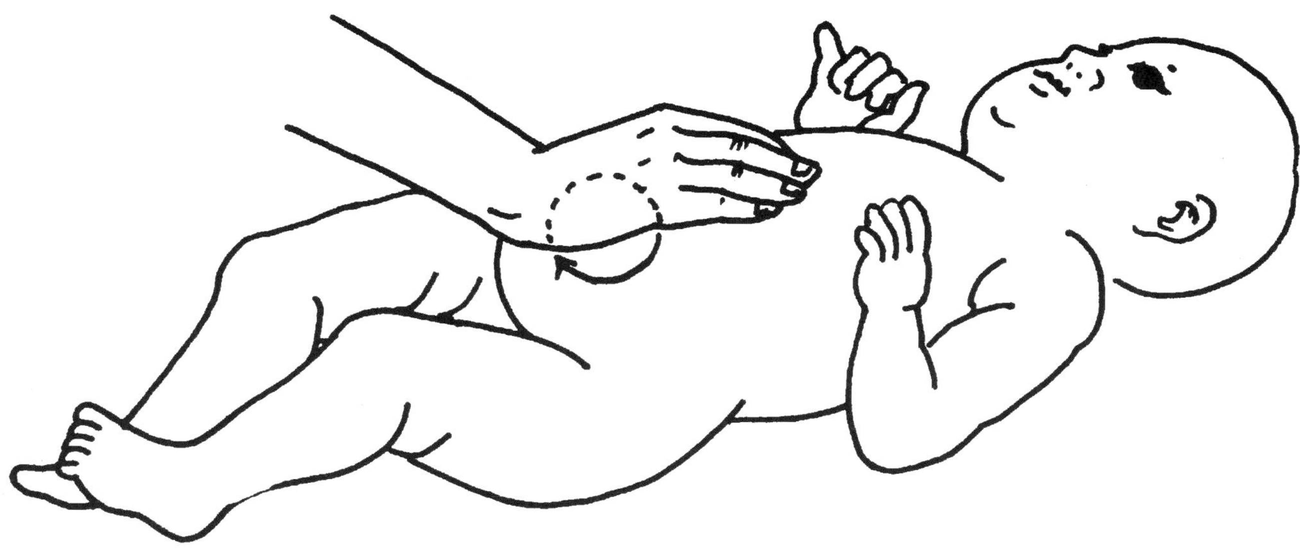

Abb. 4-18: ROU DAN TIAN

bei Verdauungsstörungen, Atemnot durch Verschleimung, Erbrechen und Bauchschmerzen.

3.18 ROU NEI LAO GONG
  („Kneten am inneren LAOGONG-Punkt")

Lokalisation des inneren LAOGONG-Punktes (KS 8): Auf der transversalen Beugefalte der Handinnenfläche, zwischen dem 2. und 3. Metakarpalknochen. Bei geballter Faust liegt dieser Punkt direkt unter der Spitze des Mittelfingers.

Der Patient sitzt. Der Therapeut knetet mit seinem Daumen den inneren LAOGONG-Punkt 50-100mal (Abb. 4-20). Diese Methode wird bei jeder Behandlung auf beiden Seiten angewendet. Sie klärt Hitze und löst Irritationen auf. Sie wird zur Behandlung von Fieber, Grippe und anderen epidemischen fiebrigen Erkrankungen angewendet. Dieselbe Stelle, aber auf dem Hand-

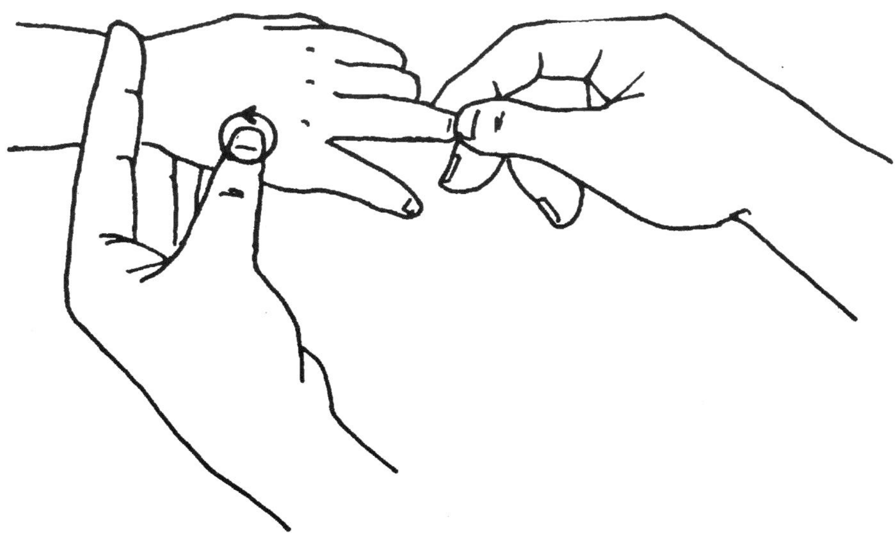

Abb. 4-19: ROU JING NING

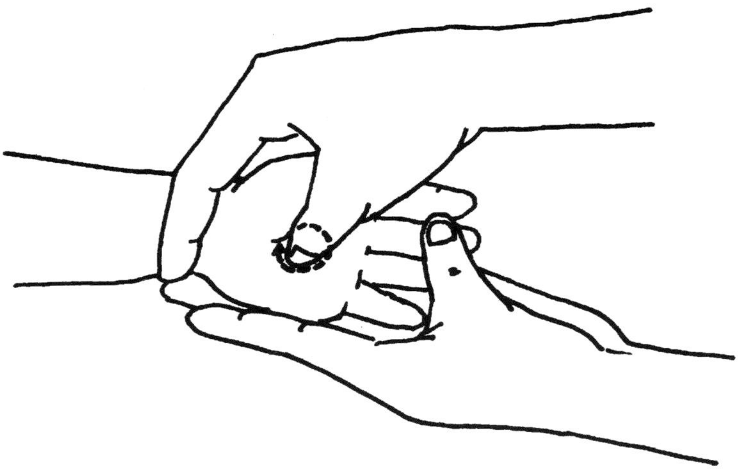

Abb. 4-20: ROU NEI LAO GONG

rücken wird WAI LAOGONG-Punkt oder „äußerer LAOGONG-Punkt" genannt. Kneten an diesem Punkt wird oft zur Behandlung von Erkältungen, Kopfschmerzen, Bauchschmerzen, Diarrhoe und Analprolaps wegen seiner Wirkungen, Schwitzen zu induzieren, YANG zu erwärmen und Kälte zu vertreiben, angewendet.

3.19 ROU PI SHU („Kneten am PISHU-Punkt")

Lokalisation des PISHU-Punktes (B 20): 1,5-3 cm seitlich der unteren Grenze des Processus spinosus des elften Brustwirbels.

Der Patient liegt auf dem Bauch. Der Therapeut knetet mit seinen Daumen beidseitig auf den PISHU-Punkten 10-30mal (Abb. 4-21). Dadurch werden die Funktionen der Milz und des Magens gestärkt und Nässe vertrieben. Indikationen sind Schmerzen in der Brust, Verspannungen im Bauch, Erbrechen, Diarrhoe, Ernährungs- und Verdauungsstörungen.

3.20 ROU QI HE GUI WEI („Kneten am Nabel und am Steißbein")

Der Patient liegt auf dem Rücken. Der Therapeut knetet mit seiner Handfläche in kreisender Bewegung den Nabel

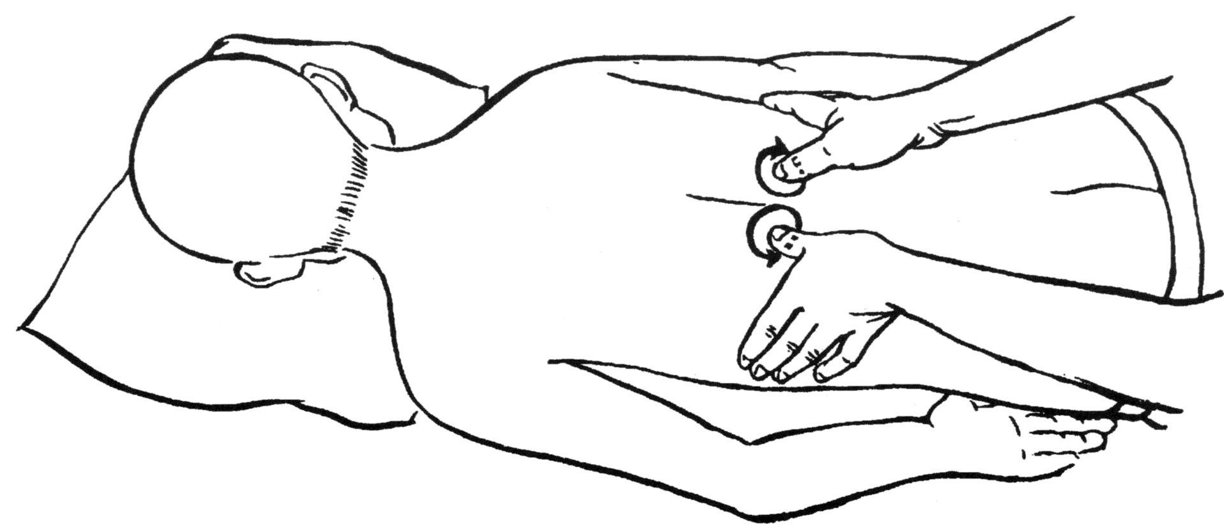

Abb. 4-21: ROU PI SHU

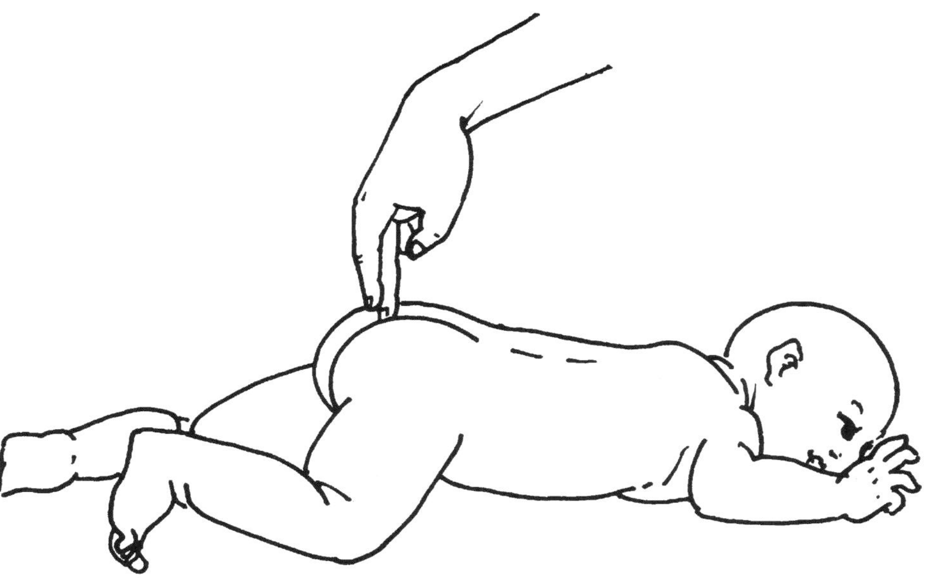

Abb. 4-22: ROU GUI WEI

(Abb. 4-29). Dann liegt der Patient auf dem Bauch. Der Therapeut knetet mit der Spitze seines Mittelfingers die Steißbeinspitze des Patienten und manipuliert stoßend 40-80mal (Abb. 4-22) aufwärts bis zum 2. Lendenwirbel (tonisierende Technik), und dann wieder 40-80mal abwärts bis zum Steißbein (sedierende Technik). Die Technik wird zur Behandlung von Diarrhoe, Dysenterie, Husten und Auswurf angewendet.

3.21 ROU SHAN ZHONG
("Kneten am SHANZHONG-Punkt")

Lokalisation des SHANZHONG-Punktes (KG 17): Auf der Mittellinie des Brustbeines, zwischen den Brustwarzen, auf Höhe des vierten Zwischenrippenraumes. Der Patient liegt auf dem Rücken. Der Therapeut knetet mit seinem Mittelfinger auf dem SHANZHONG-Punkt

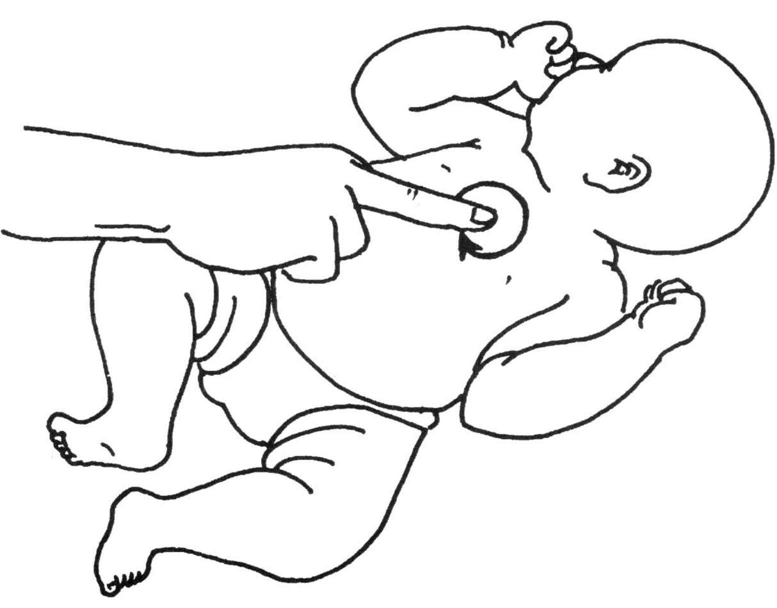

Abb. 4-23: ROU SHAN ZHONG

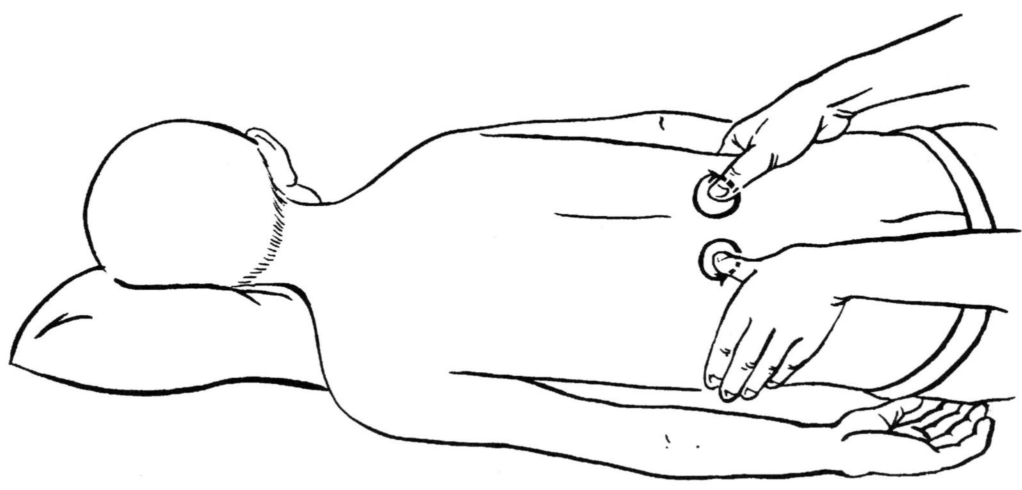

Abb. 4-24: ROU SHEN SHU

(Abb. 4-23), stößt mit seinen Daumen beidseitig vom SHANZHONG-Punkt bis zu den Brustwarzen oder stößt mit einem Daumen abwärts bis zum Processus xiphoideus. Diese Technik wird während jeder Behandlung 50-100mal gemacht. Sie wird zur Behandlung von Schmerzen in der Brust, Husten, Lungenentzündung und Erbrechen angewendet.

3.22 ROU SHEN SHU ("Kneten am SHENSHU-Punkt")

Lokalisation des SHENSHU-Punktes (B 23): 1,5-3 cm seitlich der unteren Grenze des Processus spinosus des zweiten Lendenwirbels. Der Patient liegt auf dem Bauch. Der Therapeut knetet beidseitig mit seinen Daumen 10-30mal auf den SHENSHU-Punkten (Abb. 4-24). Dadurch werden die Nieren tonisiert und die Knochen gestärkt. Es wird zur Behandlung von zu geringer Harnausscheidung, Obstipation, Schwächung der unteren Extremitäten und Poliomyelitis usw. angewendet.

3.23 ROU TIAN TU ("Kneten am TIANTU-Punkt")

Lokalisation des TIANTU-Punktes (KG 22): Im Zentrum der Fossa suprasternalis. Der Patient liegt auf dem Rücken. Der Therapeut knetet mit der Spitze seines

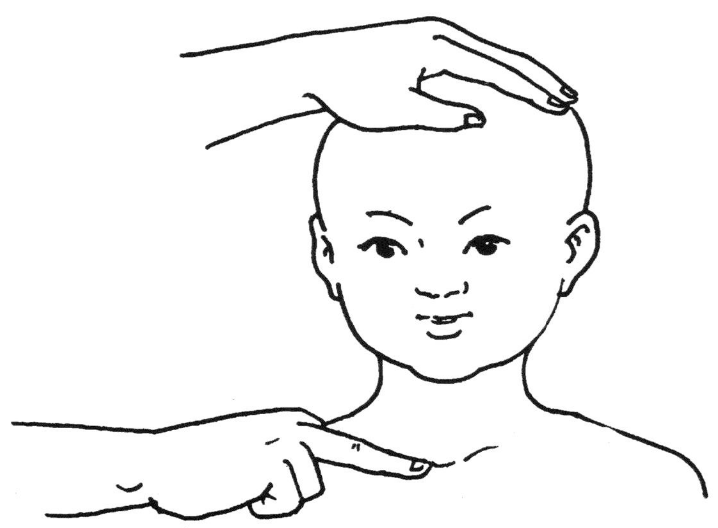

Abb. 4-25: ROU TIAN TU

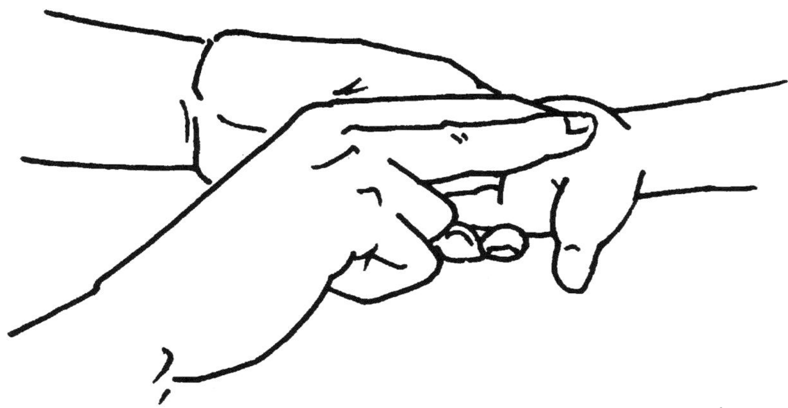

Abb. 4-26: ROU XIAO TIAN XIN

Mittelfingers 20-30mal auf dem TIANTU-Punkt (Abb. 4-25). Dies wird zur Behandlung von Husten, Asthma, Auswurf und Erbrechen angewendet.

3.24 ROU XIAO TIAN XIN
("Kneten am XIAOTIANXIN-Punkt")

Lokalisation des XIAOTIANXIN-Punktes: 0,5-1 cm über der transversalen Beugefalte des Handgelenkes an der Handinnenfläche. Der Patient sitzt oder liegt auf dem Rücken. Der Therapeut knetet den XIAOTIANXIN-Punkt mit seinem Finger 50-100mal oder drückt ihn mit seinem Daumennagel 5-10mal (Abb. 4-26). Diese Methode wird bei jeder Behandlung auf beiden Seiten angewendet. Sie beruhigt den Geist, bewirkt eine Wiederbelebung, verbessert das Augenlicht und klärt die Hitze. Sie wird zur Behandlung von Kinderlähmung, Dysphorie, krank-haftem Weinen bei Nacht und Blutstau in der Bindehaut angewendet.

3.25 ROU YI WUO FENG
("Kneten am YIWUOFENG-Punkt")

Lokalisation des YIWUOFENG-Punktes: In der Vertiefung am Mittelpunkt der dorsalen, transversalen Beugefalte des Handgelenks. Der Patient sitzt. Der Therapeut hält die Hand des Patienten mit der einen Hand und knetet mit dem Mittelfinger der anderen Hand auf dem YIWUOFENG-Punkt 30-50mal (Abb. 4-27). Diese Methode wird bei jeder Behandlung auf beiden Seiten angewendet. Sie vertreibt Wind und Kälte, erwärmt Milz und Magen und verbessert den Fluß der Lebensenergie QI. Die Behandlung hilft bei Erkältung, Bauchschmerzen, Jucken und Schmerzen der Haut.

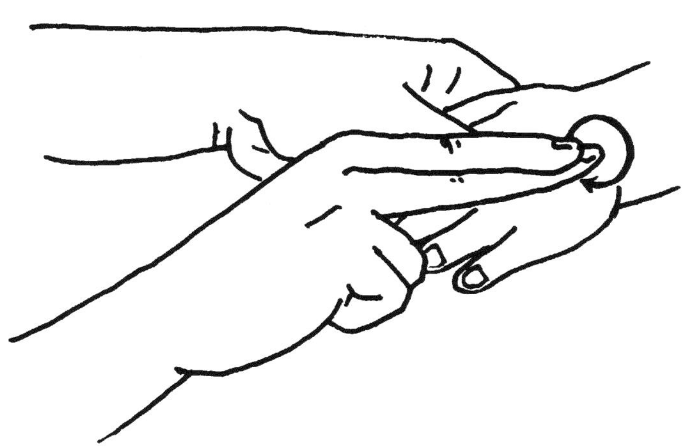

Abb. 4-27: ROU YI WUO FENG

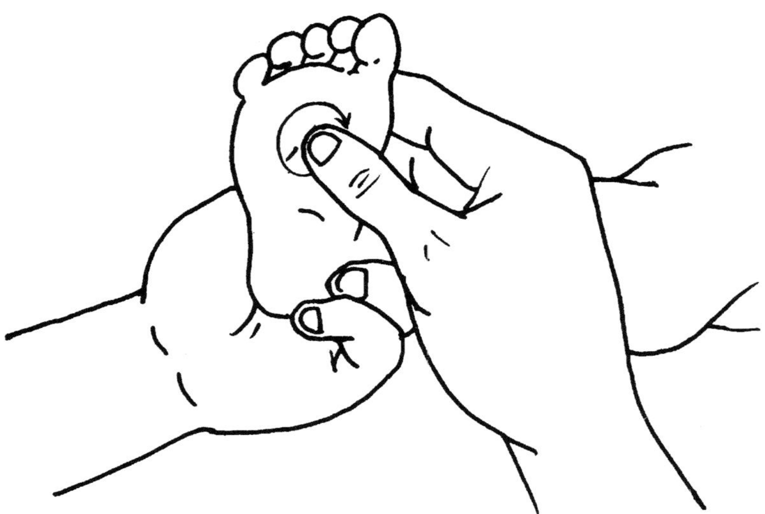

Abb. 4-28: ROU YONG QUAN

3.26 ROU YONG QUAN
("Kneten am YONGQUAN-Punkt")

Lokalisation des YONGQUAN-Punktes (N 1): In der Mulde, die auf der Fußsohle erscheint, wenn der Fuß angewinkelt wird, ungefähr am Übergang vom vorderen zum mittleren Drittel der Fußsohle.

Der Patient liegt auf dem Rücken. Der Therapeut knetet mit seinem Daumen oder Mittelfinger 30mal (Abb. 4-28) auf dem YONGQUAN-Punkt oder er manipuliert stoßend 100-400mal auf der Fußsohle von der Ferse bis zur Fußspitze. Diese Methode wird bei jeder Behandlung auf beiden Seiten angewendet. Sie nährt das YIN und senkt asthenisches Fieber.

Sie wird zur Behandlung von Fieber, Erbrechen, Diarrhoe, Dysphorie mit fiebrigen Gefühlen an der Brust, den Handflächen und Fußsohlen sowie krankhaftem Weinen während der Nacht angewendet. Wird mit dem Uhrzeigersinn geknetet, hat dies einen Diarrhoe lindernden Effekt. Wird gegen den Uhrzeigersinn geknetet, hat dies einen antiemetischen Effekt.

3.27 ROU ZHONG WAN HE DU QI ("Kneten am ZHONGWAN-Punkt und am Nabel")

Lokalisation des ZHONGWAN-Punktes (KG 12): Auf der Mittellinie des Bauches und am Mittelpunkt zwischen dem Processus xiphoideus und dem Nabel.

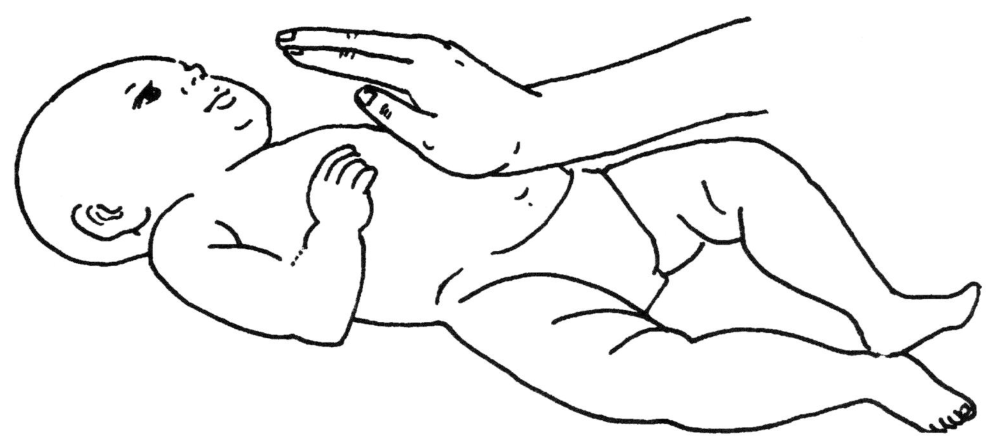

Abb. 4-29: ROU ZHONG WAN HE DU QI

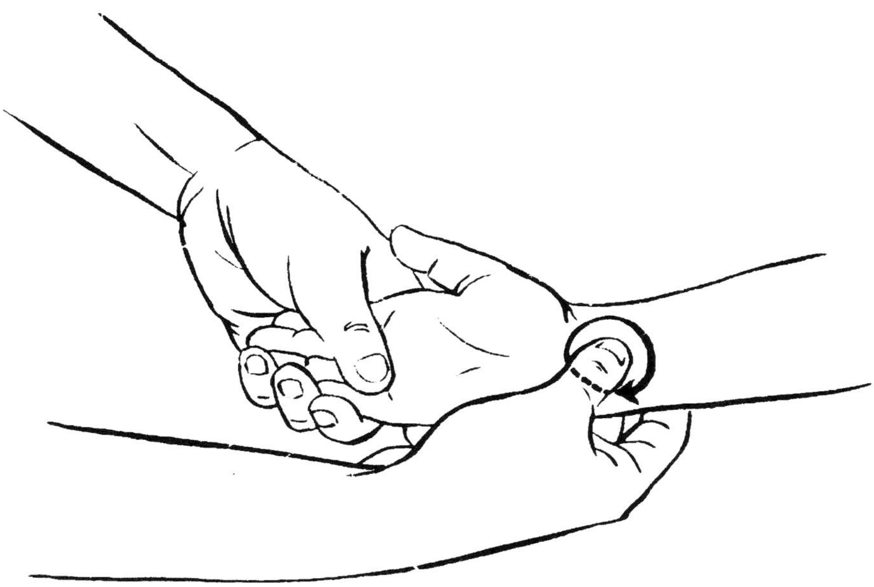

Abb. 4-30: ROU ZONG JIN

Der Patient liegt auf dem Rücken. Der Therapeut knetet mit seiner Handfläche am ZHONGWAN-Punkt und am Nabel nacheinander 3-5 Minuten lang (Abb. 4-29). Dies wird zur Behandlung von Blähungen und Bauchschmerzen, Verdauungsstörungen, Erbrechen, Diarrhoe und Analprolaps angewendet.

3.28 ROU ZONG JIN
   („Kneten am ZONGJIN-Punkt")

Lokalisation des ZONGJIN-Punktes: In der Mitte der transversalen Beugefalte an der Handinnenfläche.

Der Patient sitzt. Der Therapeut knetet mit seinem Daumen oder Mittelfinger am ZONGJIN-Punkt 30mal oder drückt ihn 5mal (Abb. 4-30). Diese Methode wird bei jeder Behandlung auf beiden Seiten angewendet. Sie eliminiert Hitze und löst Knoten auf. Sie wird zur Behandlung von Kinderlähmung, Aphthen, Fieber, krankhaftem Weinen während der Nacht und Zahnschmerzen angewendet.

3.29 TUI LIU FU
   („Stoßen auf dem LIUFU-Bereich")

Der Patient sitzt. Der Therapeut stößt mit dem radialen Anteil seines Daumens auf dem LIUFU-Bereich (vom Ellenbogen bis zum Handgelenk auf der ulnaren Seite)

200-500mal (Abb. 4-31). Diese Methode wird bei jeder Behandlung auf beiden Seiten angewendet. Sie eliminiert Hitze und toxisches Material und kühlt das Blut. Indikationen sind hohes Fieber, mykotische Mundschleimhautentzündung, Schmerzen und Schwellungen des Zahnfleisches, des Rachens und des Kehlkopfes, Entzündung der Ohrspeicheldrüse und Obstipation. Die

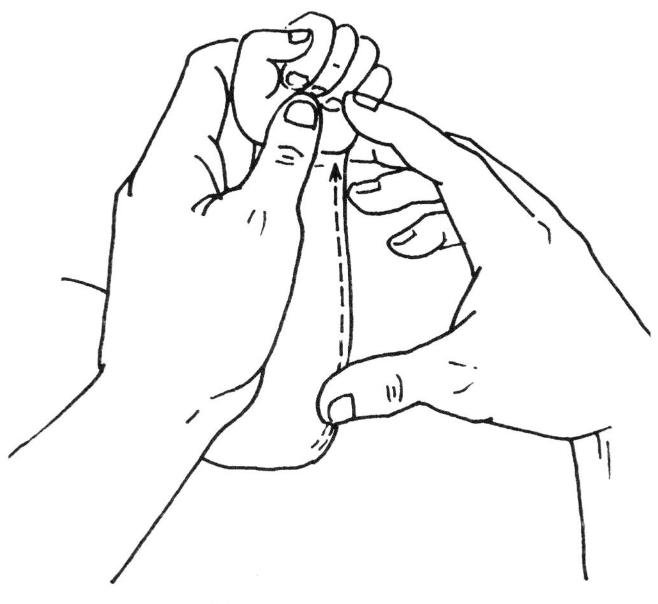

Abb. 4-31: TUI LIU FU

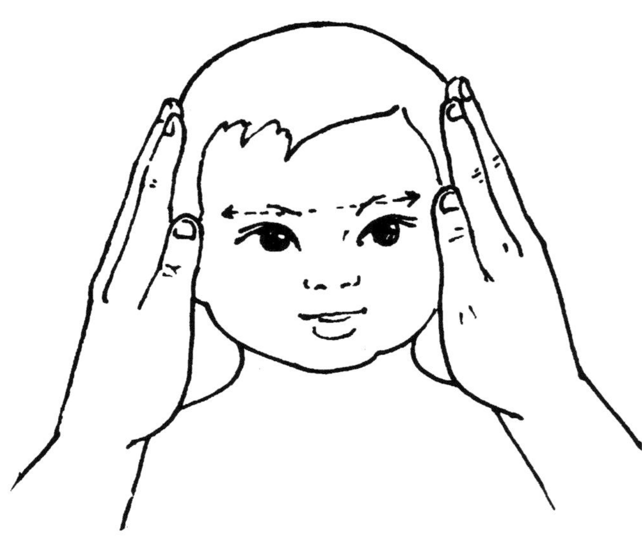

Abb. 4-32: TUI KAN GONG

Methode ist bei Diarrhoe und Bauchschmerzen durch Unterfunktion und Kälte der Milz und des Magens kontraindiziert.

3.30 TUI KAN GONG
("Stoßen entlang der Augenbrauen")

Der Patient sitzt. Der Therapeut stößt mit beiden Daumen 20-50mal entlang der Augenbrauen von den medialen zu den lateralen Enden (Abb. 4-32). Diese Technik wird bei Erkältungen, Fieber, Kopfschmerzen und Augenentzündung angewendet.

3.31 TUI PI TU
("Kreisförmiges Stoßen auf der Daumenkuppe")

Der Patient sitzt. Der Therapeut stößt kreisförmig mit seinem Daumen auf der Daumenkuppe des Patienten 50-100mal (Abb. 4-33). Dies stabilisiert die Funktionen der Milz und des Magens und stärkt das QI. Indikationen sind Verdauungsstörungen, Diarrhoe und Ernährungsstörungen. Man kann auch gerade von der Daumenkuppe bis zur Handwurzel stoßen. Dies vertreibt Hitze und Nässe und reguliert die Funktion des Magens. Diese Technik wird zur Behandlung von Dysenterie, Enteritis, Erbrechen und Sonnenstich angewendet.

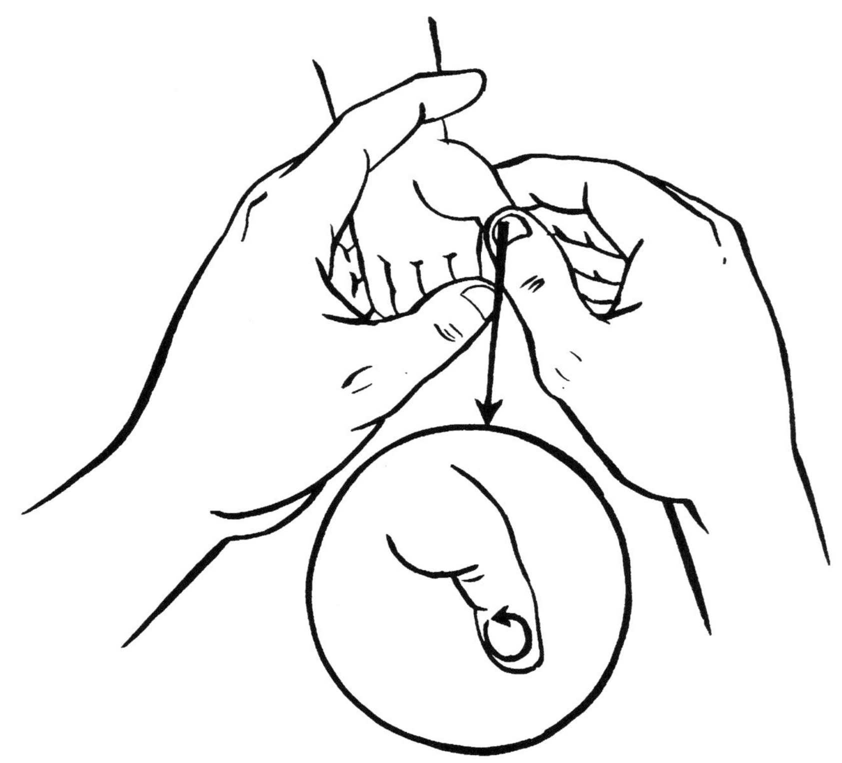

Abb. 4-33: TUI PI TU

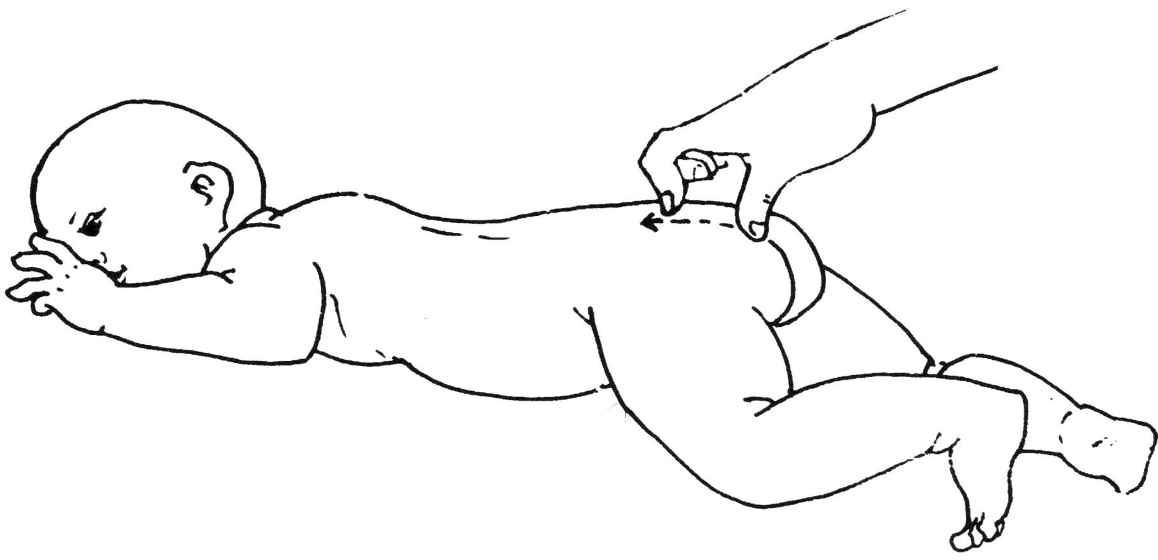

Abb. 4-34: TUI QI JIE

3.32 TUI QI JIE
("Stoßen auf dem Sieben-Wirbel-Bereich")

Der Patient liegt auf dem Bauch. Der Therapeut manipuliert stoßend mit seinem Daumen vom Steißbein des Patienten bis zum Processus spinosus des ersten Lendenwirbels (Abb. 4-34). Dies erwärmt das YANG und hilft bei Diarrhoe. Die Technik ist wirkungsvoll bei der Behandlung von Diarrhoe, chronischer Dysenterie vom Leere-Kälte-Typ, Analprolaps, zu geringer Harnausscheidung und Dystrophie der Beine.

Diese Methode kann auch von oben nach unten durchgeführt werden und hat dann eine andere Wirkung. Sie hilft dann, Hitze zu vertreiben und aktiviert den Darm. Sie wird zur Behandlung von Obstipation, Dysenterie und Enteritis vom Hitze-Typ angewendet.

3.33 TUI SAN GUAN
("Stoßen auf dem SANGUAN-Bereich")

Der Patient sitzt. Der Therapeut manipuliert stoßend auf dem SANGUAN-Bereich entlang (von der transversalen Beugefalte des Handgelenks bis zum Ellenbogen auf dem radialen Anteil) 100-300mal (Abb. 4-35). Indikationen sind Diarrhoe, spontaner Schweißausbruch und Akroparalyse.

3.34 TUI TIAN ZHU
("Stoßen auf dem TIANZHU-Bereich")

Der Patient sitzt. Der Therapeut stößt mit seinem Daumen oder zusammen mit seinem Zeige- und Mittelfinger 50-100mal auf dem TIANZHU-Bereich entlang (von der Mitte des hinteren Haaransatzes bis zum siebten

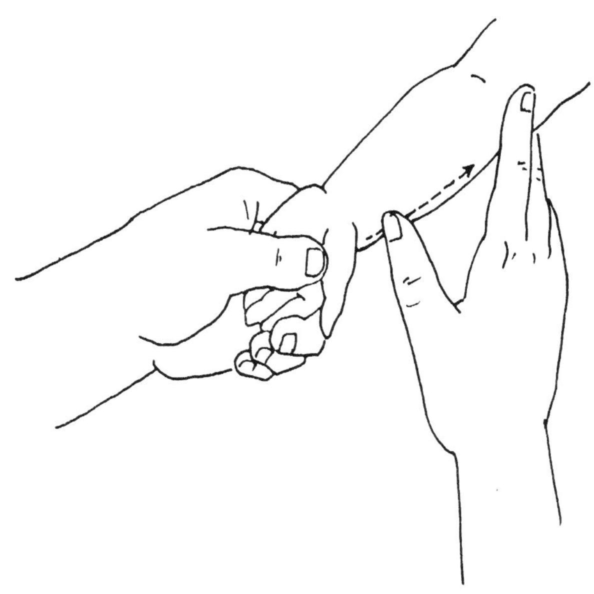

Abb. 4-35: TUI SAN GUAN

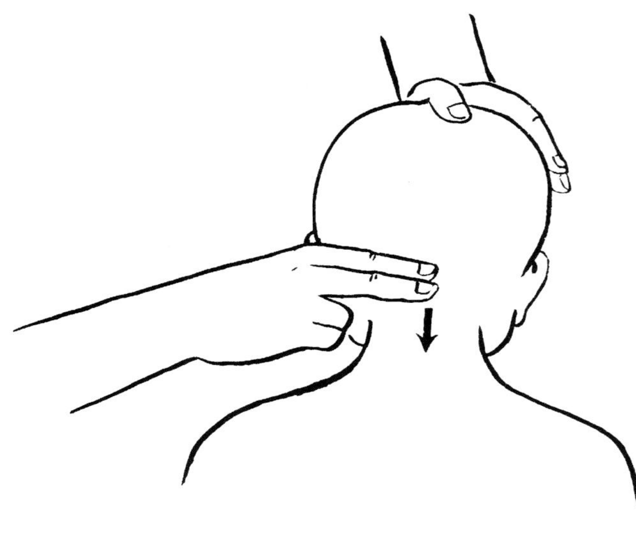

Abb. 4-36: TUI TIAN ZHU

Halswirbel (Abb. 4-36). Dies wird zur Behandlung von Nackensteife, Verkrampfungen und Fieber angewendet.

3.35 YUAN HOU ZHAI GUO
("Der Affe pflückt Früchte")

Der Patient sitzt. Der Therapeut hebt mit dem Zeige- und Mittelfinger beider Hände die Ohrmuscheln des Patienten 10-20mal an (Abb. 4-37), und dann zieht er die

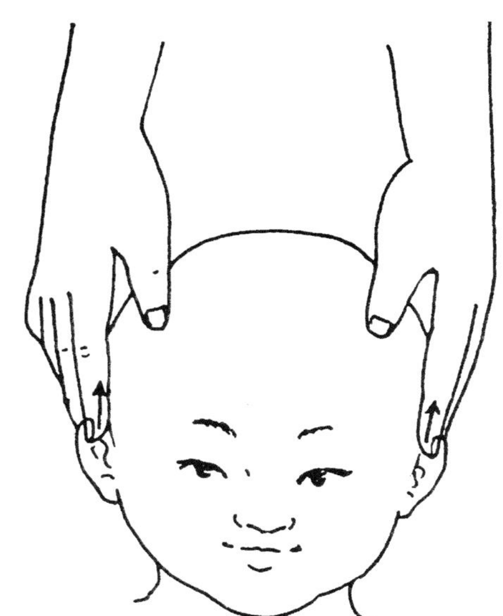

Abb. 4-37: YUAN HOU ZHAI GUO

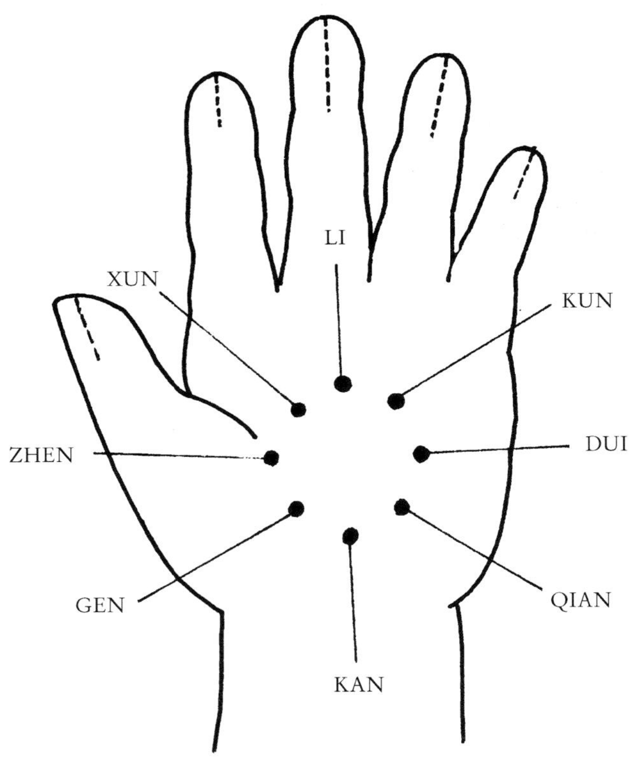

Abb. 4-38: Lokalisation der BA GUA-Punkte

Ohrläppchen 10-20mal nach unten. Dies wird zur Behandlung von Verkrampfungen, Husten und Verdauungsstörungen angewendet.

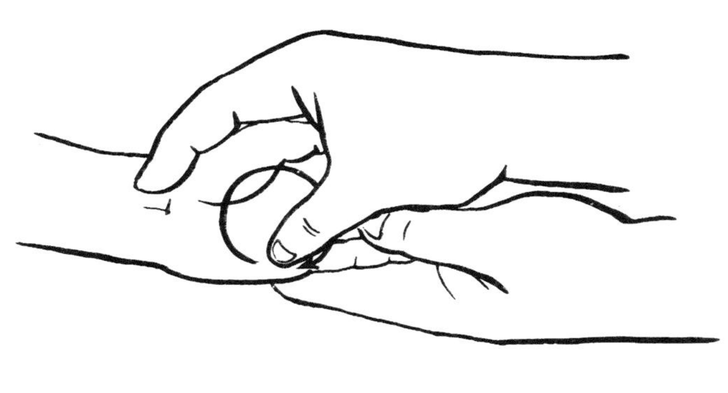

Abb. 4-39: YUN BA GUA

3.36 YUN BA GUA („Kreisförmiges Stoßen um die acht Punkte der Handinnenfläche")

Es gibt acht Punkte (BA GUA) am Rand der Handinnenfläche QIAN, KAN GEN, ZHEN, XUN, LI, KUN und DUI (Abb. 4-38). Der Patient sitzt. Der Therapeut stößt mit seinem Daumen 50-200mal kreisförmig in der angegebenen Reihenfolge vom QIAN- zum DUI-Punkt.

Es kann auch in entgegengesetzter Richtung gestoßen werden (Abb. 4-39). Diese Methode wird bei jeder Behandlung nur auf einer Seite angewendet. Sie hilft, Schleim aufzulösen und verbessert die Verdauung. Indikationen sind Erbrechen, Diarrhoe, Husten, Atembeschwerden durch Verschleimung, Verdauungsstörungen und Blähungen.

Kosmetische Techniken der Chinesischen Manuellen Therapie und Eigenbehandlungen zur allgemeinen Gesundheitsvorsorge

1. Kosmetische Techniken der CMT

Diese Manipulationen werden auf der Haut des Gesichts angewendet. Sie regulieren die Funktionen der lokalen Meridiane und Nebengefäße und bewirken die Verbesserung der Zirkulation der Lebensenergie QI und des Blutes. Sie verbessern den Stoffwechsel und die Ernährung der Haut sowie die Elastizität des Bindegewebes. Sie regulieren die Verteilung des Fettgewebes im Gesicht zur Eliminierung und Vermeidung von Falten.

Diese Manipulationen können auch helfen, Anisochromie (unterschiedlicher Hämoglobingehalt der roten Blutkörperchen) und Hyperchromasie (hämoglobinreiche rote Blutkörperchen) zu verbessern, und können präventiv gegen Erkältungen und Erfrierungen wirken.

1.1 Anwendungen

1.1.1 Sitzend oder liegend wird mit der Handwurzel die Haut des Gesichts zwei Minuten lang abwärts gedrückt und geknetet (Abb. 5-1). Für die Vertiefungen des Gesichts wird die Daumenkuppe benützt. Bei der Behandlung der Backenknochen sollte die Kraft verstärkt und etwas länger angewendet werden.

1.1.2 Beklopfen mit der Spitze des Mittelfingers für jeweils eine Minute nacheinander von jedem der nachfolgenden Punkte YANGBAI (G 14), SHENTING (LG 24), TOUWEI (M 8), ZANSHU (B 2), CHENGQI (M 1), JINGMING (B 1), JULIAO (M 3), SIBAI (M 2) XIAGUAN (M 7) und TAIYANG (Extrapunkt) (Abb. 5-2). Nach dem Beklopfen wird jeder der aufgeführten Punkte gedrückt und geknetet.

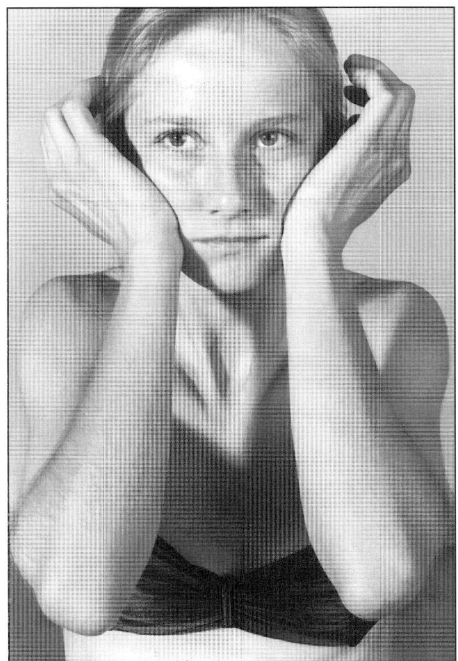

Abb. 5-1: Drücken und Kneten der Hautoberfläche des Gesichtes

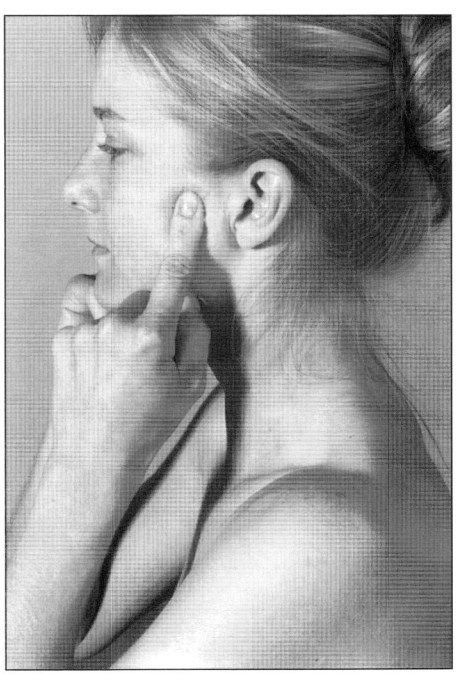

Abb. 5-2: Beklopfen des XIAGUAN-Punktes mit der Spitze des Zeigefingers

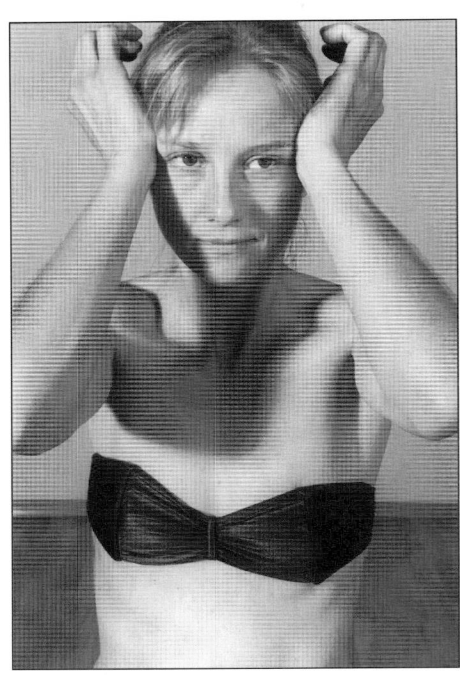

Abb. 5-3: Kneten des TAIYANG-Punktes
mit der Handwurzel

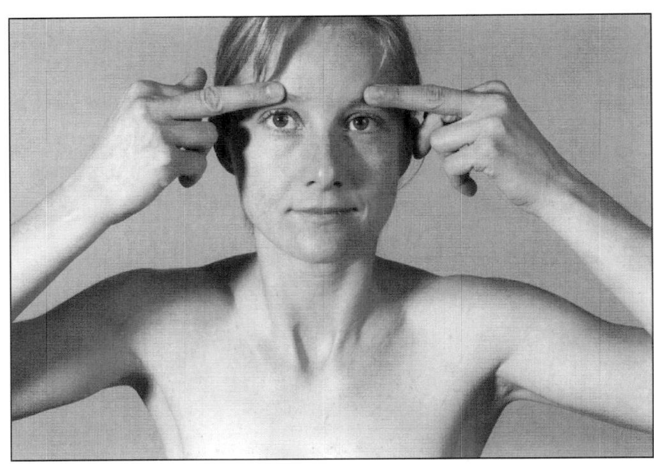

Abb. 5-5: Drücken mit den Spitzen der Mittelfinger
auf die lateralen Enden und
die Mittelpunkte der Augenbrauen

1.1.3 Schnelles Kneten am TONGZILIAO-Punkt (G 1) und am TAIYANG (Extrapunkt), eine Minute lang, dann wird mit der Handwurzel 20mal vom TAIYANG-Punkt zurück bis hinter das Ohr stoßend manipuliert (Abb. 5-3).

1.1.4 Kneifen mit den Daumen und den Zeigefingern beider Hände 10mal entlang der Augenbrauen (Abb. 5-4).

1.1.5 Drücken mit den Spitzen der Mittelfinger auf die lateralen Enden und die Mittelpunkte der Augenbrauen (Abb. 5-5).

1.1.6 Stoßen nach lateral entlang der Augenbrauen, 10mal (Abb. 5-6)

1.1.7 Drücken und Kneten mit den Spitzen der beiden Zeigefinger am JINGMING-Punkt (B 1) beidseitig eine Minute lang (Abb. 5-7); beidseitiges Stoßen mit der Kuppe des Zeigefingers vom JINGMING-Punkt (B 1) über die oberen Augenlider zum TONGZILIAO-Punkt (G 1) (Abb. 5-8). Dann werden die TONGZILIAO-Punkte geknetet. Dies wird 10mal wiederholt.

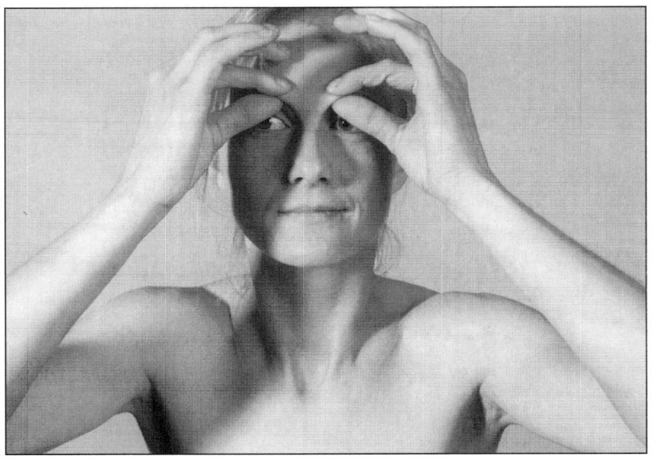

Abb. 5-4: Kneifen mit den Daumen und
den Zeigefingern entlang der Augenbrauen

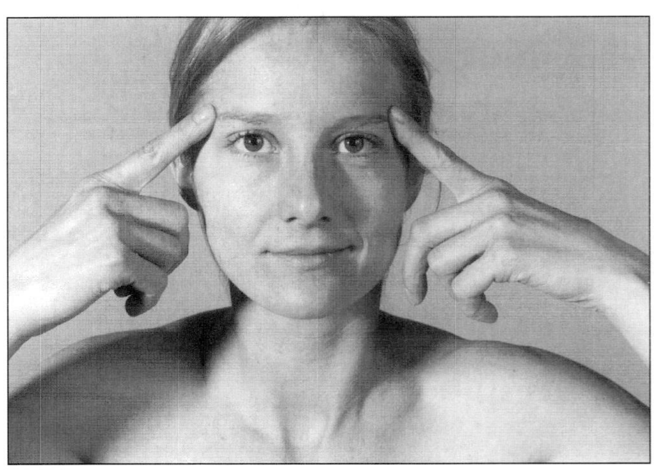

Abb. 5-6: Stoßen nach lateral entlang
der Augenbrauen

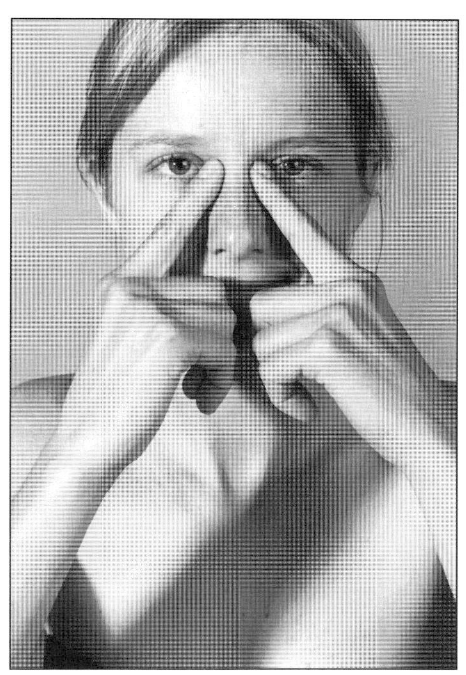

Abb. 5-7: Drücken und Kneten des
JINGMING-Punktes

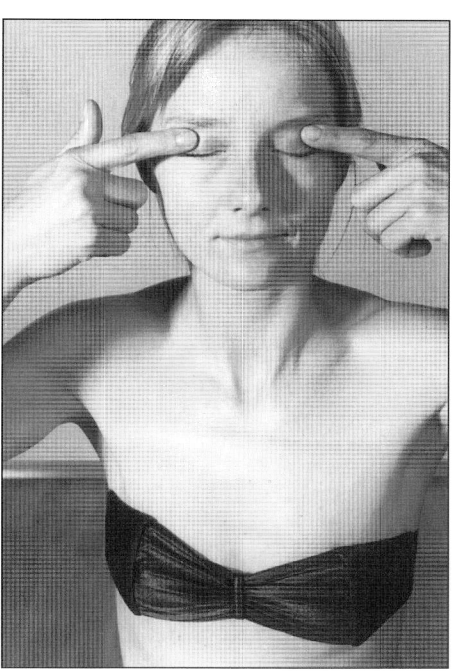

Abb. 5-8: Beidseitiges Stoßen vom JINGMING-Punkt
über die oberen Augenlider
zum TONGZILIAO-Punkt

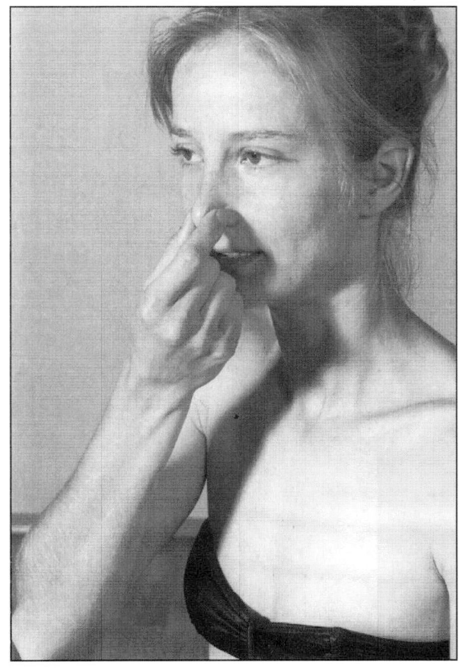

Abb. 5-9: Nachuntenziehen der Nasenspitze

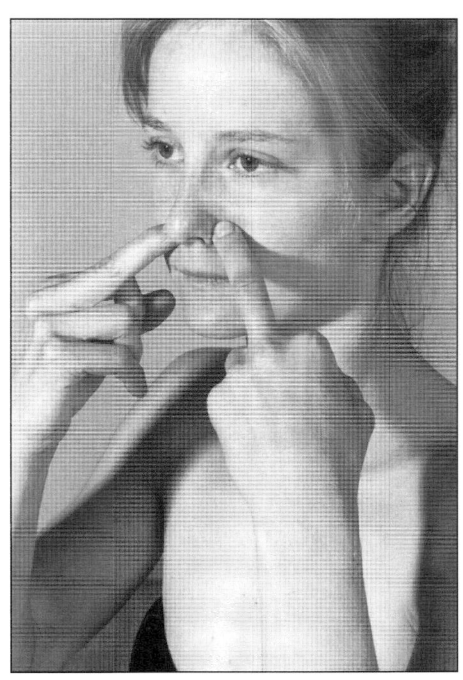

Abb. 5-10: Kneten der YINGXIANG-Punkte

1.1.8 Mit dem Daumen und dem Zeigefinger wird die Nasenspitze gehalten und 3mal nach unten gezogen. Dann wird die Nase 10mal von der Nasenwurzel bis zur Spitze gerieben (Abb. 5-9). Anschließend werden die YINGXIANG-Punkte (Di 20) eine Minute lang geknetet (Abb. 5-10).

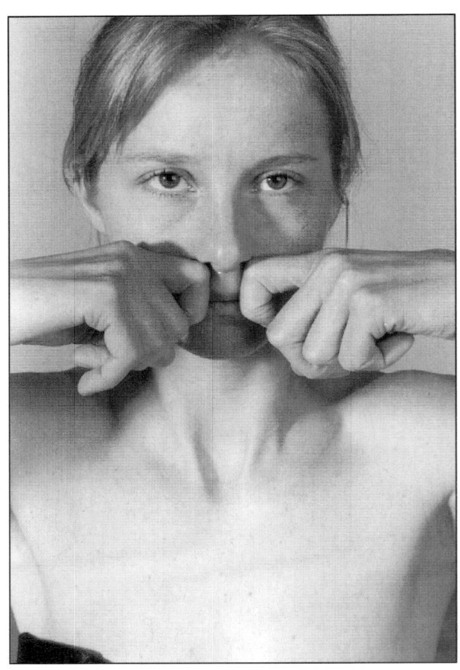

Abb. 5-11 (a): Reiben der Oberlippe

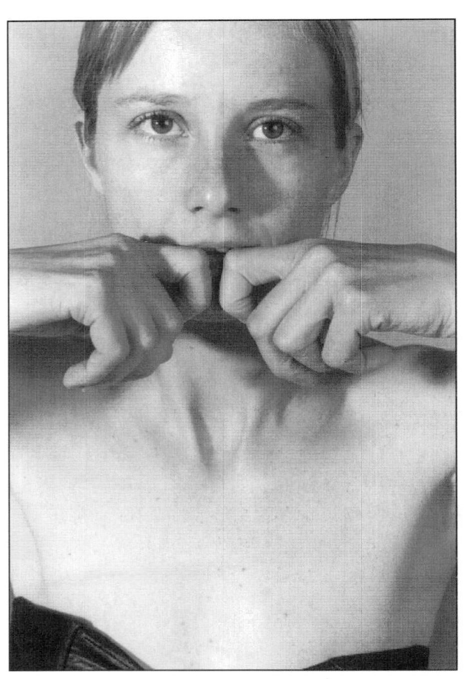

Abb. 5-11 (b): Reiben der Unterlippe

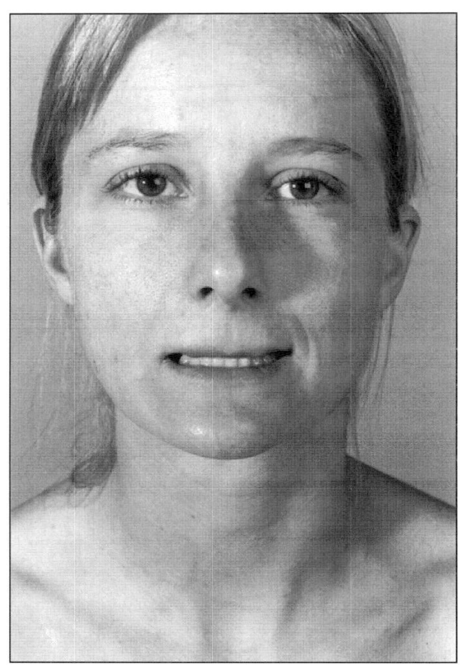

Abb. 5-12 (a): Beißen auf die Oberlippe

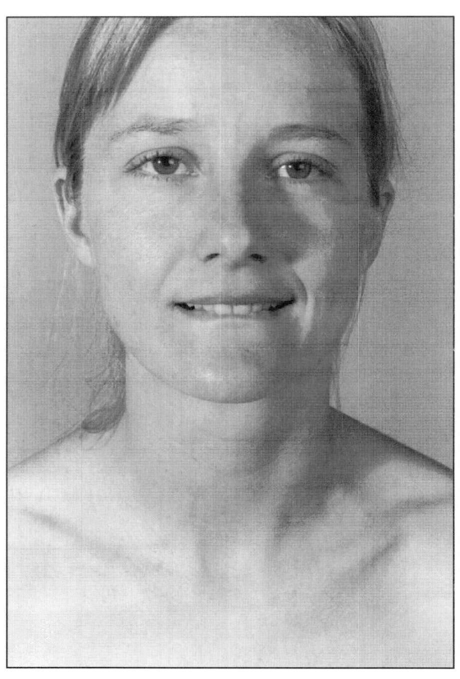

Abb. 5-12 (b): Beißen auf die Unterlippe

1.1.9 Reiben mit dem radialen Anteil der proximalen Fingergelenke beider Zeigefinger (Abb. 5-11) entlang der oberen und unteren Lippe von ihrer Mitte aus nacheinander 10mal; danach vorsichtiges Beißen mit den Zähnen auf die obere und untere Lippe (Abb. 5-12).

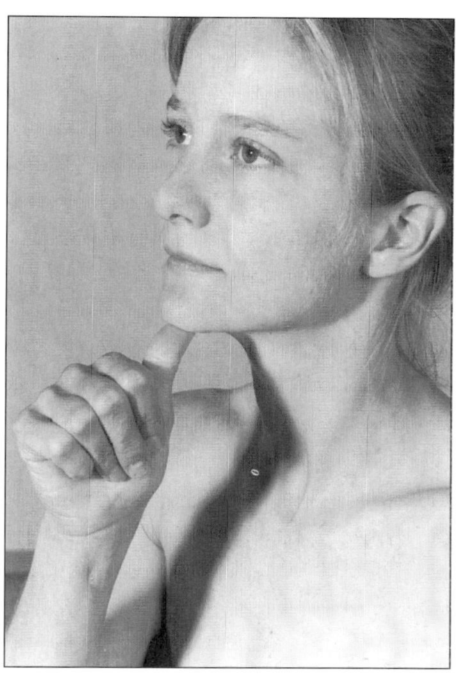

Abb. 5-13: Drücken auf die Kinnmitte

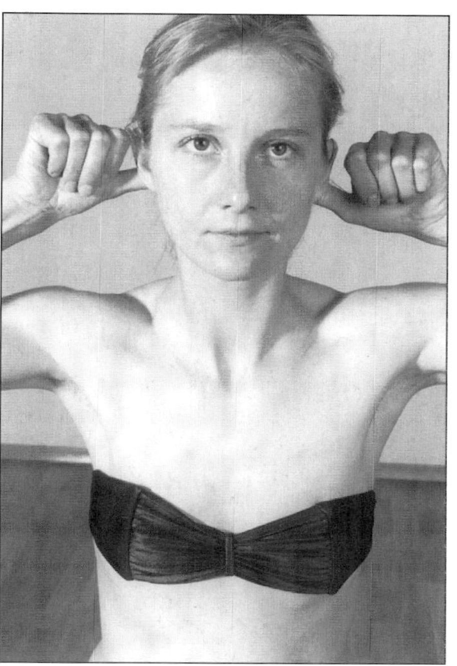

Abb. 5-14: Kneten des Mastoid-Bereiches
mit den Fingerspitzen

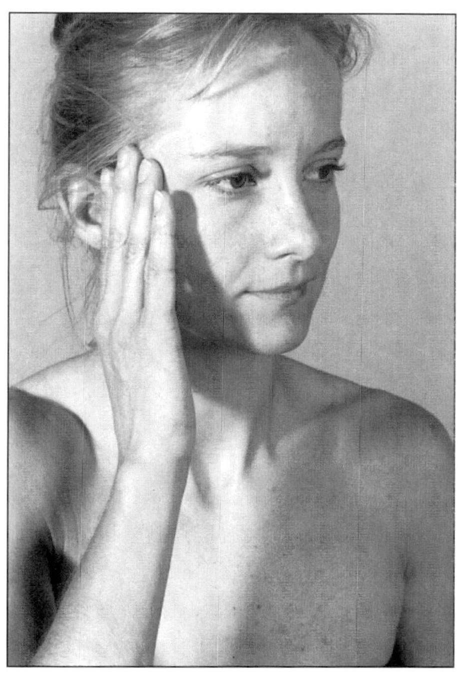

Abb. 5-15: Beklopfen des Gesichts mit der Handfläche

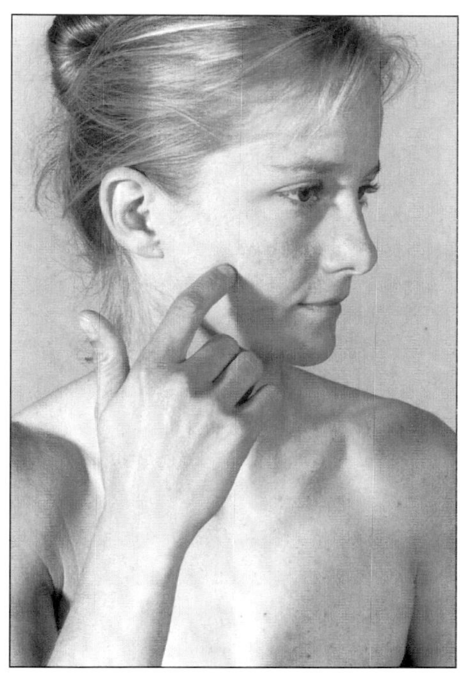

Abb. 5-16: Beklopfen des Gesichts mit der Fingerspitze

1.1.10 Drücken auf die Mitte des Kinns für eine Minute (Abb. 5-13).

1.1.11 Mit einer Hand wird das Ohrläppchen gehalten, mit der anderen Hand wird die Ohrmuschel 3mal

gerieben. Dann wird der Mastoid-Bereich mit den Spitzen der Daumen oder der Mittelfinger geknetet (Abb. 5-14)

1.1.12 Leichtes Beklopfen der Haut des Gesichts mit der Handfläche oder mit der Fingerspitze für eine Minute

(Abb. 5-15, 16). Dann drückt oder knetet man kreisförmig mit der Handwurzel oder dem Daumenballen mit dem Verlauf der oberflächlichen Muskeln bis ein Hitzegefühl entsteht. Dann legt man beide Handflächen auf das Gesicht und streicht mit beiden Händen hinauf bis zum Scheitel und hinter den Ohren wieder abwärts bis zum Kinn. Dies wird dreimal wiederholt.

1.2 Bedingungen und Vorsichtsmaßregeln

1.2.1 Kosmetische Manipulationen verlangen spezielle Techniken. Die zuvor beschriebenen Methoden stellen nur eine kurze Einführung dar, wie sie jeder selbst anwenden kann. Aber der Zustand des Gesichts, als ein Teil des menschlichen Körpers, ist eng mit dem gesamten Versorgungssystem und der geistigen Verfassung verknüpft. Deshalb sollten auch diese beiden Aspekte genau beachtet werden.

1.2.2 Das Gesicht hat nicht nur dieselben Funktionen wie das epidermische Gewebe anderer Körperteile, sondern zusätzlich auch noch die Fähigkeit, Gefühlsregungen auszudrücken. Deshalb ist es notwendig, die mimischen Muskeln zu trainieren, um diese Fähigkeit zu kultivieren. Dies kann zu einem gelassenen und anmutigen Auftreten verhelfen.

1.2.3 Unter Berücksichtigung der mimischen Muskeln sollte bei den Manipulationen nur sanft gedrückt, beklopft, gestrichen und gerollt werden. Übermäßige Kraft sollte nicht angewendet werden, um eine Verletzung der subkutanen elastischen Fasern und der Nervenenden zu verhindern.

1.2.4 Das Gesicht sollte sauber gehalten werden. Es sollte nicht mit heißem Wasser gewaschen und mit dem Handtuch nicht zu kräftig abgerieben werden. Es sollte vor Sonnenbrand und Erfrierungen bewahrt werden.

2. Eigenbehandlungen zur allgemeinen Gesundheitsvorsorge

Die Eigenbehandlungen zur Gesundheitsvorsorge basieren auf der Präventionstheorie der TCM. Es werden Übungen beschrieben, die Krankheiten verhindern, die zur Wiedergenesung beitragen, die bei mentaler und physischer Müdigkeit helfen und die lebensverlängernd wirken. Diese Manipulationen können von jedermann durchgeführt werden. Jeder, der diese Übungen konsequent anwendet, wird daraus sehr für seine Gesundheit profitieren.

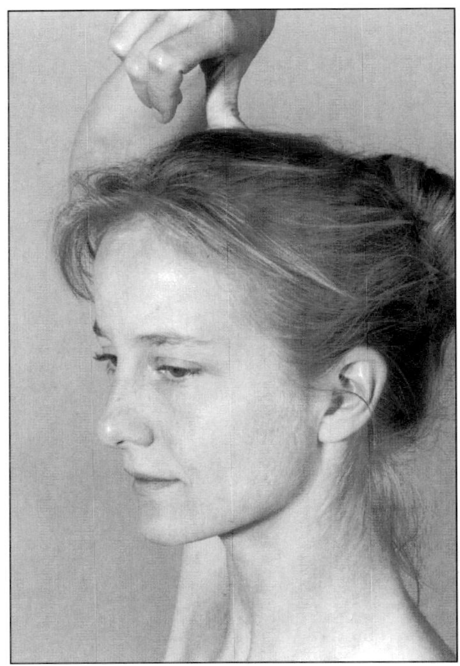

Abb. 5-17: Drücken und Kneten des BAIHUI-Punktes

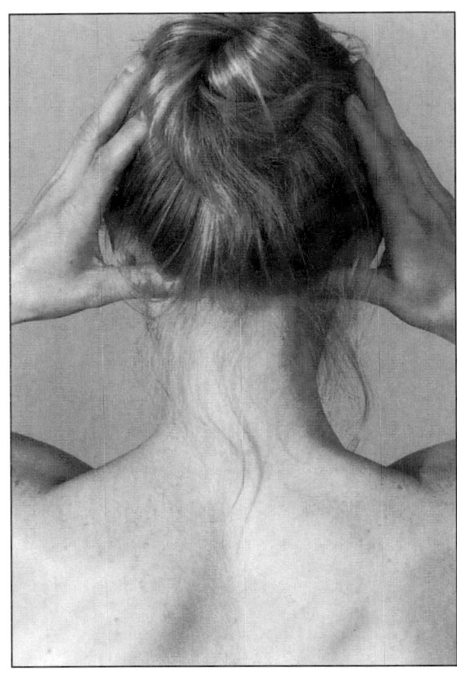

Abb. 5-18: Drücken und Kneten des FENGCHI-Punktes

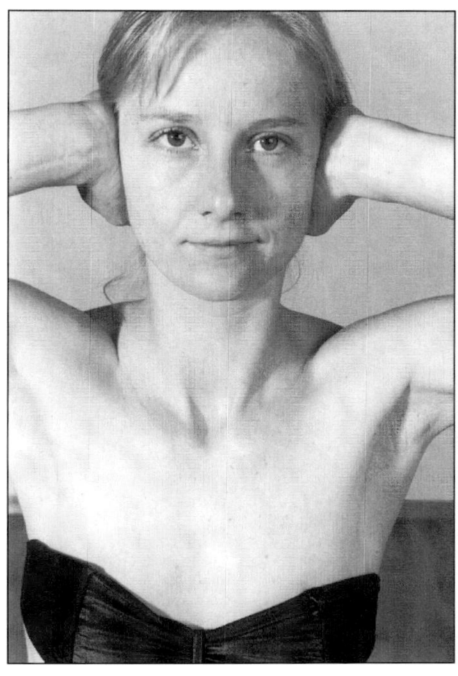

Abb. 5-19: Dichtes Abdecken der Ohren
mit den Handinnenflächen

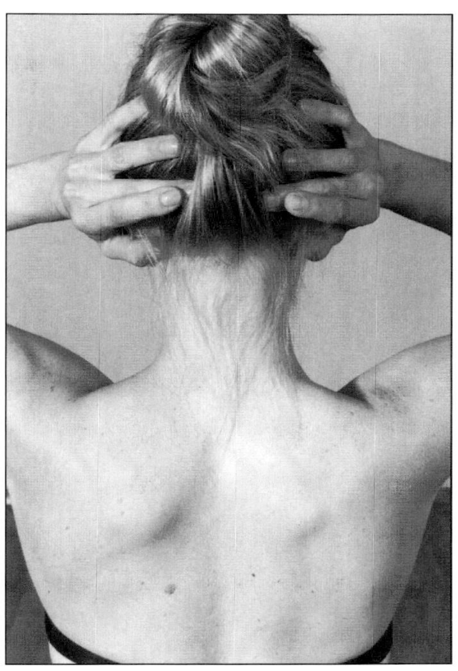

Abb. 5-20: Legen der Mittelfinger
auf die Hinterkopfregion

2.1 Anwendungen

2.1.1 Kurzes Drücken und Kneten des BAIHUI- (LG 20) und des FENGCHI-Punktes (G 20) mit dem Daumen oder Zeigefinger (Abb. 5-17, 18). Diese Methode wird bei Müdigkeit und zur Behandlung von Kopfschmerzen, Erkältungen und Bluthochdruck usw. angewendet.

2.1.2 Kurzes Drücken auf die Hinterhaupthöcker mit dem Mittelfinger und dann eine Minute lang kneten. Die Wirkung dieser Methode ist ähnlich wie bei 2.1.1.

2.1.3 Die Ohren werden mit beiden Handinnenflächen dicht abgedeckt. Die Mittelfinger liegen dabei auf den Hinterhauptsbereich und die Zeigefinger obenauf. Dann schnappen die Zeigefinger von den Mittelfingern 30mal auf den Hinterkopf herab, dabei entsteht ein „Plopp"-Geräusch (Abb. 5-19, 20, 21). Dann werden die Hände plötzlich von den Ohren weggenommen (Abb. 5-22). Diese Manipulation wird 5mal wiederholt und hat den Effekt, die Funktionen des Gehirns und der Ohren zu stärken.

2.1.4 Streichen vom vorderen zum hinteren Haaransatz mit den Fingern beider Hände dreimal (Abb. 5-23); dann wird die Kopfhaut eine Minute lang beklopft (Abb. 5-24). Dies hilft, sich mental zu entspannen, erfrischt bei

mentaler Müdigkeit und wird zur Behandlung von Kopfschmerzen, Schlaflosigkeit, Schwindel, Bluthochdruck, Geisteskrankheiten usw. angewendet.

2.1.5 Drücken des TIANTU-Punktes (KG 22, Lokalisation im Zentrum der Fossa suprasternalis) mit der Daumenkuppe beim Einatmen und wieder Nachlassen beim Ausatmen. Dies wird 5mal wiederholt. Dann wird dieser Punkt einen Moment lang geknetet (Abb. 4-25). Dies verbessert die Funktionen der Lunge und unterstützt die Wiedergenesung bei Lungenerkrankungen.

2.1.6 Um Hitze zu erzeugen, werden die Handflächen aneinander gerieben und sofort auf das Gesicht und den Nacken gelegt; dann wird lokal gedrückt und geknetet (Abb. 5-25). Dies wird 10mal wiederholt. Dadurch werden die Blutzirkulation und die Versorgung des Gesichts verbessert und Gesichtsfalten sowie „Krähenfüße" eliminiert.

2.1.7 Auf einem Stuhl sitzend wird mit beiden Handflächen der hintere Anteil des Nackens gehalten. Dann werden die Nackenmuskeln mit den Fingern beider Hände gegriffen und mit den Handwurzeln eine Minute lang gepreßt; dann Kneten des Processus mastoideus mit der Handkante für eine Minute (Abb. 5-26); dann wiederholte greifende Manipulation der lokalen Muskeln

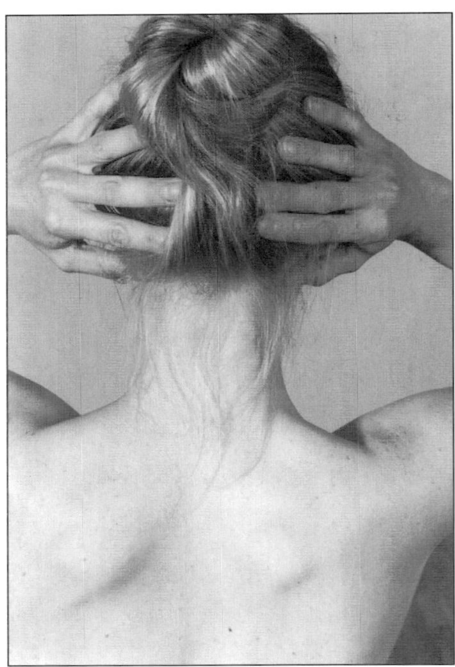

Abb. 5-21: Schnappen der Zeigefinger
auf den Hinterkopf

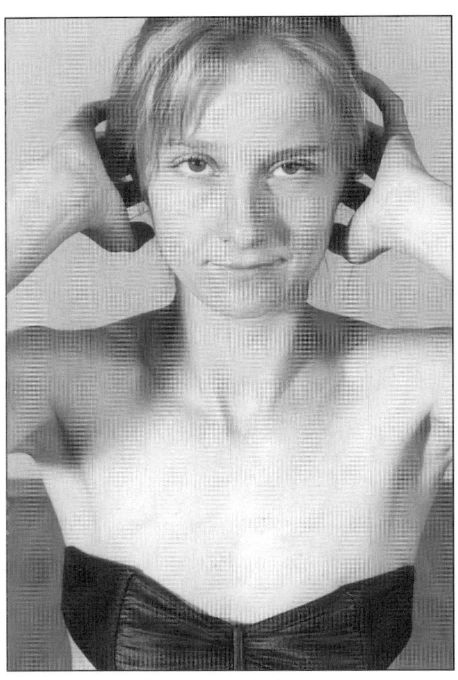

Abb. 5-22: Plötzliches Wegnehmen der Hände
von den Ohren

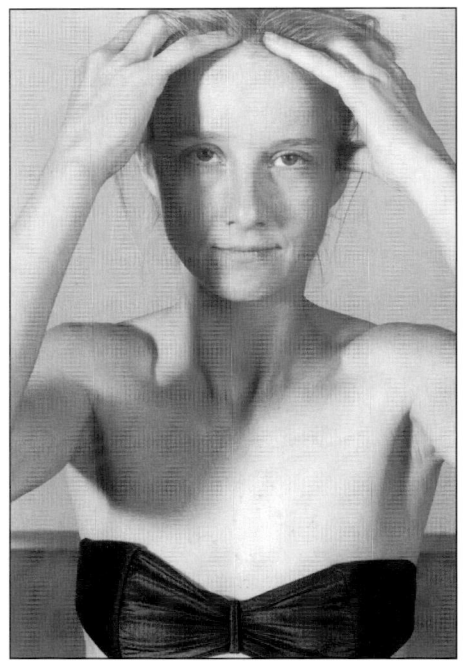

Abb. 5-23: Streichen mit den Fingerspitzen
vom vorderen zum hinteren Haaransatz

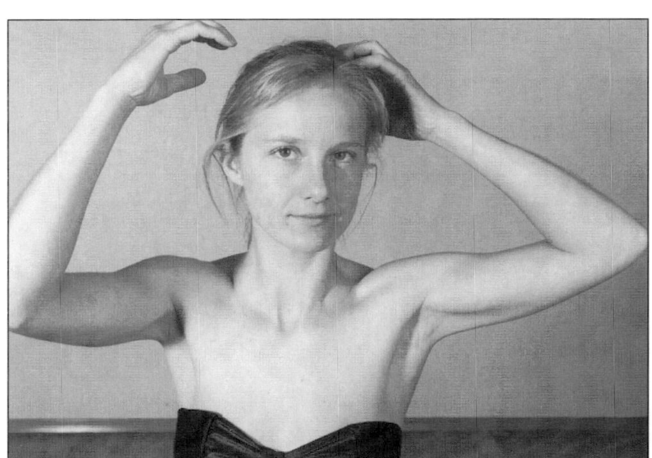

Abb. 5-24: Beklopfen der Kopfhaut mit
den Fingerspitzen

steife, Nackenschmerzen, Kopfschmerzen usw. angewendet.

2.1.8 Kreisförmiges Kneten mit dem Daumen entlang der
vorderen Grenze des M. deltoideus und auf dem Processus coracoideus, 30mal, bis ein Gefühl der Reizung und
Ausdehnung entsteht (Abb. 5-28). Dies unterstützt die
Schulterbeweglichkeit und verbessert die Muskeldynamik.

(Abb. 5-27). Dies hat den Effekt, die Nackenmuskulatur
zu entspannen, und wird zur Behandlung von Nacken-

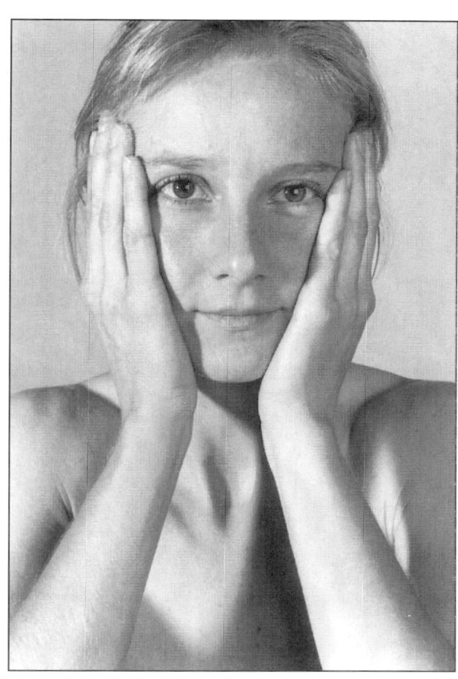

Abb. 5-25: Aneinanderreiben der Handflächen und dann sofort auf das Gesicht legen

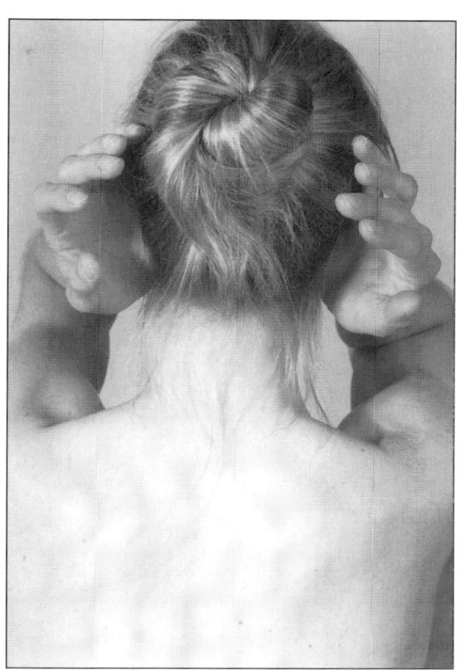

Abb. 5-26: Kneten des Processus mastoideus mit der Handkante

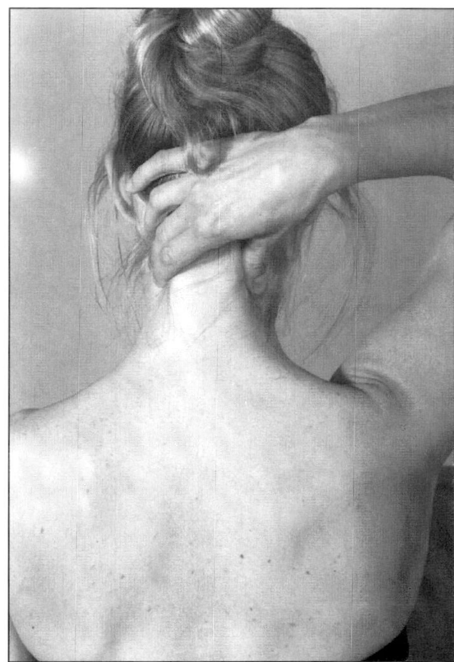

Abb. 5-27: Greifen der Nackenmuskeln

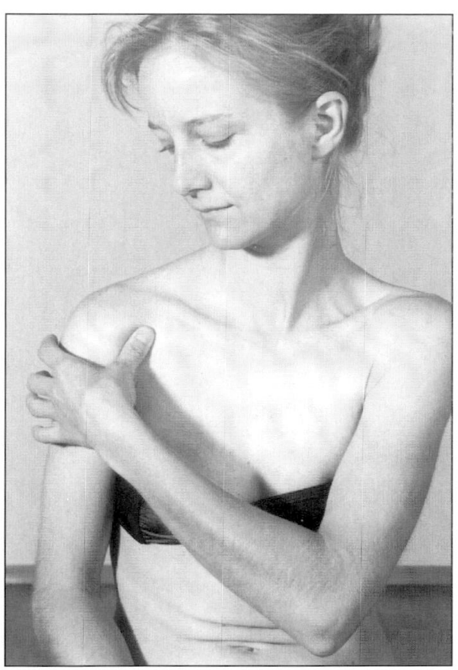

Abb. 5-28: Kreisförmiges Kneten des Processus coracoideus mit der Daumenkuppe

2.1.9 Drücken und Kneten des JIANJING- (G 21) und des JIANYU-Punktes (Di 15) nacheinander je 30mal (Abb. 5-29, 30). Gleichzeitig wird dazu das Schulterge- lenk bewegt. Dies hat den Effekt, Kälte und Wind zu vertreiben und die Funktionen des Schultergelenks und der Schultermuskulatur zu verbessern.

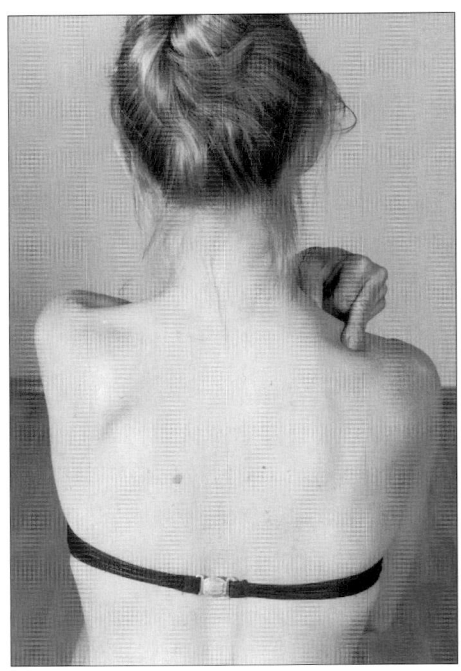

Abb. 5-29: Drücken und Kneten des JIANJING-Punktes

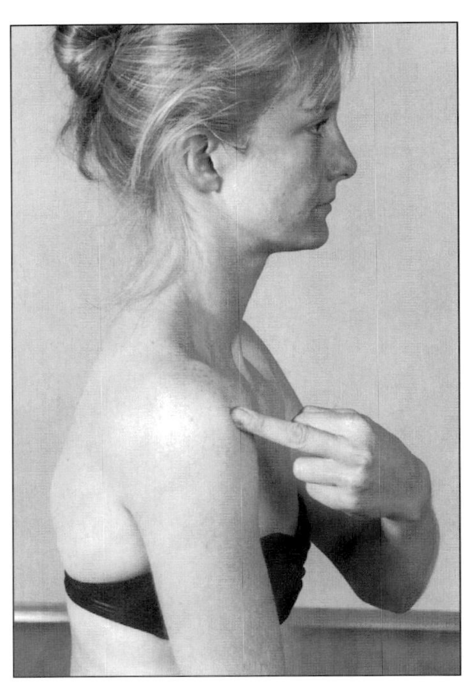

Abb. 5-30: Drücken und Kneten des JIANYU-Punktes

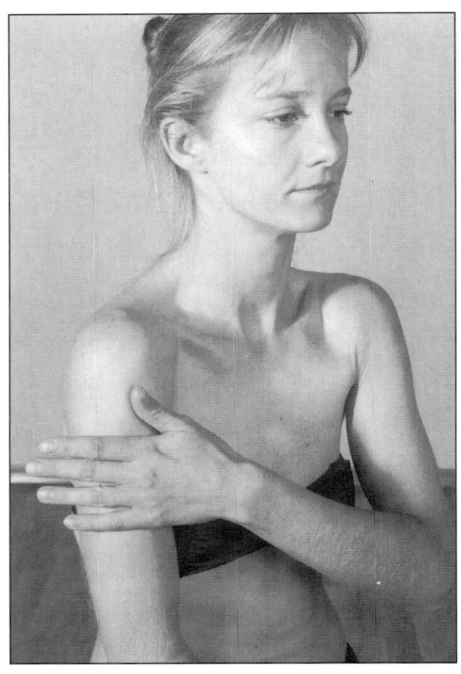

Abb. 5-31: Reiben der Schulter von oben nach unten mit der Handfläche

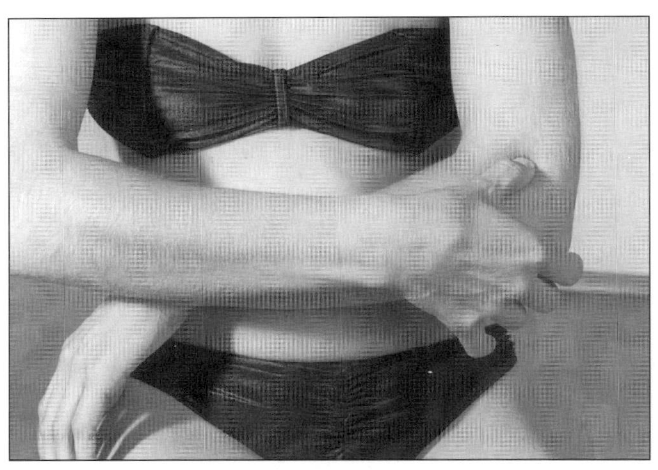

Abb. 5-32: Kneten und Zusammenpressen am QUCHI-Punkt

2.1.10 Reiben der Schulter mit der Handfläche 30mal von oben nach unten (Abb. 5-31). Dies verbessert die lokale Blutzirkulation.

2.1.11 Kneten und Zusammenpressen zwischen der Daumenkuppe und dem Zeigefinger an den Punkten QUCHI (Di 11), SHOUSANLI (Di 10), CHIZE (Lu 5) und QUZE (KS 3); dann wird auf dem SHAOHAI-Punkt (H 3) 10mal gezupft (Abb. 5-32, 33). Dies hat den Effekt, die Meridiane zu aktivieren und die Muskeldynamik im Arm zu verbessern.

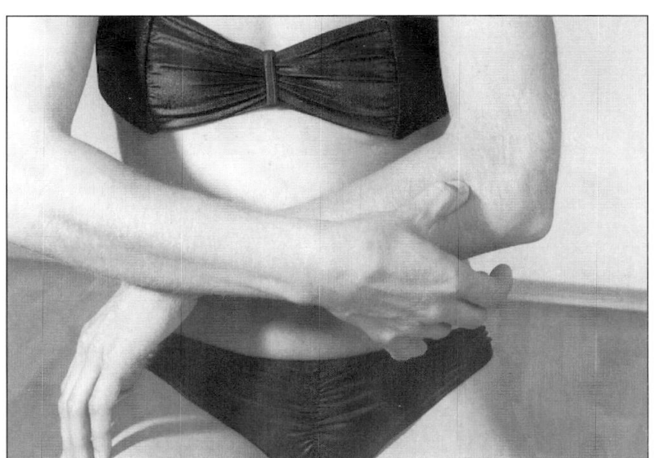

Abb. 5-33: Kneten und Zusammenpressen
am SHOUSANLI-Punkt

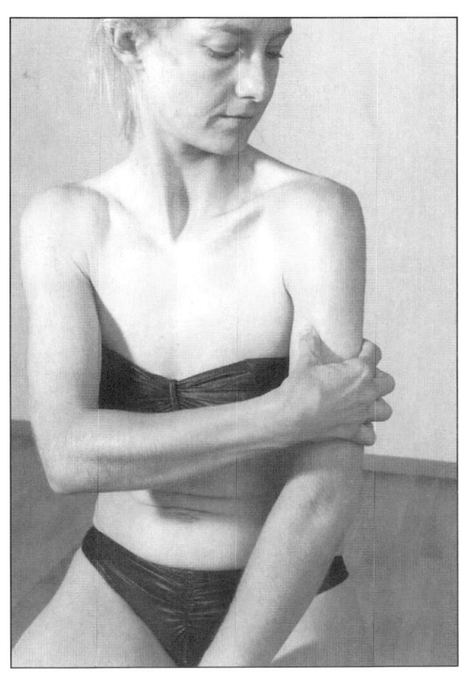

Abb. 5-35: Greifen und Zusammenpressen
des Oberarmes

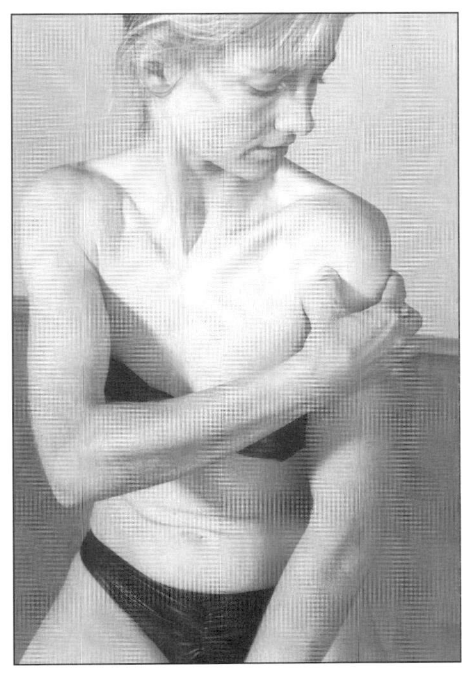

Abb. 5-34: Greifen und Zusammenpressen der Schulter

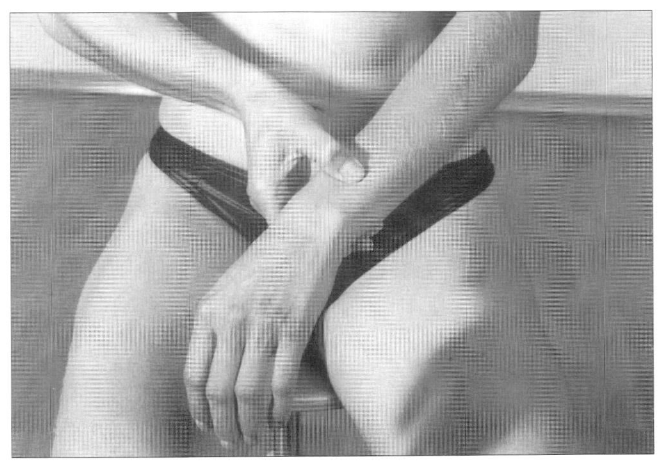

Abb. 5-36: Kneten des NEIGUAN- und
des WAIGUAN-Punktes

2.1.12 Greifen und Zusammenpressen von der Schulter bis zum Handgelenk 5mal (Abb. 5-34, 35). Dies kann die Versorgung der Armmuskulatur verbessern und hilft bei Muskelermüdung (Abb. 5-35: Greifen und Zusammenpressen des Oberarmes).

2.1.13 Kneten des NEIGUAN- (KS 6) und des WAIGUAN-Punktes (3E 5). Dabei manipuliert der Daumen den einen und der Mittelfinger den anderen Punkt, bis ein Gefühl der Reizung oder Ausdehnung entsteht (Abb.

5-36). Dies verbessert den Zustand dieses Bereiches und des ganzen Körpers.

2.1.14 Drücken des inneren und äußeren LAOGONG-Punktes (KS 8) für einen Moment mit der Spitze des Daumens und des Zeigefingers, bis ein Gefühl der Reizung oder Ausdehnung entsteht (Abb. 5-37).

Dies kann YIN und YANG ausgleichen und die Funktionen der Organe stärken.

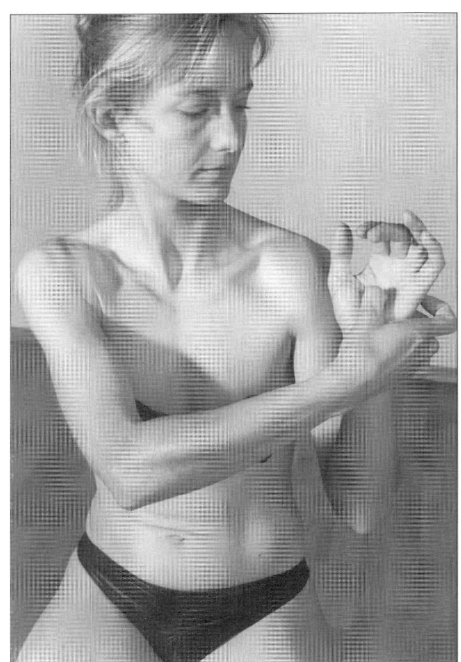

Abb. 5-37: Drücken des inneren und
äußeren LAOGONG-Punktes

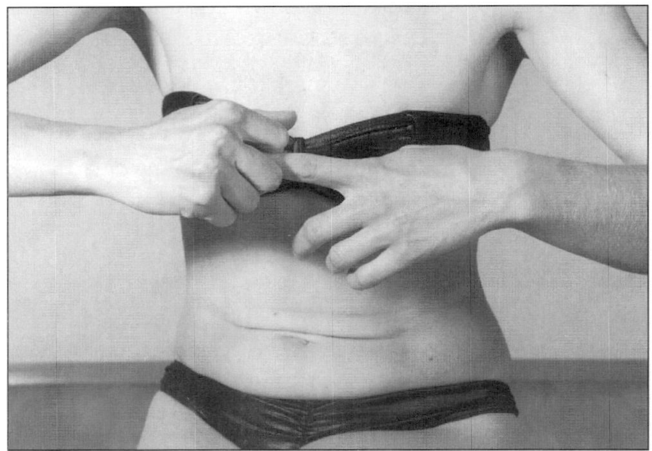

Abb. 5-39: Drehen, Schütteln und Ziehen jedes
einzelnen Fingers

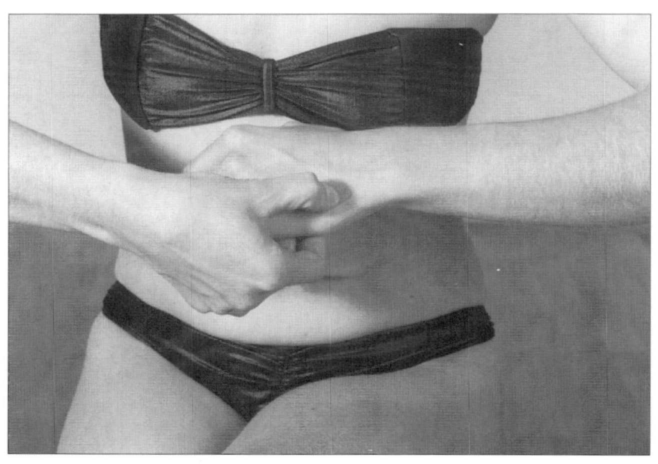

Abb. 5-38: Kneten vorwärts und gerade entlang
der einzelnen dorsalen metakarpalen Zwischenräume

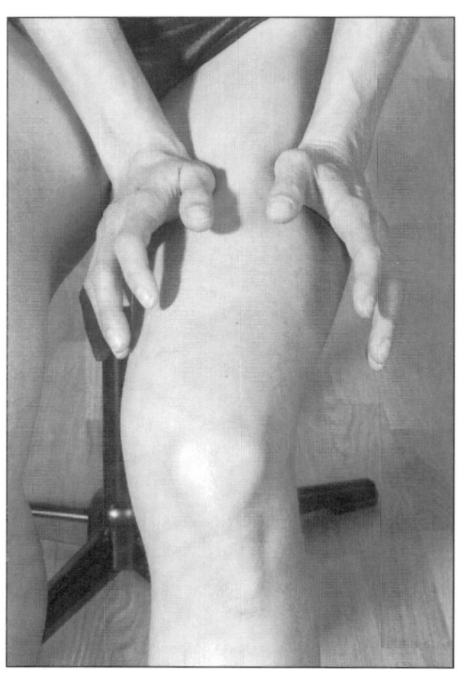

Abb. 5-40: Drücken und Stoßen entlang
des Oberschenkels

2.1.15 Die kontralaterale Hand wird gehalten. Dann wird immer gerade vorwärts mit dem Daumen entlang der einzelnen dorsalen metakarpalen Zwischenräume geknetet (Abb. 5-38), bis ein Gefühl der Reizung oder Ausdehnung entsteht; dann wird der dorsale und palmare Anteil der Hand mit der anderen Handfläche geknetet. Dies hat den Effekt, bei mentaler Müdigkeit zu erfrischen, und wird zur Behandlung von Kopfschmerzen, Schlaflosigkeit und Geisteskrankheiten angewendet.

2.1.16 Drehen und Schütteln jedes einzelnen Fingers mit Mittel- und Zeigefinger der kontralateralen Hand bei entspanntem Handgelenk; dann werden die Finger nacheinander durch Traktion manipuliert bis man ein Geräusch hört (Abb. 5-39). Dies verbessert die Beweglichkeit der Fingergelenke.

2.1.17 Drücken und Stoßen entlang des Oberschenkels 10mal von oben bis unten (Abb. 5-40). Dies kann die

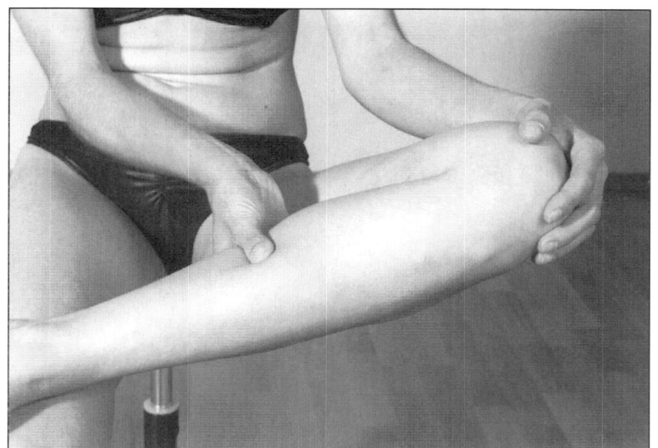

Abb. 5-41: Kneten und Zusammenpressen des Beines

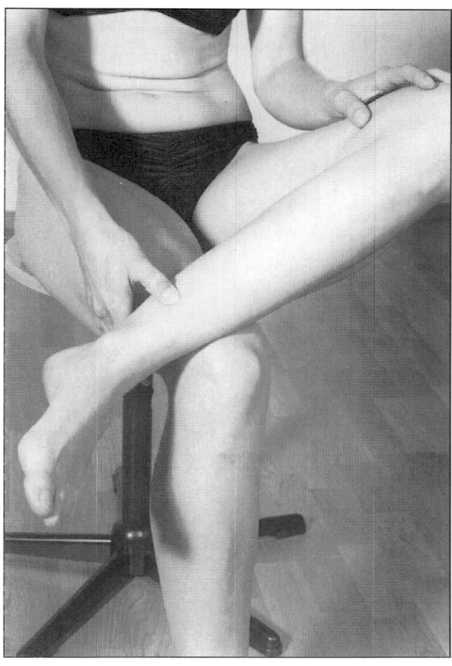

Abb. 5-43: Drücken des SANYINJIAO-Punktes

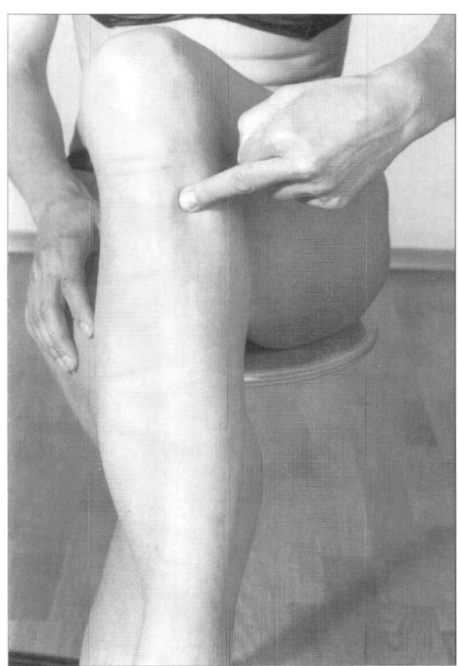

Abb. 5-42: Drücken des ZUSANLI-Punktes

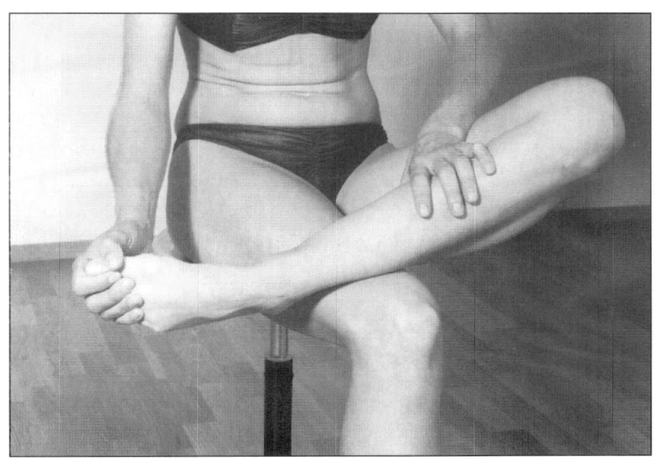

Abb. 5-44: Rotieren oder Schütteln der Sprunggelenke

Muskulatur entspannen und die Blutzirkulation verbessern.

2.1.18 Kneten und Zusammenpressen des Beines 3-5mal abwärts (Abb. 5-41); dann werden die Punkte ZUSANLI (M 36), YANGLINGQUAN (G 34) und SANYINJIAO (MP 6) mit der Spitze des Daumens oder Zeigefingers gedrückt (Abb. 5-42, 43).

Dies hat den Effekt, die Muskeldynamik des Beins und die Funktionen der Organe zu verbessern.

2.1.19 Die Beine werden mit beiden Handflächen 3-5mal von oben nach unten beklopft. Dies hat den Effekt, Wind und Kälte zu vertreiben, und hilft, die Muskeldynamik und die Blutzirkulation zu verbessern.

2.1.20 Auf einem Stuhl sitzend legt man ein Bein auf das gegenüberliegende Kniegelenk, hält es am Knöchel mit der einen Hand fest und die Zehen mit der anderen Hand. Dann mobilisiert man die Sprunggelenke in alle möglichen Bewegungsrichtungen (Abb. 5-44). Dies verbessert die Funktionen des Knöchels.

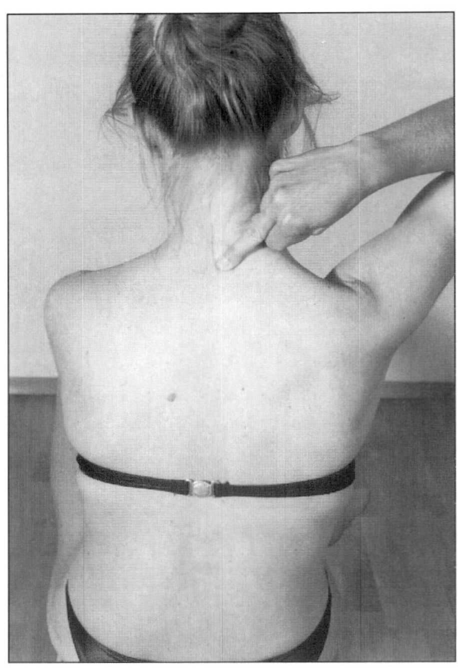

Abb. 5-45: Drücken und Kneten des DAZHUI-Punktes

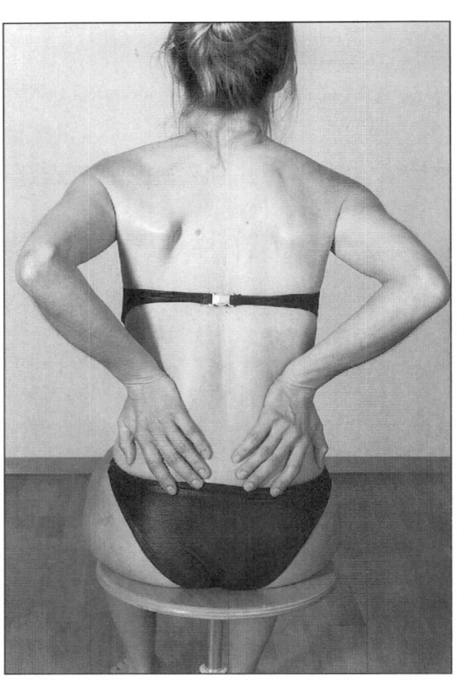

Abb. 5-46: Stoßen und Kneten auf dem Rücken mit den Handwurzeln

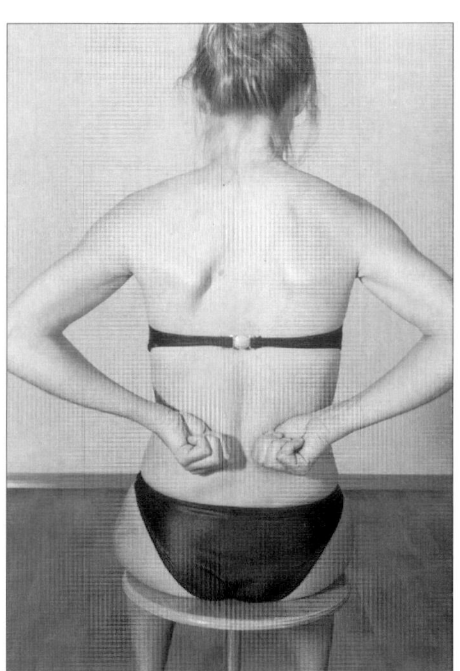

Abb. 5-47: Kreisförmiges Kneten bilateral auf den YAOYAN-Punkten

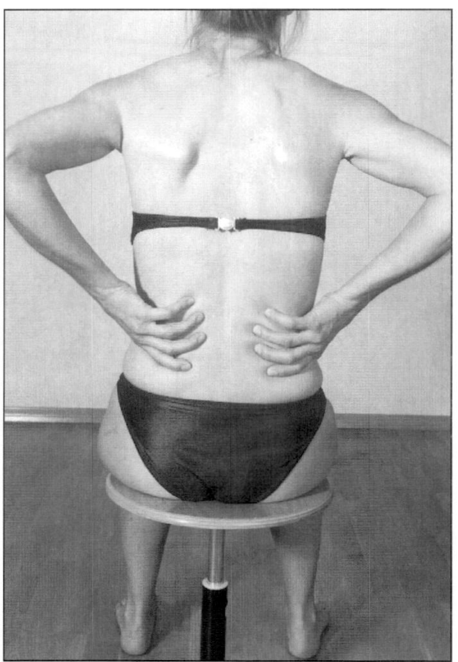

Abb. 5-48: Reiben auf den YAOYAN-Punkten

2.1.21 Kneten auf beiden YONGQUAN-Punkten (N 1) mit dem Daumen nacheinander eine Minute lang; dann werden nacheinander beide Fußsohlen schnell mit der Handfläche gerieben. Dies verbessert den Zustand des ganzen Körpers.

2.1.22 Mit dem Einatmen Drücken des DAZHUI-Punktes (LG 14) mit der Spitze des Mittelfingers 3-5mal, mit dem Ausatmen wieder nachlassen (Abb. 5-45); dann den Punkt für einen Augenblick beklopfen und kneten. Dies ist besonders wirksam, die Funktionen des Atmungssystems zu verbessern.

2.1.23 Beide Hände zur Faust ballen; mit dem Einatmen wird mit dem dorsalen Anteil beider Zeigefingergrundgelenke beidseitig auf den PISHU-Punkt (B 20) gedrückt und mit dem Ausatmen wieder nachgelassen. Dann wird mit den Handwurzeln auf beiden Seiten der Wirbelsäule abwärts geknetet und gestoßen (Abb. 5-46). Dies kann den Zustand des ganzen Körpers verbessern, speziell die Funktionen des Verdauungssystems.

2.1.24 Mit dem Einatmen den MINGMEN-Punkt (LG 4) mit der Spitze des Mittelfingers drücken, mit dem Ausatmen wieder nachlassen. Dies kann die Funktion der Nieren steigern, verbessert die Sexualfunktion und wird zur Behandlung von Impotenz, Rückenschmerzen usw. angewendet.

2.1.25 Beide Hände zur Faust ballen, kreisförmiges Kneten mit dem dorsalen Anteil des Daumengrundgelenks bilateral auf den YAOYAN-Punkten (6 Finger breit seitlich der Mulde zwischen dem Processus spinosus des

vierten und fünften Lendenwirbels) (Abb. 5-47); dann wird mit den Handwurzeln nacheinander 30mal auf und ab, vor und zurück gerieben (Abb. 5-48). Dies wird angewendet, um die lokalen Muskeln zu entspannen und um Müdigkeit und Rückenschmerzen zu behandeln.

2.1.26 Drücken und Kneten mit der Kuppe des Mittelfingers lateral entlang jedes einzelnen Zwischenrippenraumes; Kneten der Punkte ZHONGFU (Lu 1), YUNMEN (Lu 2) und SHANZHONG (KG 17) nacheinander 20mal (Abb. 5-49); dann mit dem Daumen, Zeige- und Mittelfinger 10mal den M. pectoralis major greifen und anheben. Dies fördert die Funktionen des Herzes und der Lungen.

2.1.27 Reiben entlang der Zwischenrippenräume mit den gespreizten Fingern (Abb. 5-51), dann dasselbe auf der anderen Seite. Dies hat den Effekt, eine angespannte Leber zu entlasten, reguliert die Zirkulation der Lebensenergie QI und verbessert die Funktion des Magens.

2.1.28 Kneten mit einer Handfläche im Uhrzeigersinn am ZHONGWAN-Punkt (KG 12) (Abb. 5-52); zur Verstärkung des Druckes kann die andere Hand noch darüber gelegt werden. Dasselbe wird dann auf dem DANTIAN (Energiezentrum zweifingerbreit unterhalb der Nabels)

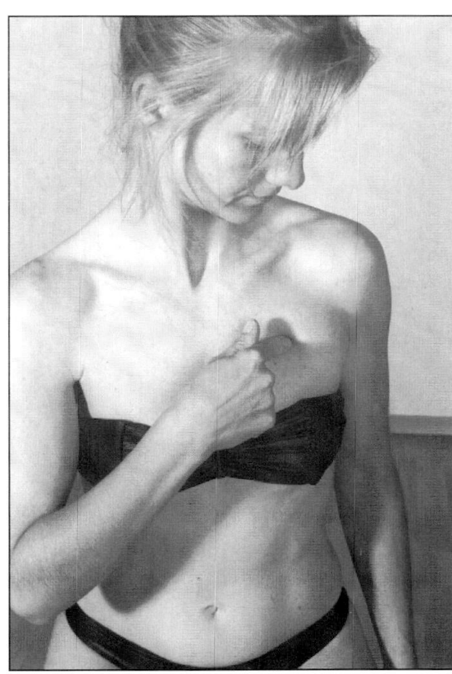

Abb. 5-49: Drücken und Kneten der Zwischenrippenräume und der entsprechenden Akupunkturpunkte

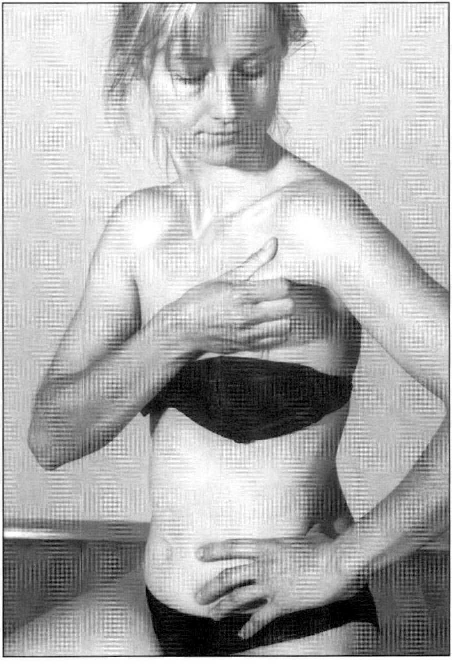

Abb. 5-50: Greifen und Heben des M. pectoralis major

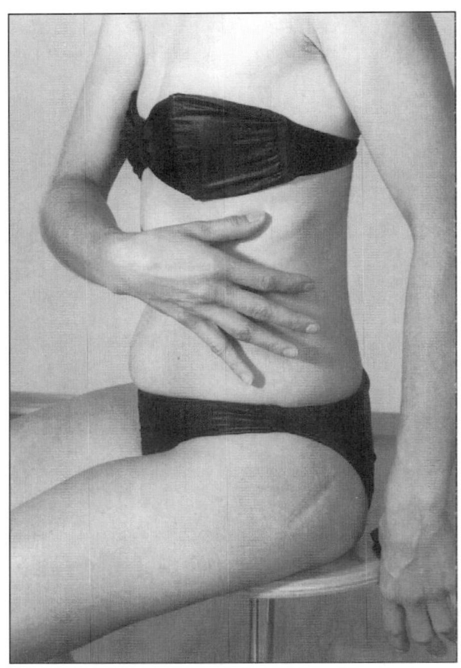

Abb. 5-51: Reiben entlang der Zwischenrippenräume

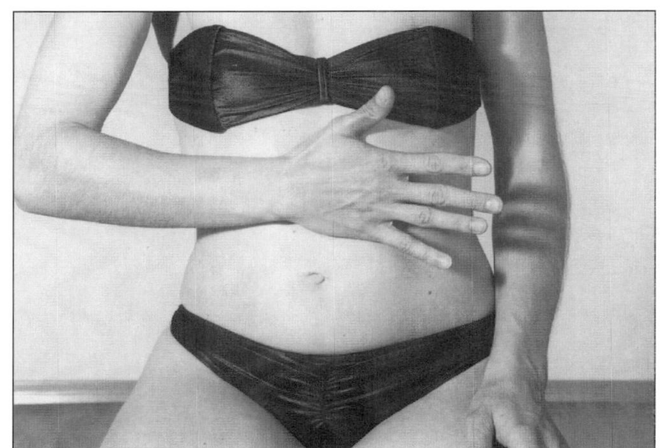

Abb. 5-52: Kneten mit der Handfläche im Uhrzeigersinn am ZHONGWAN-Punkt

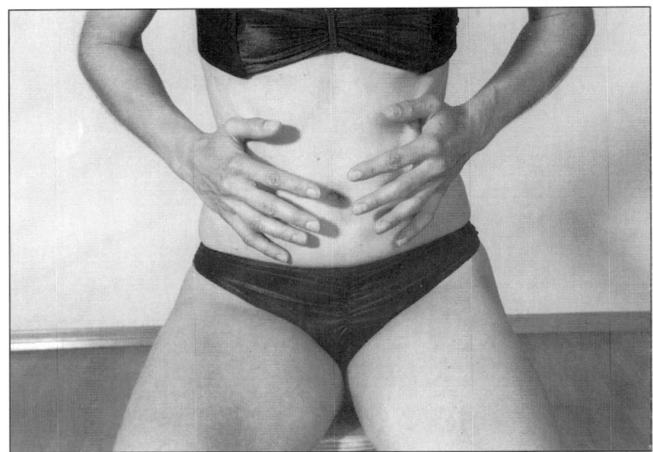

Abb. 5-53: Reiben schräg vom Hypochondrium bis zum Unterbauch

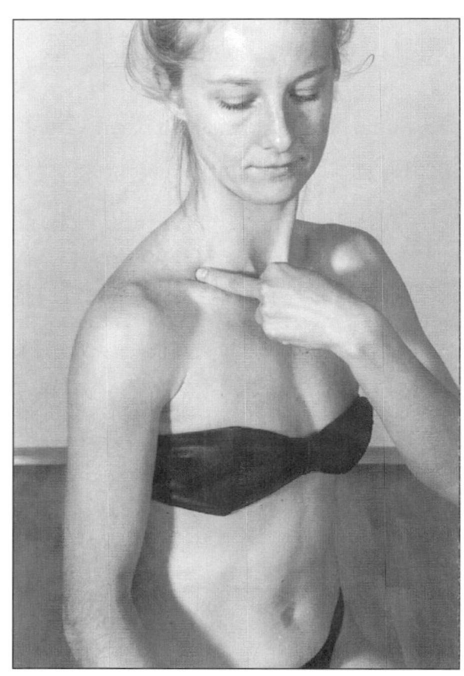

Abb. 5-54: Drücken des QIHU-Punktes mit der Spitze des Mittelfingers

durchgeführt. Dies dauert drei Minuten. Die Technik hilft, die Funktion des Verdauungssystems zu verbessern.

2.1.29 Mit beiden Handflächen wird bilateral vom Hypochondrium drei Minuten lang schräg bis zum Unterbauch gerieben (Abb. 5-53). Dies reguliert die Funktionen des REN- und des CHONG-Meridians und erwärmt die Meridiane, um Kälte zu vertreiben.

2.1.30 Mit der rechten Hand wird der QIHAI-Punkt (KG 6) und mit der linken Hand der JANLI-Punkt (KG 11)

gegriffen. Sie werden gleichzeitig angehoben und langsam wieder losgelassen. Dies wird 3mal wiederholt. Diese Technik wird zur Behandlung von unregelmäßiger Menstruation und Verdauungsstörungen angewendet.

2.1.31 Kurzes Drücken des QIHU-Punktes (M 13) mit der Spitze des Mittelfingers (Abb. 5-54). Dies hat den Effekt, die Essenz aufsteigenzulassen und trübes QI abzuleiten. Diese Technik hilft bei Asthma, Husten und Völlegefühl in der Brust.

2.1.32 Stehend oder sitzend werden beide Hände auf den Unterbauch gelegt. Man konzentriert dabei sein Bewußtsein zwei Minuten lang auf diese Stelle (Abb. 5-55).

2.2 Indikationen

Diese Eigenmanipulationen wirken nicht nur auf die lokalen Bereiche, sondern beeinflussen den gesamten Organismus durch die Regulierung über die Meridiane und das Nervensystem. Deshalb haben sie vielfache Indikationen, um Krankheiten zu verhindern, eine Wiedergenesung zu unterstützen und das Leben zu verlängern. Ausgenommen sind funktionale Störungen der oberen Extremitäten, lokale Entzündungen, Geschwüre und Hautkrankheiten.

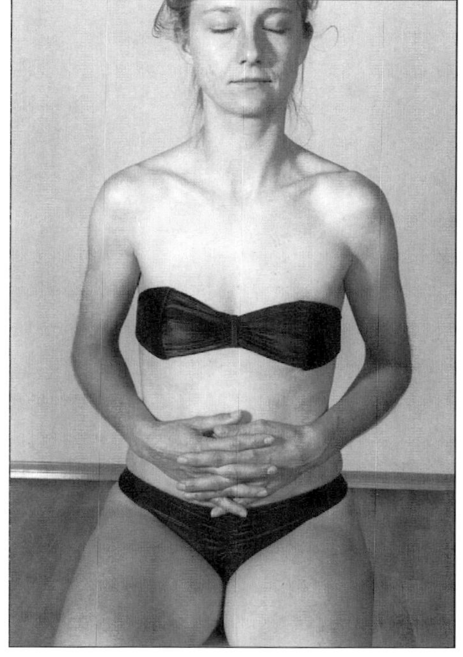

Abb. 5-55: Konzentrationsübung

Weitere Methoden der CMT

1. Manipulative Therapie für Sportler

Diese Manipulationen wurden bei dem Versuch entwickelt, Sportler während eines Wettkampfes in guter Form zu halten und ihre noch latenten Fähigkeiten zu entwickeln und zu fördern. Sie helfen, funktionale Unpäßlichkeiten zu überwinden, die vor einem Wettkampf auftreten können, den Wiederaufbau der Körperenergie zu beschleunigen und so den Sportler für den nächsten Wettkampf wieder vorzubereiten.

Diese Manipulationen kann man unterteilen in Eigenmanipulationen, in vorbereitende Manipulationen und in Manipulationen nach sportlichen Aktivitäten.

1.1 Eigenmanipulationen

Sie werden für die generelle Fitneß oder als vorbereitende Maßnahmen vor dem Training oder vor dem Wettkampf angewendet.

1.1.1 Manipulationen am Kopf

Ausgangshaltung: Stehend, Beine leicht gespreizt, die Arme hängen locker herab.

1.1.1.1 Kneten des frontalen und temporalen Bereichs mit beiden Handwurzeln auf und ab und transversal vor und zurück.

1.1.1.2 Kneten der Wangen mit beiden Handwurzeln auf und ab und transversal vor und zurück.

1.1.1.3 Die beiden Daumen sind leicht angewinkelt, die Handinnenflächen zeigen zueinander. Mit dem dorsalen Anteil der Daumen wird die Nase auf- und abwärts geknetet.

1.1.1.4 Mit beiden Handflächen bei anliegenden Fingern werden die Lippen von einer Seite zur anderen geknetet.

1.1.1.5 Mit beiden Handflächen bei anliegenden Fingern wird der Hals geknetet.

1.1.1.6 Mit beiden Handflächen bei anliegenden Fingern wird hinter den Ohren auf und ab geknetet.

1.1.1.7 Mit beiden Handflächen bei anliegenden Fingern wird der Nacken geknetet.

Während der Manipulationen sollte

1. der angewendete Druck gleichmäßig,
2. die Berührungsfläche zwischen der Hand und der Körperoberfläche groß und
3. der Atemrhythmus gleichmäßig und natürlich sein.

1.1.2 Manipulationen am Körper

Ausgangshaltung: Beine leicht gespreizt und die halbgeschlossenen Hände hängen locker herab.

1.1.2.1 Abwechselnd mit leicht geschlossener Faust werden beide Ober- und Unterarme beklopft. Während dieser Manipulation sollten die Muskeln des beklopften Bereiches angespannt sein. Der Atemrhythmus soll gleichmäßig und natürlich sein.

1.1.2.2 Beide Schultern werden mit der jeweils kontralateralen, leicht geschlossenen Faust kräftig beklopft bei gleichzeitiger Kontraktion des M. deltoideus.

1.1.2.3 Die Brust wird mit beiden, leicht geschlossen Fäusten abwechselnd bei gleichzeitiger Kontraktion der Brustmuskulatur beklopft.

1.1.2.4 Die beiden leicht geschlossenen Fäuste beklopfen den Hypochondrium-Bereich von oben außen nach innen unten. Die Muskeln dieses Bereiches sind währenddessen angespannt.

1.1.2.5 Mit beiden leicht geschlossenen Fäusten abwechselnd wird kräftig die kontralaterale Seite des Rückens bei gleichzeitiger Kontraktion des M. latissimus dorsi beklopft.

1.1.2.6 Die Ellenbogen sind leicht angewinkelt, die beiden leicht geschlossenen Fäuste beklopfen abwechselnd sanft den Bauchbereich bei gleichzeitiger Kontraktion der Mm. recti abdominis.

1.1.2.7 Der Oberkörper ist leicht nach vorne gebeugt. Mit den Fäusten abwechselnd werden die Gesäßbacken bei gleichzeitiger Kontraktion der Mm. glutaei maximi kräftig beklopft.

1.1.2.8 Der Oberkörper wird soweit wie nötig nach vorne gebeugt. Die beiden Fäuste beklopfen kräftig Oberschenkel und Beine von allen Seiten auf- und abwärts.

1.2 Vorbereitende Manipulationen

Sportliche Aktivitäten betreffen Training und Wettbewerbe. Manipulationen vor den Übungen oder Wettkämpfen können die Nerven, Muskeln, Gelenke, Organe und die mentale Aufmerksamkeit der Sportler aktivieren. Dadurch sind sie besser auf die physische und psychische Belastung der bevorstehenden Anstrengungen vorbereitet und können bessere Ergebnisse erzielen.

1.2.1 Manipulationen vor dem Training

Der Grund für Manipulationen vor dem Training ist, die Sportler zu befähigen, ihr Trainingsprogramm gut durchzuführen. Die Manipulationen sind individuell entsprechend der Sportarten und der Verfassung der Sportler. Bei anstrengenden Sportarten wie Langstreckenläufen, Schwimmen, Radfahren, Basketball, Fußball und Volleyball können Manipulationen Energie zum Aufwärmen einsparen, die dann den Sportlern während des Trainings mehr zur Verfügung steht. Häufig angewendete Übungen werden nachfolgend beschrieben.

1.2.1.1 Manipulationen an den Oberschenkeln und Beinen: Sitzend und das Knie- und das Hüftgelenk 90° abgewinkelt, werden die Muskelgruppen der Oberschenkel von oben nach unten geknetet und kneifend von distal nach proximal manipuliert. Dasselbe wird dann mit dem Unterschenkel und der Achillessehne gemacht. Jede Behandlung dauert 10 Minuten. Sie kann vom Trainer oder vom Sportler selbst durchgeführt werden.

1.2.1.2 Manipulationen an der Schulter und den Armen: Der Sportler steht oder sitzt. Der Therapeut steht an dessen Seite und knetet und reibt die Schultermuskeln, die vorderen und hinteren Ränder der Achsel, die Muskelbäuche und die Muskelzwischenräume des Oberarmes. Entsprechend werden die Muskeln des Unterarmes knetend und kneifend manipuliert.

Die spezielle sportliche Belastung sollte bei der Auswahl der Manipulationen berücksichtigt werden. Zum Beispiel bei Sportlern, die werfen, wird besondere Aufmerksamkeit auf den distalen Anteil des Oberarmes und des Ellenbogen gelegt. Bei Tischtennisspielern werden besonders die Streckmuskeln des Ellenbogens beachtet. Bei Diskuswerfern und Kugelstoßern ist die Schulter die Schlüsselstelle, die behandelt werden sollte. Die Manipulationen werden vorrangig an den Stellen angewendet, die am meisten beansprucht werden.

Zusätzlich wird empfohlen, die Gelenke und deren umliegendes Gewebe zu kneifen und zu reiben. Die Gelenke sollten dann auch passiv mobilisiert werden.

1.2.2 Manipulationen vor Wettkämpfen

Nachfolgend beschriebene Manipulationen werden üblicherweise vor einem Wettkampf angewendet.

1.2.2.1 Wird der Termin eines Spiels oder Wettbewerbes bekanntgegeben, werden manche Sportler aufgeregt und nervös. Dies kann sich in Symptomen wie Schlaflosigkeit, starkes Träumen und Müdigkeit zeigen. Für diesen Zustand sind vorrangig beruhigende Manipulationen angezeigt:

Der Therapeut stößt mehrmals sanft mit seinen Daumen von YINTANG (Extra) über TAIYANG (Extra), QUBIN (G 7) und von da zu ANMIAN (Extra) (inferiolateral zu FENGCHI G 20). Dann wird am ANMIAN-Punkt (Extrapunkt) drei Minuten lang gedrückt und geknetet.

Bei Fällen von ernsthafter Schlaflosigkeit sind weitere Manipulationen notwendig: Kneten des QICHONG-Punktes (M 30), Kneifen und Kneten des SHENMEN-Punktes (H 7) und Drücken der XINGJIAN-Punkte (L 2) mit dem Daumennagel. Diese Methode sollte 20 Minuten lang angewendet werden, bis ein Gefühl der lokalen Ausdehnung entsteht.

1.2.2.2 Manche Sportler sind vor einem Wettkampf übererregt und nervös, mit Symptomen wie Tachykardie und schnelles Atmen, erhöhter Blutdruck, Ruhelosigkeit, häufiges Wasserlassen, geringes Selbstvertrauen. Alle diese Symptome können die Fähigkeiten des Sportlers behindern. Für diese Sportler können nachfolgende Manipulationen sehr effektiv sein:

Der Sportler sitzt oder liegt auf dem Rücken. Der Therapeut knetet sanft mit seinem Daumen den vorderen Bereich des Kehlkopfes und beidseitig entlang der Luftröhre vor den M. sternocleidomastoideus. Er knetet vom oberen Bereich 5 Minuten lang abwärts, um die Arteria carotis und die Vena jugularis zu stimulieren. Dann wird mit der Handwurzel in der Mitte zwischen M. pectoralis major und Schlüsselbein geknetet. Anschließend werden die Punkte SHUFU (N 27) und YUNMEN (Lu 2) sanft geknetet, um ein lokales Gefühl der Reizung oder Ausdehnung zu erzeugen. Jede Behandlung dauert etwa 10 Minuten.

1.2.2.3 Manche Sportler durchleben vor einem Wettkampf das Gefühl von Mattigkeit und geringem Selbstvertrauen. Eine gute Leistung wird dadurch erschwert. In diesen Fällen können weitere Manipulationen hilfreich sein:

Der Sportler sitzt aufrecht. Der Therapeut steht hinter ihm und knetet und kneift 2 Minuten lang im Bereich des Hinterkopfes, des Nackens und der Schulterblätter. Dies erzeugt ein Gefühl der Reizung oder Ausdehnung. Dann knetet, kneift und hebt er den M. subscapularis, trapezius und rhomboideus. Anschließend werden die Punkte QUYUAN (Dü 13), BINGFENG (Dü 12), TIAN-ZONG (Dü 11) und SHENTANG (B 44) 3 Minuten lang gedrückt und geknetet, um ein Gefühl der Reizung oder Ausdehnung zu erzeugen, das bis in den Brustkorb ausstrahlen kann.

1.2.2.4 Manipulationen in den Pausen eines Wettkampfes können durch Streßentlastung und den Abbau von Müdigkeit die Leistungen weiter fördern. Generell werden die Muskelgruppen massiert, die besonders beansprucht werden.

Manipulationen der Arme: Die Armmuskulatur wird lebhaft zentripetal vom Unterarm bis zur Schulter geknetet und gekniffen, um den Rückfluß von Blut und Lymphe zu unterstützen. Dies hilft, eine überhöhte Muskelspannung abzubauen.

Manipulationen der Beine: Der Sportler sitzt. Das Bein wird schnell vom Fuß aufwärts bis zur Leiste geknetet und gekniffen, um die Zirkulation des Blutes und der Lymphe zu unterstützen. Dadurch wird die Leistungsfähigkeit der Muskeln verbessert. Anschließend wird dem Sportler empfohlen, besser langsam auszulaufen, als sich ohne Bewegung auszuruhen.

Für Gewichtheber werden die Manipulationen auf die Muskulatur des Lumbalbereiches gerichtet. Der Sportler sitzt oder liegt auf dem Bauch. Der Therapeut knetet mit der Handwurzel 3 Minuten lang den M. latissimus dorsi und das untere Segment des Kreuzbeins. Generell sollten die Manipulationen auf großen Flächen sanft und schnell durchgeführt werden. Darauf folgen einige langsame Bewegungen.

1.3 Manipulationen nach sportlichen Aktivitäten

Ein intensives Training oder ein Wettkampf bringen Sportler in einen ermüdeten Zustand, physiologisch und mental. Manipulationen können ihnen helfen, wieder Energie für weitere Anstrengungen aufzubauen. Die Manipulationen werden 1-2 Stunden nach dem Training oder Wettbewerb durchgeführt, bevorzugt nach einem warmen Bad. Der Sportler liegt bequem auf einem Bett. Dann wird in der angegebenen Reihenfolge jeweils zentripetal massiert: Brust, Rücken, obere und untere Extremitäten, um den Rückfluß des Blutes und der Lymphe zu erleichtern. Die angewendete Kraft sollte zu Beginn kräftiger und allmählich nachlassend sein.

1.3.1 Manipulationen auf der Brust

Besonders beachtet werden dabei der M. pectoralis major und minor sowie der M. serratus anterior. Normalerweise wird vom Brustbein zur Achsel hin geknetet, gekniffen, gestoßen, gedrückt und gegriffen.

1.3.2 Manipulationen an der Taille und am Rücken

Besonders beachtet werden dabei der M. latissimus dorsi, trapezius und sacrospinalis. Bei diesen Manipulationen wird geknetet, gerieben, gedrückt, gegriffen und gestoßen. Zusätzlich werden die Akupunkturpunkte YAOSHU (LG 2), SHENSU (B 23), QIHAISHU (B 24), GUANYUANSHU (B 26), der Beckenrand und der mediale Rand der Schulterblätter geknetet, gekniffen und gestoßen.

1.3.3 Manipulationen am Gesäß

Geknetet und gestoßen wird mit mäßiger Kraft seitlich der Leiste und entlang des hinteren Darmbeinkamms bis zum Sakralbereich sowie zu den Gesäßbacken. Anschließend werden die Punkte ZHIBIAN (B 54), HUANTIAO (G 30), CHENGFU (B 36) und der Darmbeinkamm gedrückt und geknetet.

1.3.4 Manipulationen an den Armen

Besonders beachtet werden sollten dabei der M. biceps brachii, triceps brachii, deltoideus und die Muskelgruppen des Unterarms. Bei diesen Manipulationen wird geknetet, gekniffen, gestoßen, gedrückt, gerieben und geschüttelt. Darauf folgen passive Bewegungen der Schulter- und Ellenbogengelenke. Jede Behandlung dauert etwa 10 Minuten. Die Akupunkturpunkte JIANJING (G 21), JIANLIAO (3E 14), TIANZONG (Dü 11), JIANYU (Di 15), QUCHI (Di 11), WAIGUAN (3E 5) und SHEN-MEN (H 7) können zusätzlich massiert werden.

1.3.5 Manipulationen an den Beinen

Bei den Manipulationen der Muskelgruppen der unteren Extremitäten wird proximal gedreht, gestoßen, gedrückt, beklopft und vom distalen Anteil aus geschüttelt. Anschließend werden die Punkte CHENGFU (B 36), FENGCHI (G 20), ZUSANLI (M 36), Femur-FUTU

(M 32), YINLINGQUAN (MP 9), FULIU (N 7) und TAIXI (N 3) massiert.

2. Haut-Beruhigungs-Therapie

Die Haut-Beruhigungs-Therapie wurde auf der Basis der Wirbelsäulen-Preß-Methode entsprechend den Theorien der Meridiane, Nebengefäße und der zwölf Bereiche der Haut entwickelt. Sie wird zur Prävention und Behandlung von Krankheiten durch Anheben, Drehen, Stoßen, Ziehen und Zusammenpressen bestimmter Teile der Haut angewendet.

2.1 Beschreibung der zwölf Bereiche der Haut

Die zwölf Bereiche der Haut werden unterteilt entsprechend den Verläufen und der funktionalen Verteilung der zwölf Hauptmeridiane. Die funktionalen Aktivitäten jedes einzelnen Meridians können sich auf ihrem entsprechenden Bereich der Haut reflektieren, wo die Lebensenergie QI und das Blut ursprünglich durch den spezifischen Meridian ankommt.

Die Hautbereiche, unter denen die YANGMING-Meridiane verlaufen, werden als die Bereiche der YANGMING-Meridiane bezeichnet, die aus dem Dickdarm-Meridian YANGMING Hand und dem Magenmeridian YANGMING Fuß bestehen. Die Hautbereiche, unter denen die SHAOYANG-Meridiane verlaufen, werden die Bereiche der SHAOYANG-Meridiane genannt, bestehend aus dem Dreifacher-Erwärmer-Meridian SHAOYANG Hand und dem Gallenblasen-Meridian SHAOYANG Fuß. Die anderen Hautbereiche werden auf dieselbe Art benannt: Die Gebiete der TAIYANG-Meridiane (Dünndarm-Meridian TAIYANG Hand und der Blasen-Meridian TAIYANG Fuß), die Gebiete der TAIYIN-Meridiane (Lungen-Meridian TAIYIN Hand und der Milz-Meridian TAIYIN Fuß), die Gebiete der SHAOYIN-Meridiane (Herz-Meridian SHAOYIN Hand und der Nieren-Meridian SHAOYIN Fuß) und die Gebiete der JUEYIN Meridiane (Kreislauf-Sexus-Meridian JUEYIN Hand und der Leber-Meridian JUEYIN Fuß).

Wie bekannt, verteilen sich die Meridiane und Nebengefäße über den ganzen Körper und verbinden dadurch die inneren Organe ZANG FU mit den verschiedenen Geweben und der Körperoberfläche. Sie ermöglichen die Zirkulation der Lebensenergie QI und des Blutes, um so die physiologischen Aktivitäten des Körpers aufrechtzuerhalten. Dies ist die theoretische Basis der Haut-Beruhigungs-Therapie mit dem Wissen, daß sich pathologische Reaktionen der inneren Organe über die Meridiane und Nebengefäße auf der Hautoberfläche reflektieren, auf der dann lokale und organische Störungen behandelt werden können.

2.2 Effekte der Haut-Beruhigungs-Therapie

Die TCM betrachtet die Hautoberfläche als die erste Abwehrlinie gegen pathogene Faktoren. Die Körperabwehrkräfte werden stark genug sein, wenn die Funktion der Haut in normalem Zustand ist oder sich rechtzeitig normalisiert. Andernfalls sind eventuell Störungen oder Krankheiten möglich.

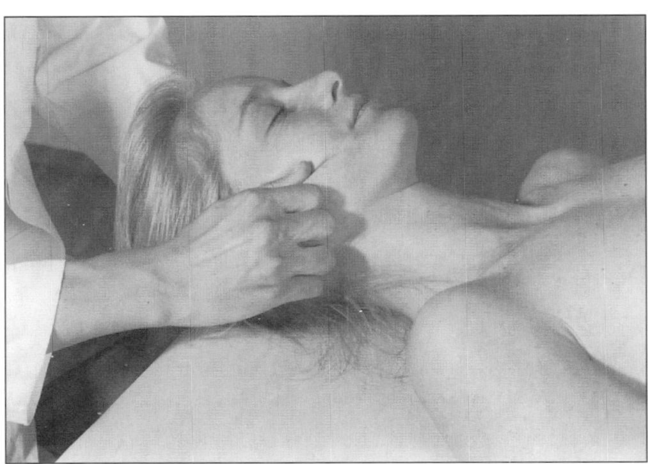

Abb. 6-1: Anheben und Drehen

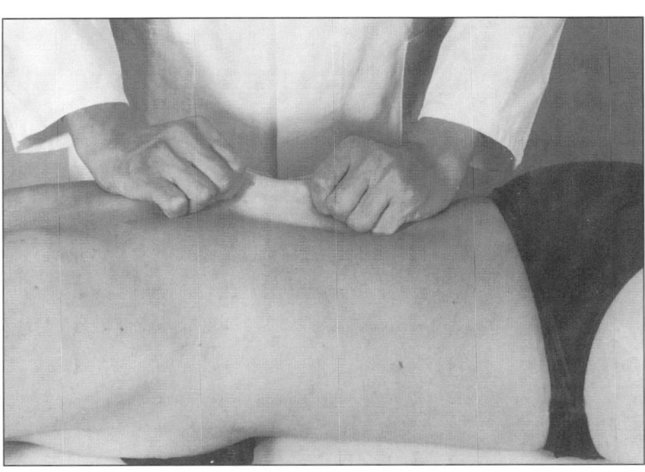

Abb. 6-2: Anheben und Stoßen

Die Wirkungen der Haut-Beruhigungs-Therapie können zweierlei sein:

2.2.1 Vorbeugende Wirkung: Wie oben schon erwähnt, kann die Körperabwehrkraft durch die Verbesserung der Hautfunktionen gestärkt werden. Dafür kann die Haut-Beruhigungs-Therapie vorbeugend angewendet werden.

2.2.2 Heilende Wirkung:

a) Der Verlauf einer Behandlung kann durch eine rechtzeitige Anwendung der Haut-Beruhigungs-Therapie abgekürzt werden, wenn die pathogenen Faktoren in die Hautoberfläche eindringen, ohne auf die inneren Organe einzuwirken.

b) Bestimmte Krankheiten der inneren Organe können mit der Haut-Beruhigungs-Therapie behandelt werden, indem Blockierungen der Meridiane aufgelöst und die Zirkulation des Blutes und des QI aktiviert werden.

2.3 Grundtechniken der Haut-Beruhigungs-Therapie

2.3.1 Anheben und Drehen: Die Haut innerhalb des ausgewählten Bereiches wird mit den Daumen, Zeige- und Mittelfingern mit beiden Händen abwechselnd angehoben und dann gedreht (Abb. 6-1). Diese Technik kann an allen Hautbereichen angewendet werden.

2.3.2 Anheben und Stoßen: Die Haut wird innerhalb des ausgewählten Bereiches angehoben und dann vorwärts oder seitlich gestoßen. Benützt werden Daumen, Zeige- und Mittelfinger beider Hände (Abb. 6-2). Diese Technik kann im Brust-, Bauch- und Rückenbereich angewendet werden.

2.3.3 Anheben und Ziehen: Die Haut wird innerhalb des ausgewählten Bereiches zuerst angehoben und dann in entgegengesetzte Richtungen gezogen. Benützt werden dazu Daumen, Zeige- und Mittelfinger beider Hände (Abb. 6-3). Diese Technik wird gewöhnlich im Bauch-, Lenden und Rückenbereich und an den Extremitäten angewendet.

2.3.4 Anheben und Zusammenpressen: Die Haut wird angehoben und dann innerhalb des ausgewählten Bereiches nach vorwärts rollend zusammengepreßt. Benützt werden Daumen, Zeige- und Mittelfinger beider Hände (Abb. 6-4). Diese Technik wird oft am Rücken, aufwärts vom Steißbein bis zum Punkt FENGFU (LG 16), angewendet.

Die angewendete Kraft sollte dem Alter, der Konstitution des Patienten und der Schwere der Krankheit angepaßt werden. Für detaillierte Information über die Behandlung wird auf die betreffenden Abschnitte in Kapitel 7 und 9 hingewiesen.

3. Kraniale manipulative Therapie

3.1 Anatomische Physiologie des Gehirns

Das Großhirn ist das oberste Nervenzentrum des Menschen. Es besteht aus zwei Hälften mit vielen ungleichen Furchen (Sulci) und Windungen (Gyri) (Abb. 6-5). Jede dieser Furchen und Windungen steht für eine bestimmte wichtige Funktion. Sie werden nachfolgend beschrieben.

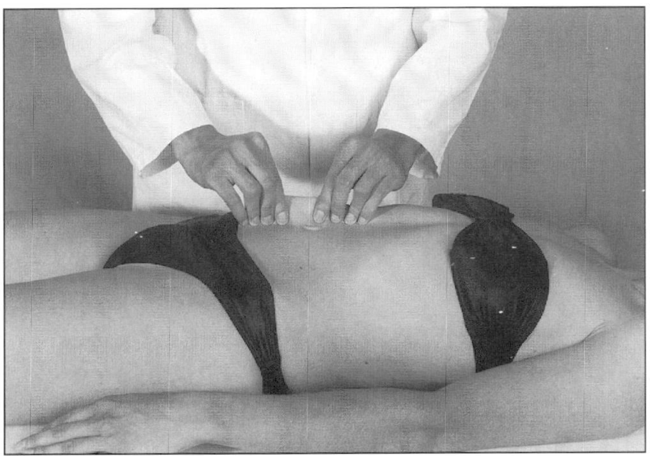

Abb. 6-3: Anheben und Ziehen

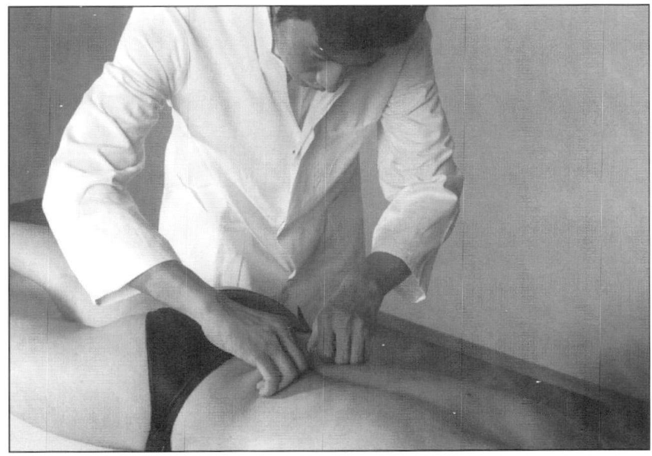

Abb. 6-4: Anheben und Zusammenpressen

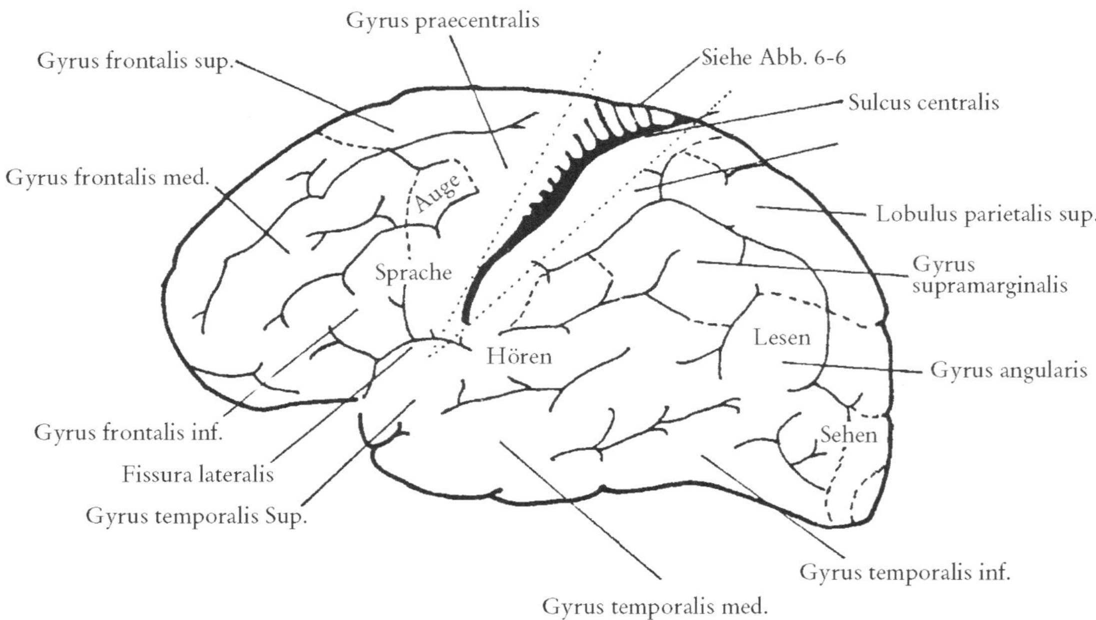

Abb. 6-5: Seitenansicht einer Großhirnhälfte

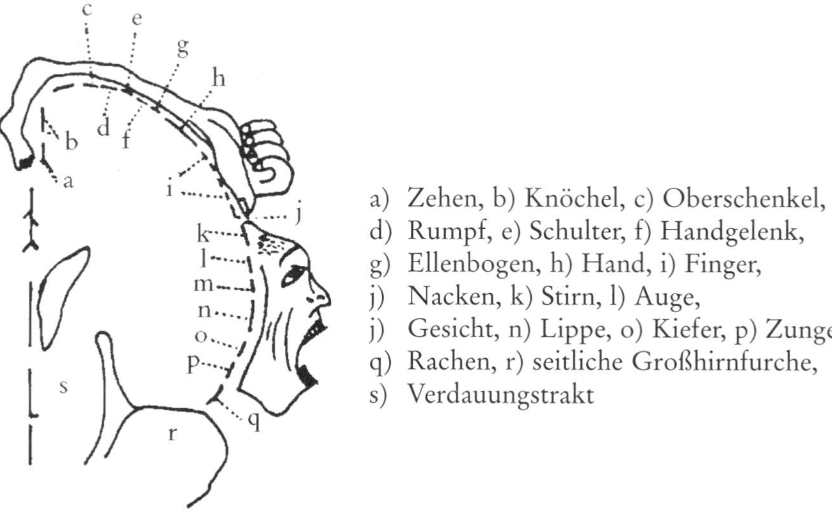

a) Zehen, b) Knöchel, c) Oberschenkel,
d) Rumpf, e) Schulter, f) Handgelenk,
g) Ellenbogen, h) Hand, i) Finger,
j) Nacken, k) Stirn, l) Auge,
j) Gesicht, n) Lippe, o) Kiefer, p) Zunge,
q) Rachen, r) seitliche Großhirnfurche,
s) Verdauungstrakt

Abb. 6-6: Die verschiedenen Bereiche des Gyrus praecentralis und des Lobulus paracentralis und die dazu entsprechende Repräsentation

3.1.1 Gyrus praecentralis und Lobulus paracentralis: Sie sind verantwortlich für die willkürliche Motorik. Diese Bereiche vertreten die entsprechenden Organe, aber sie liegen genau umgekehrt ihrer tatsächlichen Lokalisation (Abb. 6-6). Lokalisierte Störungen von willkürlichen Bewegungen, wie z. B. Lähmung einer einzelnen Extremität, können durch Verletzungen in diesem Bereich auftreten.

3.1.2 Gyrus postcentralis: Als das sensorische Zentrum steht er für Schmerz-, Wärme und Tastempfinden. Seine funktionale Aufteilung ist dieselbe wie beim Gyrus praecentralis, so daß die aus dem oberen Teil des Körpers ankommenden sensorischen Impulse zum unteren Teil dieser Windung weitergeleitet werden und umgekehrt. Wird dieser Teil verletzt, kann eine Parästhesie (z. B. Kribbeln) entstehen.

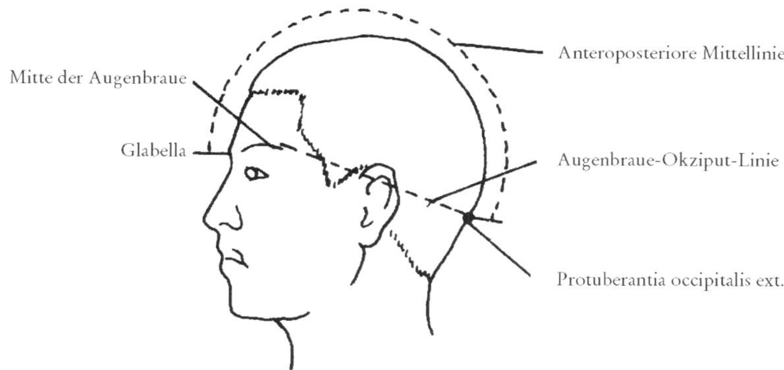

Abb. 6-7: Lokalisation der Mittellinie und der Augenbrauen-Hinterkopf-Linie

3.1.3 Gyrus temporalis superior intermedius: Er ist die Rindenzone der Hörerinnerungen. Verletzungen in diesem Bereich führen zu Tinnitus, Schwindel und Schwerhörigkeit.

3.1.4 Gyrus supramarginalis: Er ist das Zentrum für Bewegungsabläufe. Verletzungen können bis zur Handlungsunfähigkeit führen.

3.1.5 *Broca*'sches Zentrum: Es ist das Sprechzentrum und verantwortlich für die Muskelbewegungen des Mundes, der Zunge, des Rachens und Kehlkopfes. Verletzungen in diesem Bereich führen zu Sprachstörungen (Aphasie).

3.1.6 Gyrus angularis: Er ist das optische Sprachzentrum oder Lesezentrum. Verletzungen in diesem Bereich können zu Sprachanomalien und Lesestörungen führen.

3.1.7 Gyrus temporalis superior posterior: Er ist das akustische Sprachzentrum (Zentrum des Sprachverständnisses). Sensorische Sprachausfälle sind die Folge von Verletzungen in diesem Bereich.

3.1.8 Sulcus calcarinus: Er ist die Sehrinde für das bewußte Sehen. Reizungen in diesem Bereich können sich bis zu Halluzinationen entwickeln. Verletzungen können zu Sehstörungen führen.

3.2 Die Technik der Kranial-Manipulationen

Die Kranial-Manipulationen wurden auf der Basis der anatomischen Physiologie des Gehirns entwickelt. Jede der Furchen und Windungen hat ihre eigene Projektionsfläche bzw. einen eigenen Einflußbereich auf der Schädeloberfläche. Durch Blutgefäße, Nervenfasern oder Akupunktur-Meridiane sind die Gewebe des Gehirns mit dem Periost und anderen Geweben der Schädeloberfläche verbunden. Deshalb können auf diesem Wege manipulative Stimulationen auf einer bestimmten Stelle des Kopfes bzw. Projektionsfläche des Gehirns entweder auf die Störung des entsprechenden Hirnbereiches selbst einwirken, oder aber auf die Gewebe oder Organe, die von dieser Hirnzone kontrolliert werden, und zwar durch eine Verbesserung der Blutzirkulation und der Versorgung des Hirngewebes.

Die Hirngewebe reagieren sehr empfindlich auf Ischämie oder Hypoxämie. Jede Verbesserung der Blutversorgung wird in jedem Fall deutlich ihre funktionale Wiederherstellung fördern. Die Kranial-Manipulationen haben sehr weitreichende Indikationen und sehr befriedigende Ergebnisse speziell für solche, die durch Hirngefäßerkrankungen verursacht wurden wie z. B. Lähmungen, Kopfschmerzen und Schlaflosigkeit usw.

3.3 Lokalisationen der Reflexzonen und ihre Indikationen

Um die Lokalisation der Reflexzonen leichter bestimmen zu können, werden zwei Grundlinien auf der Kopfoberfläche angenommen (Abb. 6-7)

a) Die Mittellinie ist die Verbindungslinie zwischen der unbehaarten Stelle zwischen den Augenbrauen (Glabella) und der unteren Grenze des tastbaren Knochenvorsprungs in der Mitte der Schuppe des Hinterhauptbeines (Protuberantia occipitalis externa).

b) Die zweite Grundlinie, die sogenannte Augenbrauen-Hinterkopf-Linie, liegt zwischen dem Mittelpunkt der

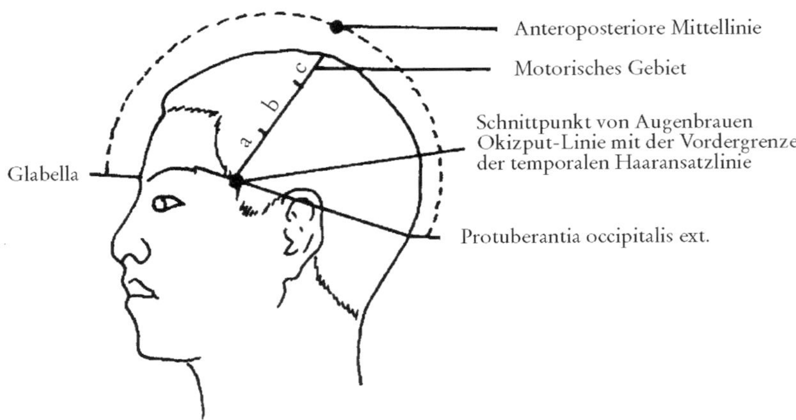

Abb. 6-8: Lokalisation des Motorischen Bereichs

oberen Grenze der Augenbrauen und dem seitlichen Aspekt des Endpunktes der Mittellinie.

3.3.1 Motorischer Bereich

Lokalisation: Eine Linie beginnend 0,5 cm hinter der Mittellinie und diagonal weiterführend bis zum Schnittpunkt der Augenbrauen-Hinterkopf-Linie mit der vorderen Grenze der Haarlinienecke an der Schläfe.

Das obere 1/5 dieses Bereiches steht in Beziehung zu den Bewegungen der unteren Extremitäten und des Rumpfes, die mittleren 2/5 zu den oberen Extremitäten und die unteren 2/5 zum Gesicht (wird auch als der erste Sprachbereich bezeichnet) (Abb. 6-8)

Indikationen:

a) Das obere 1/5 dieses Bereiches zur Behandlung von Paralyse der kontralateralen unteren Extremität.

b) Die mittleren 2/5 für Paralyse der kontralateralen oberen Extremität.

c) Die unteren 2/5 für Paralyse kontralateralen Gesichtshälfte, Speichelfluß- und Stimmstörungen.

3.3.2 Sensorischer Bereich

Lokalisation: Eine Linie 1,5 cm hinter und parallel zu der Linie des Motorischen Bereiches (Abb. 6-9).

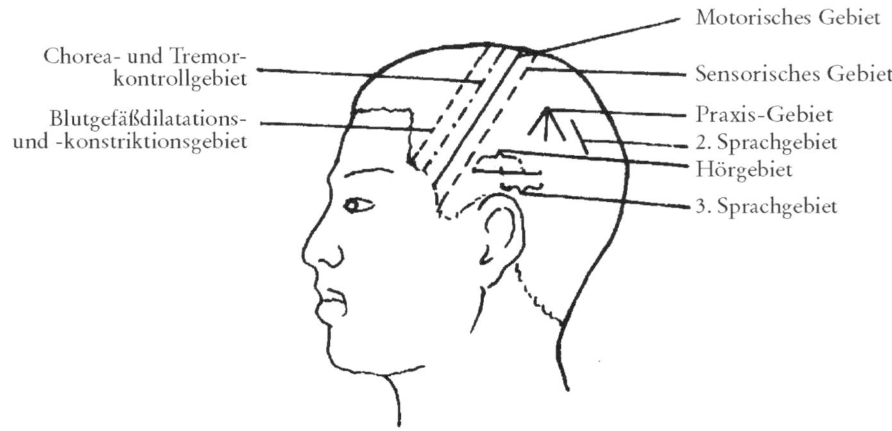

Abb. 6-9: Sensorischer Bereich usw.

Indikationen:

a) Das obere 1/5 dieses Bereiches zur Behandlung von Schmerzen, Taubheitsgefühlen und Parästhesien des kontralateralen Lumbalbereiches und der unteren Extremität, Hinterkopfschmerzen, Nackenschmerzen und -steife sowie Schwindel.

b) Die mittleren 2/5 zur Behandlung von Schmerzen, Taubheitsgefühlen und Parästhesien der kontralateralen oberen Extremität.

c) Die unteren 2/5 zur Behandlung von Taubheitsgefühlen im Gesicht, Migräne und Arthritis des Kiefergelenks. Zusätzlich kann dieser Bereich in Verbindung mit anderen Bereichen zur Behandlung von Krankheiten innerer Organe ausgewählt werden, wie z. B. Brusthöhlen-, Magen- und Genitalbereich.

3.3.3 Chorea- und Tremor-Kontrollbereich

Lokalisation: Eine Linie 1,5 cm vor und parallel zur Motorischen Linie (Abb. 6-9).

Indikationen: Infantile Chorea und Parkinson-Syndrom.

3.3.4 Bereich der Vasodilation und -kontraktion

Lokalisation: Eine Linie 1,5 cm vor und parallel zur Chorea- und Tremor-Kontrollbereichslinie (Abb. 6-9).

Indikation: Primärer Bluthochdruck und kortikales Ödem.

3.3.5 Bereich des Gehörs

Lokalisation: Eine 4 cm lange horizontale Linie mit ihrem Mittelpunkt über der Ohrspitze (Abb. 6-9).

Indikationen: Tinnitus, Schwindel und das Ménière-Syndrom.

3.3.6 Zweiter Sprachbereich

Lokalisation: Eine 3 cm lange Linie, beginnend an dem Punkt 2 cm hinter dem Scheitelbeinhöcker und parallel zur Mittellinie (Abb. 6-9).

Indikation: Sprachstörungen.

3.3.7 Dritter Sprachbereich

Lokalisation: 4 cm lange horizontale Linie überschneidet den Gehörsbereich in der Mitte (Abb. 6-9).

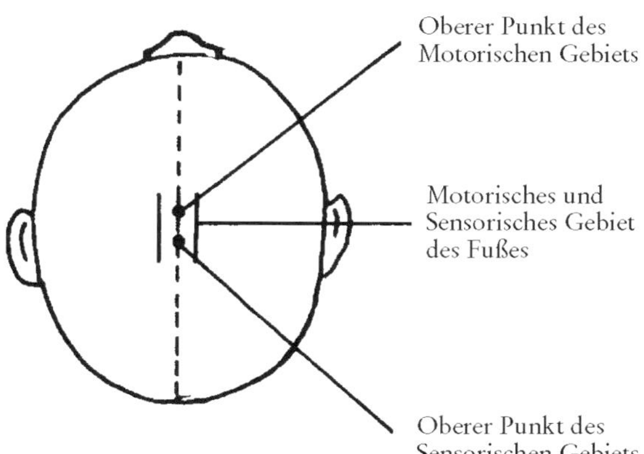

Abb. 6-10: Lokalisation der Fußmotorik und des sensorischen Bereichs am Schädel

Indikation: Sensorische Sprachstörungen.

3.3.8 Bereich des Verhaltens

Lokalisation: Er besteht aus 3 Linien. Eine ist eine vertikale Linie beginnend vom Scheitelbeinhöcker und bildet mit den beiden anderen Linien, die nach vorne und hinten führen, einen Winkel von 40°. Alle 3 Linien sind 3 cm lang (Abb. 6-9).

Indikation: Handlungsunfähigkeit.

3.3.9 Fußmotorik und sensorischer Bereich

Lokalisation: Er besteht aus 2 Linien, jede 3 cm lang. Sie sind beidseitig 1 cm lateral und parallel zur Mittellinie lokalisiert und dehnen sich jeweils 1 cm nach vorne und hinten über den originalen sensorischen Bereich aus (Abb. 6-10).

Indikationen: Schmerzen, Taubheitsgefühle und Paralyse der kontralateralen unteren Extremität, akute Lendenwirbelläsion, kortikale Diurese, kindliches Bettnässen und Gebärmuttervorfall.

3.3.10 Sehbereich

Lokalisation: Er besteht aus 2 beidseitig gelegenen, geraden Linien, 1 cm lateral und parallel zur Mittellinie, beginnend auf der Höhe des tastbaren Knochenvorsprungs in der Mitte der Schuppe des Hinterhauptbeins (Protuberantia occipitalis externa) und dann 4 cm abwärts führend (Abb. 6-11).

Indikationen: Kortikale Sehstörungen und grauer Star.

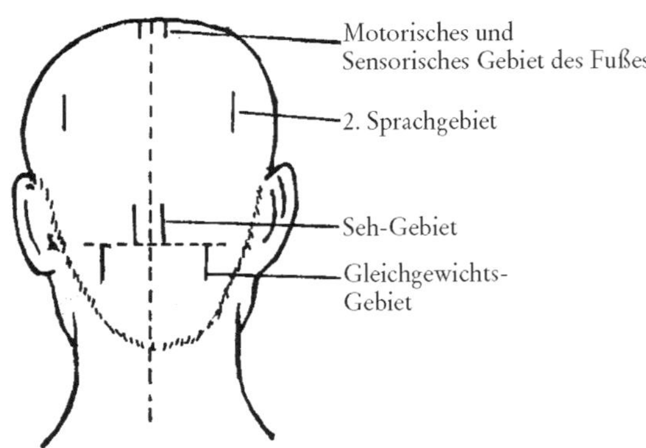

Abb. 6-11: Lokalisation des Seh- und des Gleichgewichts-Bereichs

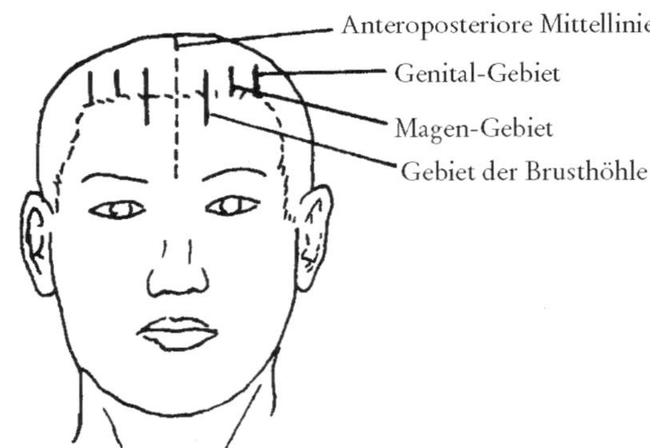

Abb. 6-12: Lokalisation des Magen-, Brusthöhlen- und des Genital-Bereichs am Schädel

3.3.11 Gleichgewichts-Bereich

Lokalisation: Er besteht aus 2 beidseitig gelegenen, geraden Linien, 3,5 cm lateral und parallel zur Mittellinie, beginnend auf der Höhe des tastbaren Knochenvorsprungs in der Mitte der Schuppe des Hinterhauptbeins (Protuberantia occipitalis externa) und dann 4 cm abwärts führend (Abb. 6-11).

Indikation: Zerebrale Gleichgewichtsstörungen.

3.3.12 Magen-Bereich

Lokalisation: Er besteht aus 2 beidseitigen, geraden Linien, 2 cm lang, parallel zur Mittellinie, hinter dem vorderen Haaransatz verlaufend und direkt zu den Pupillen weisend (Abb. 6-12).

Indikationen: Chronische und akute Darminfektionen und Schmerzen bei Magen- bzw. Zwölffingerdarmgeschwüren.

3.3.13 Brusthöhlen-Bereich

Lokalisation: Er besteht aus 2 beidseitig gelegenen, geraden Linien, 4 cm lang, genau zwischen und parallel zur Mittellinie und den Linien des Magenbereiches, den vorderen Haaransatz mit ihren eigenen Mittelpunkten überschneidend (Abb. 6-12).

Indikationen: Allergisches Bronchialasthma, Atemnot und paroxysmale supraventrikuläre Tachykardie.

3.3.14 Genital-Bereich

Lokalisation: Er besteht aus 2 beidseitig gelegenen, geraden Linien, 2 cm lang, vom Stirnwinkel aufwärts verlaufend, bilateral und parallel zur Mittellinie (Abb. 6-12).

Indikationen: Funktionsstörungen der Gebärmutterblutung und Gebärmuttervorfall (dies sollte in Verbindung mit Fußmotorik und sensorischem Bereich behandelt werden).

3.4 Behandlungstechniken

3.4.1 Mit der einen Hand hält der Therapeut den Kopf des Patienten und mit der anderen Handwurzel knetet er an den ausgewählten Reflexzonen in einer Richtung. Die Anwendung sollte rhythmisch und so kraftvoll gemacht werden, daß sie durch die Hautoberfläche zum Periost dringt.

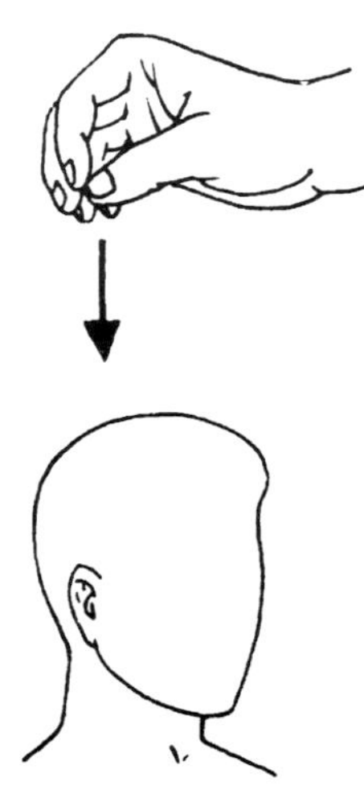

Abb. 6-13: Beklopfen mit den Fingerspitzen am Kopf

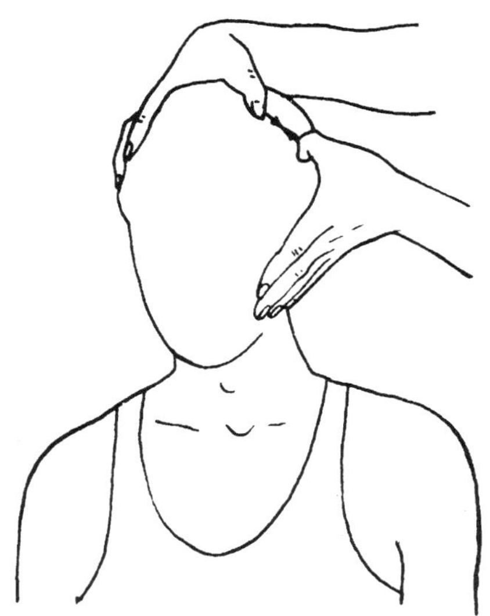

Abb. 6-14: Kratzen auf der Kopfhaut

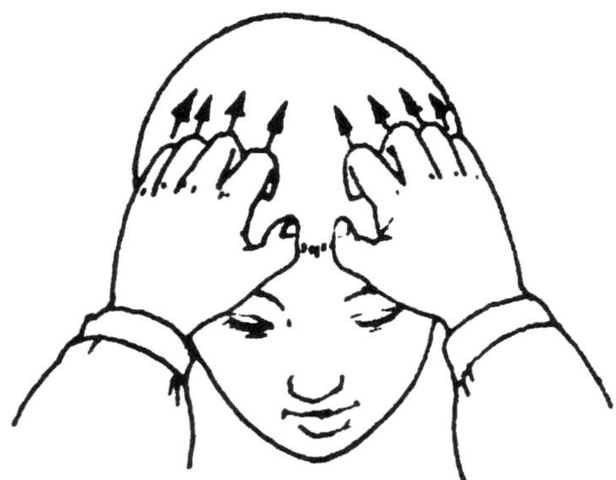

Abb. 6-15: Durchkämmen des Kopfes

3.4.2 Mit den Fingerspitzen beklopft der Therapeut die ausgewählten Reflexzonen 2-3 Minuten lang (Abb. 6-13).

3.4.3 Der Therapeut drückt und knetet mit dem Daumen an den ausgewählten Reflexzonen 3-5 Minuten lang, oder er stößt vibrierend abwärts oder nach hinten entlang des ausgewählten Bereiches. Dies erzeugt eine stärkere Stimulierung.

3.4.4 Mit der Fingerspitze wird auf die Akupunkturpunkte innerhalb der ausgewählten Reflexzonen gedrückt (3-5 Punkte können während jeder einzelnen Behandlung ausgewählt werden).

3.4.5 Kneten oder Kratzen auf den empfindlichen Erhebungen oder schnurartigen Stellen, die auf dem Kopf gefunden werden (Abb. 6-14), speziell innerhalb der Reflexzone; Kneten entlang der Knochenverbindungen des Schädeldaches.

3.4.6 Mit leicht gebeugten Fingern beider Hände wird der Kopf durchgekämmt (Abb. 6-15).

3.4.7 Stoßen mit beiden Daumenkuppen beidseitig von den YINTANG-Punkten (Extra) über die Augenbrauen, die TAIYANG-Punkte (Extra), hinter den Ohren bis zum Nacken. Dies wird 3mal wiederholt.

Um mehr Druck zu entwickeln, sollten die obigen Manipulationen mit den Daumenkuppen, den Handwurzeln und dem dorsalen Anteil der Fingergelenke bei geballter Faust durchgeführt werden, so daß der Reiz bis zum Periost durchdringen kann und der Patient auf den lokalen Stellen Hitze, ein Gefühl der Reizung, Ausdehnung und ein Prickeln spürt. Manchen Patienten wird es am ganzen Körper heiß, und sie erleben ein Prickeln und ein Gefühl der Ausdehnung auf einer Seite der Extremitäten, das mehrere Minuten anhalten kann. Normalerweise wird eine Anwendung pro Tag gemacht. Zwanzig Behandlungen bilden eine Behandlungsperiode.

Kontraindikationen: Hautgeschwüre oder Fadenpilzerkrankung der Kopfhaut.

Behandlung von Knochen-, Gelenk- und Bindegewebsverletzungen

1. Funktionsstörung des Kiefergelenks

Das Kiefergelenk hat rotierende und gleitende Funktionen. Es setzt sich aus der Kiefergelenkpfanne (Fossa), dem Unterkieferkopf (Kondylus), dem Gelenkfortsatz des Unterkiefers und einer Knorpelscheibe (Diskus) dazwischen zusammen. Es ist von einer Gelenkkapsel umschlossen, die mit Bändern (Ligamentum temporomandibulare inferius, Lig. sphenomandibulare, Lig. stylomandibulare) verstärkt ist. Das Kiefergelenk wird von der Kaumuskulatur bewegt.

1.1 Pathogenese

1.1.1 Hypertension der Kaumuskulatur: Sie sind ein innerer Faktor für Funktionsstörungen eines Gelenks. Als Beispiel: Eine Hypertension des M. pterygoideus lateralis kann eine Subluxation des Gelenks mit einem Knack-Geräusch auslösen.

1.1.2 Fehlbiß der Zähne (Malokklusion): Fehlstellungen der Zähne verursachen eine ungleichmäßige Lage des Kondylus in der Fossa und eine erhöhte Muskelspannung.

1.1.3 Angeborene Fehlbildungen des Gelenks: Differenzen in der Höhe oder Neigung des Gelenkfortsatzes beeinflußen die symmetrische Bewegung des Gelenkkopfes.

1.1.4 Trauma oder Kälte-Einfluß: Äußere Faktoren, wie stumpfe Quetschungen, Abbeißen harter Nahrungsmittel oder die Verrenkung des Gelenks, weil der Mund zu weit geöffnet wurde, Knirschen mit den Zähnen während der Nacht und Muskelkrämpfe, durch Kältereiz ausgelöst, können zu Funktionsstörungen des Gelenks führen.

1.2 Klinische Erscheinungen

Wichtige Symptome sind Schmerzen, ein Knacken im Gelenk und Bewegungseinschränkungen beim Öffnen und Schließen des Mundes. Sie treten meist einseitig auf.

1.2.1 Das Gelenkknacken kann bei unterschiedlicher Weite der Öffnung oder Schließung des Mundes mit Beschwerden oder Schmerzen auftreten. Bei Patienten mit geschädigtem Knorpel oder Knochenoberfläche entsteht ein reibendes Geräusch wie bei raschelndem Papier, wenn der Mund geöffnet oder geschlossen wird.

1.2.2 Schmerzen: Die Intensität und Lokalisation der Schmerzen können verschieden sein: beim Öffnen des Mundes, beim Kauen oder beim Bewegen des Kiefers in unterschiedliche Richtungen. Es kann ein Triggerpunkt in der Nähe des Gelenks empfindlich sein.

1.2.3 Bewegungseinschränkungen des Unterkiefers: Das Öffnen des Mundes wird durch Schmerzen, Gelenkveränderungen und erhöhte Muskelspannung eingeschränkt. Kieferklemme oder Subluxation des Gelenks können die Folge sein.

1.3 Behandlung

Der Patient kann sitzen oder liegen. Zuerst wird am Gesicht geknetet, um die Muskeln um das Gelenk herum zu entspannen. Dann werden die Punkte JIACHE (M 6) und XIAGUAN (M 7) leicht und schnell stoßend manipuliert. Anschließend werden die Punkte YIFENG (3E 17), JIACHE (M 6), XIAGUAN (M 7) und HEGU (Di 4) (siehe Abb. 3-33 und 74) gedrückt und geknetet. Der Therapeut drückt dann mit seinem Daumen bilateral die JIACHE-Punkte (M 6) und führt mit der anderen Hand leichte passive Bewegungen des Unterkiefers durch.

Bei Patienten mit einem einseitig abweichenden Kiefer und einer Fehlstellung der Zähne stellt sich der Therapeut hinter den Patienten und legt den Daumenballen der einen Hand auf den Gelenkfortsatz des Unterkiefers und die andere Handfläche auf die gesunde Seite des Patienten. Dann wird der Patient gebeten, den Mund zu öffnen und zu schließen, während der Therapeut mit beiden Händen Kraft anwendet, um die richtige Position des Unterkiefers wiederherzustellen.

Nach der Behandlung wird dem Patienten geraten, Kälte und Beißen auf harte Nahrungsmittel einen Monat lang zu vermeiden.

2. Zustand nach Gehirnerschütterung

Kopfschmerz ist das wichtigste Symptom nach einer Gehirnerschütterung.

2.1 Pathogenese

Eine Gehirnerschütterung oder leichte Prellung des Kopfes resultieren aus einer heftigen äußeren Krafteinwirkung bei Arbeit oder Sport.

2.2 Klinische Erscheinungen

Traumen des Gehirns erholen sich normalerweise wieder spontan und ohne Nachwirkungen nach einer Phase der Bewußtlosigkeit. Trotzdem können einige Patienten nach der Ohnmacht Symptome wie Kopfschmerzen, Schwindel, Schlaflosigkeit, Zuckungen, Ruhelosigkeit und Gedächtnislücken für eine bestimmte Zeit haben. In einzelnen Fällen kann der Patient in einem Zustand geistig-körperlicher Erstarrung sein. Die Augen starren geradeaus oder sind nach oben verdreht. Die Patienten sprechen zusammenhangslos oder sind geistig verwirrt.

Entsprechend der TCM gilt der Kopf als der Zusammenfluß für alles YANG im Körper. Ein Kopftrauma zerstreut das YANG. Auf diese Weise ist seine geistige Klarheit behindert. Daraus resultiert eine Stauung des QI und des Blutes. Dies erzeugt Nässe-Hitze, die die Bildung von Schleim fördert. Die Kombination von Blutstau mit Schleim-Nässe führt zu einer Blockierung der Meridiane und Nebengefäße mit der Folge von Kopfschmerzen und Schwindel. Wenn Schleim den Herz-Meridian blockiert, sind geistige Verwirrung und zusammenhangsloses Reden die Folge.

2.3 Behandlung

2.3.1 Der Patient sitzt aufrecht. Der Therapeut steht vor dem Patienten, hält dessen Kopf mit der einen Hand und stößt mit beiden Daumen auf beiden Seiten vom YINTANG-Punkt (Extra) seitlich bis zum TAIYANG-Punkt (Extra). Dies wird mehrmals wiederholt (siehe Abb. 3-7).

2.3.2 Der Therapeut drückt und knetet bilateral die TAIYANG-Punkte (Extra) des Patienten mehrmals mit den Daumen (Abb. 7-1).

2.3.3 Der Therapeut stößt mit den Fingerkuppen beider Hände die TONGTIAN-Punkte (B 7) mehrmals aufwärts mit erträglicher Intensität bis auf der Kopfhaut Hitze gespürt wird und ein lokales Gefühl der Ausdehnung entsteht (Abb. 7-2). In Fällen mit heftigen Kopf-

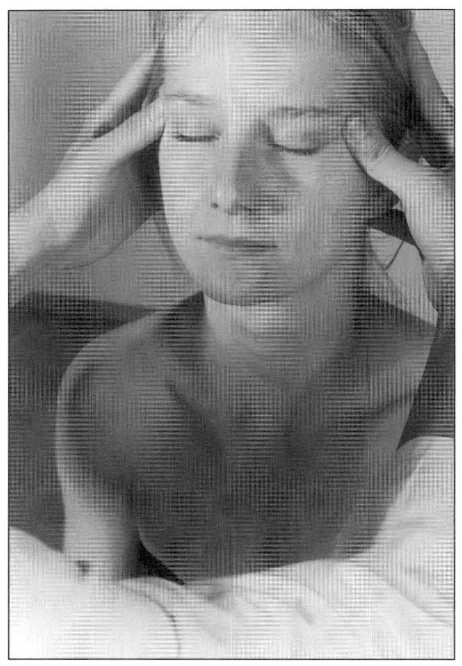

Abb. 7-1: Bilaterales Drücken und Kneten der TAIYANG-Punkte mit den Daumen

schmerzen kann zusätzlich mit dem Daumen auf den BAIHUI (LG 20) gedrückt werden (siehe Abb. 3-31).

2.3.4 Die Fortsetzung von Technik 2.3.3 ist Stoßen vom TONGTIAN-Punkt (B 7) abwärts zum FENGCHI (G 20). Dann werden abwechselnd mit dem Daumen und dem Zeigefinger bilateral die FENGCHi-Punkte (G 20) gekniffen und geknetet. Gleichzeitig wird der Kopf des Patienten mit der anderen Hand auf dem YINTANG-Punkt (Extra) gestützt (siehe Abb. 3-76).

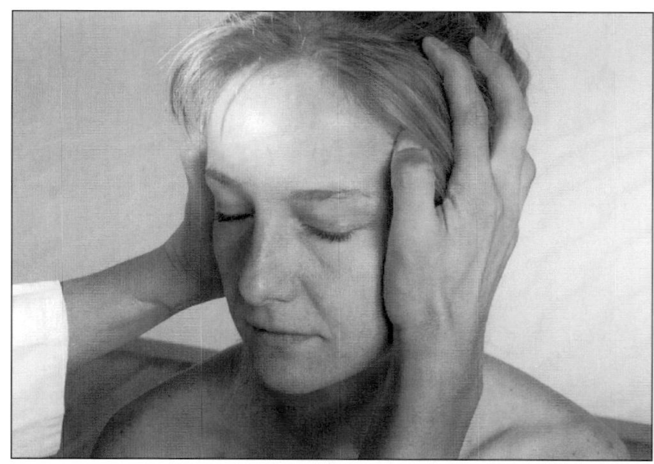

Abb. 7-2: Stoßen der TONGTIAN-Punkte aufwärts mit den Fingerkuppen

2.3.5 Der Therapeut drückt und knetet mit dem Zeige- und Mittelfinger am FENGFU-Punkt (LG 16). Dabei werden die Finger zum DAZHUI-Punkt (LG 14) gestoßen (in Richtung des Pfeiles wie in Abb. 7-3), um ein Gefühl der Entspannung zu erzeugen.

2.3.6 Der Therapeut steht hinter dem Patienten und greift und knetet beide JIANJING-Punkte (B 21), um ein Gefühl der Entspannung im Nacken zu erzeugen (siehe Abb. 3-13).

In Fällen mit Übelkeit und hartnäckiger Schlaflosigkeit wird an den HEGU-Punkten (Di 4) geknetet (siehe Abb. 3-33). Zusätzlich sollte noch an den Punkten WAIGUAN (3E 5) und ZUSANLI (M 36) gedrückt und gekniffen werden.

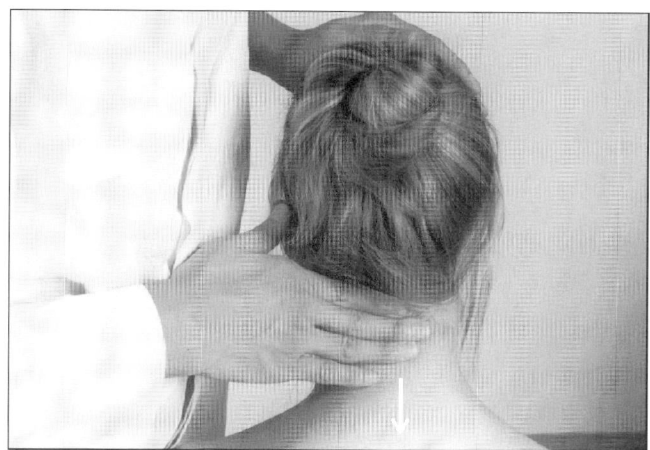

Abb. 7-3: Drücken und Kneten am FENGFU-Punkt und dabei abwärts Stoßen zum DAZHUI-Punkt

3. Schulterstarre

Schulterstarre weist auf eine skapulohumerale Periarthritis oder auf eine adhäsive Kapsulitis hin, verbunden mit Schmerzen und Bewegungseinschränkungen der Schulter.

3.1 Pathogenese

Die Ursache für diese Krankheit ist noch ungewiß. Zugeschrieben wird sie entweder einer Hormonstörung, einer rheumatischen Infektion oder einem Trauma. Auch kann sie aus einer infraakromialen Bursitis oder aus einer Kalzifizierung der Muskelsehnenmanschetten resultieren. Aber zumeist wird sie als eine Folgeerscheinung einer Tendovaginitis des langen Kopfes des M. biceps brachii gesehen.

Auslösende Faktoren schließen Degeneration, Osteophytenbildung in der zum Bizeps gehörenden Knochenrinne, Verengung der Sehnenscheiden, Einwirkungen durch Wind und Kälte, Überdehnung und Überbeanspruchung sowie Trauma ein. Die Folgen können Schwellungen, Hypertrophie der Sehnenscheiden des langen Kopfes des M. biceps brachii mit einer verengenden Sehnenscheidenentzündung mit einer daraus resultierenden Bewegungseinschränkung der Sehne innerhalb der Sehnenscheide sein. In chronischen Fällen treten Adhäsionen des langen Kopfes des M. biceps brachii und der Gelenkkapsel auf, die auch den kurzen Kopf des M. biceps brachii, die Bursa subakromialis und subdeltoidea miteinbeziehen.

3.2 Klinische Erscheinungen

Störungen treten oft bei Menschen im Alter über 40 auf, meistens bei den 50-60jährigen, mehr bei geistig Arbeitenden und speziell bei Frauen. Die Patienten klagen über starke Schmerzen in der Schulter und im Oberarm, die manchmal bis in den Ellenbogen und Unterarm ausstrahlen sowie über Behinderungen bei der Bewegung der Schulter in allen Bewegungsrichtungen.

Im akuten Stadium setzen Schmerz und Bewegungseinschränkung meist plötzlich ein. In leichten Fällen können die Symptome und Zeichen innerhalb von 2-3 Wochen wieder verschwinden, in schweren Fällen halten sie über mehrere Monate an. Der Patient kann bei Nacht stärkere Schmerzen verspüren und ist dadurch im Schlaf gestört. Es fällt ihm schwer, sich die Haare zu kämmen, sich anzuziehen und den Türgriff zu drehen.

Bei Untersuchungen können Schwellungen der Schultersehnen und -muskulatur mit einer reduzierten Elastizität und deutlichen Berührungsempfindlichkeit der Muskeln festgestellt werden. Die Hauttemperatur des betroffenen Armes ist manchmal erniedrigt.

In chronischen Fällen nimmt der Schulterschmerz ab. Doch können sich Muskelatrophie und Adhäsionen um die Sehnen, Sehnenscheiden und Schultermuskeln entwickeln, die zu weiteren starken Bewegungseinschränkungen der Schulter führen. Die verminderte Bewegungsfähigkeit wird durch Bewegungen des Schulterblattes kompensiert. Jede passive Bewegung des Armes kann Schmerzen auslösen oder verschlimmern. Deswegen versucht der Patient jede Bewegung zu vermeiden. Durch Palpieren wird festgestellt, daß die Sehnen und Muskeln im Schulterbereich sich verdicken und hart, gereizt, gedehnt und schmerzhaft werden.

3.3 Behandlung

3.3.1 Der Patient sitzt. Der Therapeut steht hinter dem Patienten, hält mit der einen Hand den betroffenen Arm des Patienten und manipuliert rollend mit der anderen Hand drei Minuten lang die Schulter. Dann drückt er den JIANJING-Punkt (G 21), zupft und knetet den medialen Rand des Schulterblattes, v. a. die „harten Knoten" und empfindlichen Punkte. Danach drückt und knetet er mit der Kuppe des Daumens den Processus coracoideus, während er mit der anderen Hand das Schultergelenk rotiert (Abb. 7-4). Abschließend greift und reibt er eine Minute lang die Schulter und den ganzen Arm.

3.3.2 Der Patient sitzt. Der Therapeut steht neben dem Patienten, legt einen Daumen auf den Processus coracoideus der betroffenen Seite und hält mit der anderen Hand das Handgelenk des Patienten auf derselben Seite. Dann beugt und zieht er die Schulter des Patienten nach hinten, während er den Ursprung des M. coracobrachialis und den kurzen Kopf des Bizepsmuskels am oberen Anteil des Processus coracoideus mit dem Daumen drückt und knetet.

3.3.3 Der Therapeut hält mit der einen Hand den Oberarm des Patienten in einer Abduktion von 90° und knetet mit dem Daumen zwei Minuten lang den Ursprung der Muskeln, die unterhalb des Schulterblatts und oberhalb der Spina scapulae liegen. Dann zupft er mit dem Daumen zwei Minuten lang die Bursa subacromialis und subdeltoidea (Abb. 7-4).

3.3.4 Der Patient sitzt und legt die Hand der betroffenen Seite auf seine gegenüberliegende Schulter. Der Therapeut steht hinter dem Patienten und drückt und knetet die

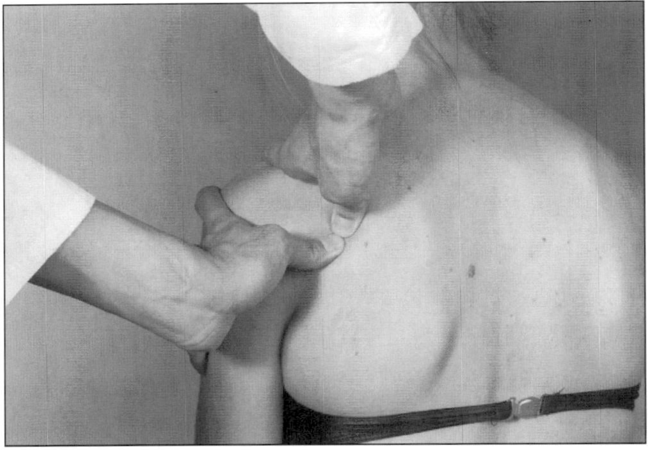

Abb. 7-5: Kneten und Zupfen der Mm. interspinales, teres minor und major mit den Daumenspitzen

empfindlichen Punkte der Mm. interspinales, teres minor und major und zupft senkrecht entlang der Sehnen dieser Muskeln. Abschließend drückt er mit den Daumenspitzen 10 Sekunden lang kräftig deren Ursprünge und sanfter deren Muskelfasern (Abb. 7-5).

3.3.5 Methode, um Adhäsionen der Schulter in allen Bewegungsrichtungen aufzulösen: Der Patient führt seinen gestreckten Arm bis zu der jeweiligen Position, ab der eine aktive Bewegung nicht mehr möglich ist. Der Therapeut hält den Arm am Ellenbogen und führt in passiv weiter bis zur maximalen Bewegungsgrenze. Diese Position wird zwei Minuten lang gehalten. Anschließend knetet der Therapeut die Schulter des Patienten zwischen seinen Handflächen (Abb. 7-6).

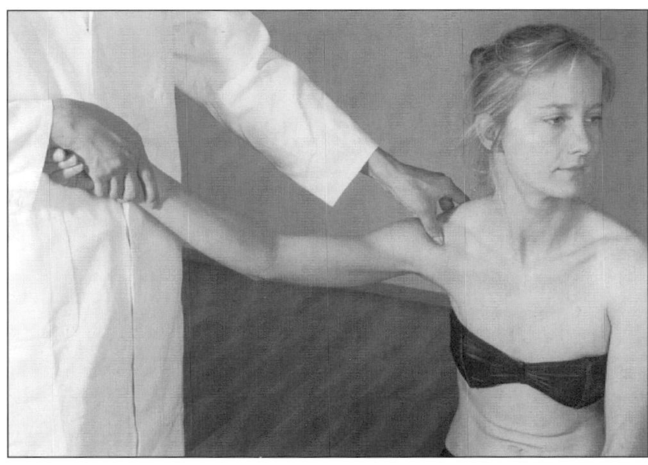

Abb. 7-4: Drücken und Kneten des Processus coracoideus mit der Kuppe des Daumens

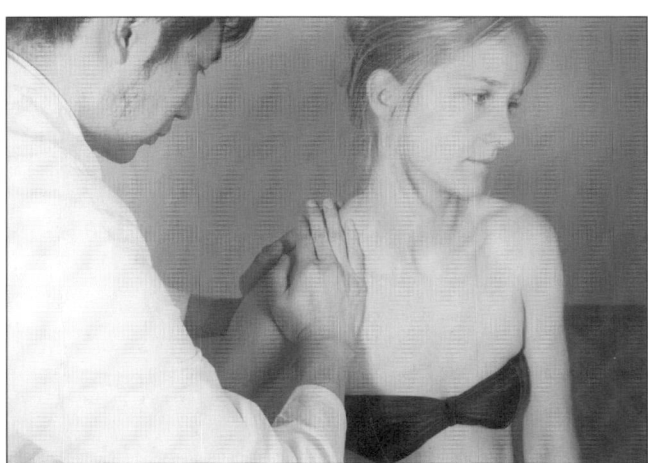

Abb. 7-6: Kneten der Schulter zwischen den Handflächen

4. Epikondylitis lateralis (Tennis-Ellenbogen)

Ein Tennis-Ellenbogen wird verursacht durch eine akute Verletzung oder chronische Entzündung des Ellenbogengelenks mit der Folge der Beschädigung des Periosts am Ursprung der Extensoren des Unterarms am Epikondylus lateralis humeri und einer daraus resultierenden subperiostalen Blutung mit Ausbildung eines lokalen Hämatoms und nachfolgender Kalzifizierung oder Ossifikation und einer scharfkantigen Osteophytenbildung am Epikondylus lateralis humeri. Dies löst im weiteren Schwellungen der Sehnen der Extensoren des Unterarms mit Schmerzen und Bewegungseinschränkungen des Ellenbogengelenks aus. Zusätzlich kann sich bei älteren Menschen eine Degeneration der Sehnen des M. extensor carpi und des Ellenbogengelenks entwickeln mit einer nachfolgenden lokalen Blutung, Fibrose und aseptischer Entzündung mit ähnlichen Symptomen und Zeichen.

4.1 Klinische Erscheinungen

Schmerzen im seitlichen Anteil des Ellenbogengelenks strahlen oft bis in die Außenseite des Unterarms aus. Sie verschlimmern sich bei jeder Beugung des Handgelenks und der Finger, wenn der Unterarm einwärts gedreht ist. Der Patient kann über eine Schwäche im Unterarm und Handgelenk klagen, ist nicht in der Lage, die Finger zu drehen, und hat Schwierigkeiten, Dinge zu halten und die Faust zu ballen. Durch Palpation werden Schwellungen und Proliferation am Periost des Epikondylus lateralis humeri mit der Folge einer begrenzten Pronation des Unterarmes und einer Bewegungseinschränkung des Handgelenks festgestellt. Wird mit den Fingern entlang des M. extensor carpi longus gedrückt, können die ver-

dickten und gereizten Muskeln gespürt werden. Ist der Unterarm in neutraler Position ausgestreckt, wird eine Empfindlichkeit an der Vertiefung des Humeroradialgelenks festgestellt, und der *Mill*-Test ist positiv (Abb. 7-7).

4.2 Behandlung

4.2.1 Der Patient sitzt, der betroffene Arm liegt auswärts gedreht und mit angewinkeltem Ellenbogengelenk auf dem Tisch. Der Therapeut hält mit den Fingern den M. brachioradialis und die Mm. extensores carpi und zieht sie nach außen. Dann stößt er mit den Daumen den M. extensor carpi radialis longus und M. extensor carpi radialis brevis vom Ellenbogengelenk bis zum Handgelenk nach lateral.

4.2.2 Drücken der Punkte TIANJING (3E 10), ZHOU-LIAO (Di 12) und BINAO (Di 14); Kneten 2 Minuten lang auf dem Epikondylus lateralis humeri; dann Greifen der Muskeln des Unterarmes und Schütteln des Ellenbogens 3-5mal; abschließend Reiben des Arms zwischen beiden Handflächen, bis Hitze in den tieferen Muskelschichten gespürt wird (siehe Abb. 3-26).

4.2.3 Der Patient sitzt. Der Therapeut hält mit der einen Hand das Ellenbogengelenk des Patienten und dessen Handgelenk mit der anderen Hand, um den Unterarm nach distal zu ziehen. Währenddessen rotiert er ihn mehrfach und knetet den lateralen Epikondylus mit dem Daumen der anderen Hand. Unter Zug wird dann das Ellenbogengelenk passiv gebeugt und gestreckt. Abschließend drückt, knetet und zupft der Therapeut die Mm. extensores carpi radialis von ihrem Ursprung bis zum Ansatz.

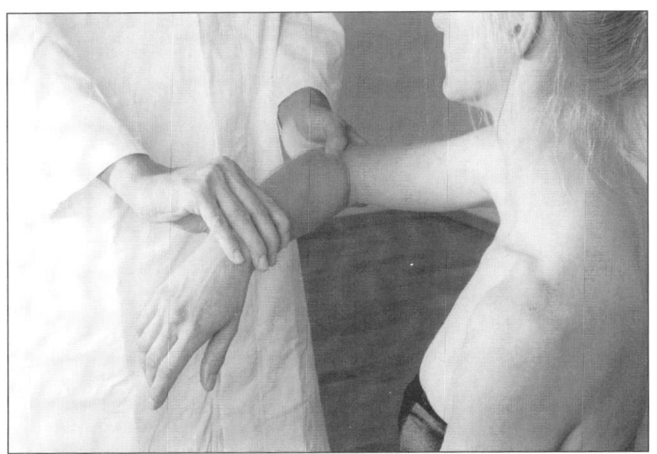
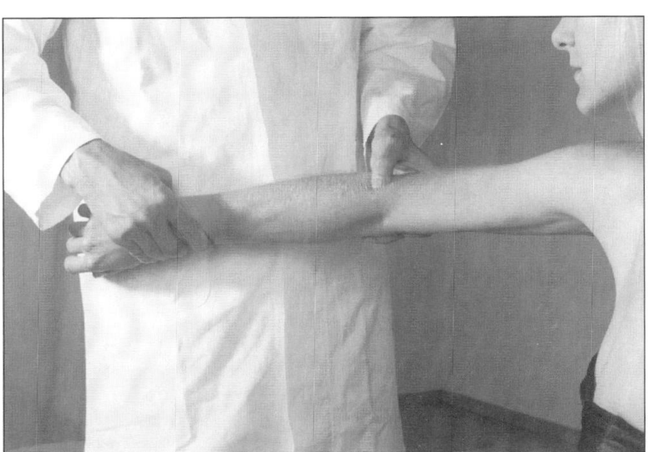

Abb. 7-7: *Mill*-Test für den Tennis-Ellenbogen

5. Epikondylitis medialis (Bergarbeiter-Ellenbogen)

Der Bergarbeiter-Ellenbogen wird auch Epikondylitis medialis humeri genannt und wird meist durch chronische Entzündung des medialen Epikondylus des Humerus verursacht.

5.1 Pathogenese

Während der Arbeit oder bei sportlicher Betätigung kann beim Beugen des Handgelenks und des Ellenbogens oder durch heftiges Einwärtsdrehen des Unterarmes eine kräftige Kontraktion des M. flexor carpi ulnaris mit der Folge einer akuten oder chronischen Entzündung an den Ansatzpunkten der Muskelsehnen entstehen.

Nach einer Verletzung können Blutungen, Blutgerinnsel, reaktive Entzündungen und Schwellungen an den Ansatzpunkten der Muskelsehnen auftreten. Eine falsche oder verspätete Behandlung kann die Bildung eines Blutgerinnsels bewirken, das zu Verklebungen des lokalen Bindegewebes führen kann. Der Patient hat Schmerzen beim Beugen des Ellenbogens oder bei Druck auf den N. cutaneus ulnaris.

5.2 Klinische Erscheinungen

Der Patient kann Schmerzen auf oder um den Epikondylus medialis verspüren, die abwärts entlang des M. flexor carpi ulnaris ausstrahlen. Durch Abwinkeln des Handgelenks oder des Ellenbogens oder durch Pronation des Unterarmes verstärken sich die Schmerzen.

Zu den klinischen Symptomen und Zeichen gehören funktionelle Störungen beim Ausstrecken, Beugen und Rotieren des Unterarms, Schwäche beim Beugen des Handgelenks, leichte Schwellung und deutliche Empfindlichkeit an der Innenseite des Ellenbogens, eine ausgedehnte Empfindlichkeit auf dem M. flexor carpi ulnaris und M. flexor digitorum superfacialis sowie subkutane Verklebungen am Epikondylus medialis.

Streckt der Therapeut das Handgelenk des Patienten und bittet ihn, es gegen seinen Widerstand kräftig zu beugen, sind die Schmerzen vor allem an der Innenseite des Ellenbogens zu spüren. Dies kann dabei helfen, eine Epikondylitis medialis zu diagnostizieren.

5.3 Behandlung

5.3.1 Der Patient sitzt. Der Therapeut manipuliert rollend an der ulnaren Seite des Unterarms vom Epikondylus medialis bis zum Handgelenk. Er streckt und beugt gleichzeitig das Handgelenk des Patienten, um so den M. flexor carpi zu entspannen.

5.3.2 Drücken und Kneten mit dem Daumen 1 Minute lang auf dem Epikondylus medialis; dann Kneifen und Anheben ebenfalls für 1 Minute lang; schließlich Greifen und Kneten des M. flexor carpi 2-3mal hintereinander.

5.3.3 Reibende Manipulation entlang des M. flexor carpi beginnend am Epikondylus medialis 2-3mal.

6. Subluxation des Caput radii

Die Subluxation des Caput radii wird auch Pseudo-Dislokation des Ellenbogengelenks genannt. Sie tritt aber ohne Schädigung der Gelenkkapsel und ohne Schwellung und Deformation des Gelenks auf. Röntgenaufnahmen helfen nicht bei der Diagnose. Die Erkrankung betrifft oft Kinder unter vier Jahren und selten Menschen, die über zehn Jahre alt sind.

6.1 Pathogenese

Bei Kindern ist das noch nicht voll entwickelte Caput radii in seinem Durchmesser gleich groß oder noch kleiner als das Collum radii, das von lockeren Bändern sowie einer lockeren Kapsel umgeben ist. Bei alltäglichen Handlungen oder durch Trauma kann sich der Unterarm überdehnen, und das Caput radii gleitet aus dem Ligamentum anulare radii mit der Folge, daß das Ligamentum zwischen dem Caput radii und dem Caput humeri minor zusammengedrückt wird und eine Subluxation des Caput radii verursacht (Abb. 7-8).

6.2 Klinische Erscheinungen

Das betroffene Kind weint nach einer Verletzung und hält seinen Unterarm vor die Brust, um ihn vor Bewegung oder Berührung zu schützen. Wird etwas mit der Hand aufgenommen, so wird der Unterarm immer gegen den Bauch gehalten. Mit einer Bewegungseinschränkung des Ellenbogengelenks ist es schwierig, den Unterarm anzuheben. Am Caput radii wird eine deutliche Empfindlichkeit festgestellt, aber keine Schwellung.

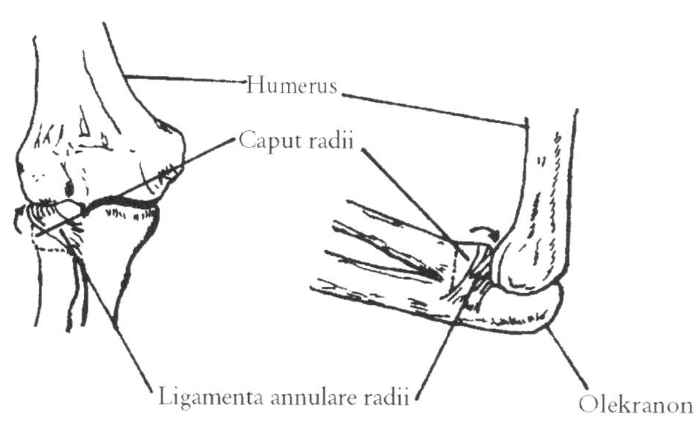

Abb. 7-8: Das Caput radii gleitet aus dem Ligamentum anulare radii mit der Folge, daß das Ligamentum zwischen dem Caput radii und dem Caput humeri minor zusammengedrückt wird.

6.3 Behandlung

Der Therapeut hält mit der einen Hand das Handgelenk der betroffenen Seite und zieht es leicht nach distal, während er mit der anderen Hand sanft über den betroffenen Arm streicht. Dann können die beiden nachfolgenden Methoden alternativ ausgewählt werden.

6.3.1 Als Beispiel Subluxation des rechten Caput radii: Der Therapeut hält mit der rechten Hand das Handgelenk des Patienten und unterstützt mit der linken Hand das Ellenbogengelenk. Der Daumen liegt dabei auf dem Caput radii des Patienten, die anderen Finger an der medialen Seite des Ellenbogens. Während er am Unterarm zieht, dreht der Therapeut mit seiner rechten Hand den

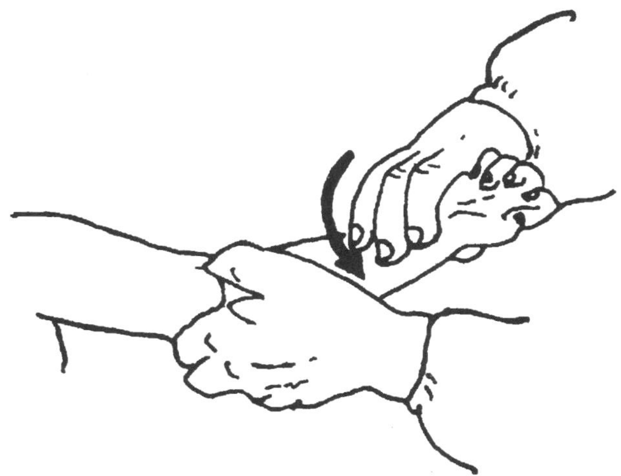

Abb. 7-10: Manipulative Reposition für die Subluxation des Caput radii (2)

Unterarm leicht nach außen, beugt das Ellenbogengelenk des Patienten und stößt gleichzeitig mit seinem linken Daumen das Caput radii nach vorne (Abb. 7-9).

6.3.2 Als Beispiel Subluxation des rechten Caput radii: Der Therapeut hält mit seiner linken Hand das obere Drittel des Unterarms des Patienten. Der Daumen liegt auf dem vorderen unteren Anteil der Fossa cubitalis, die anderen Finger liegen auf den hinteren Anteil des Ellenbogens. Mit der rechten Hand hält der Therapeut das Handgelenk des Patienten. Eine Reposition wird durch Stoßen des Caput radii nach vorne erreicht, während gleichzeitig der Unterarm des Patienten nach außen gedreht wird (Abb. 7-10).

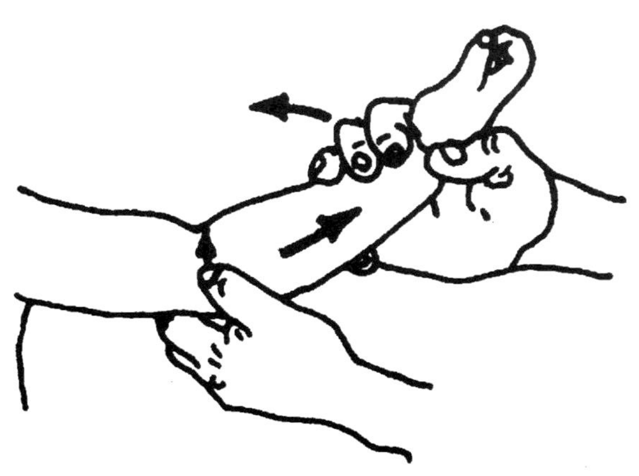

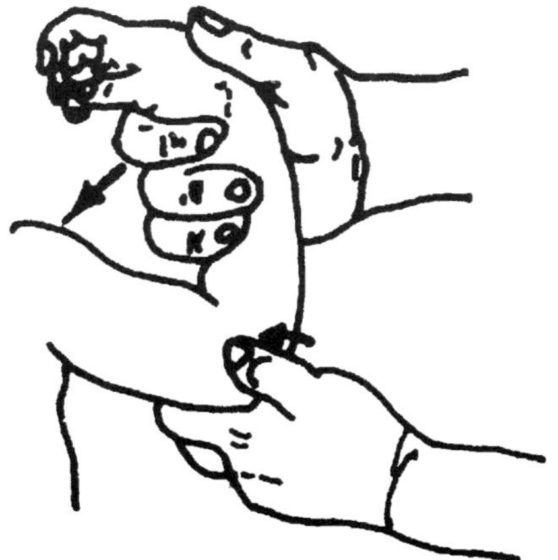

Abb. 7-9: Manipulative Reposition für die Subluxation des Caput radii (1)

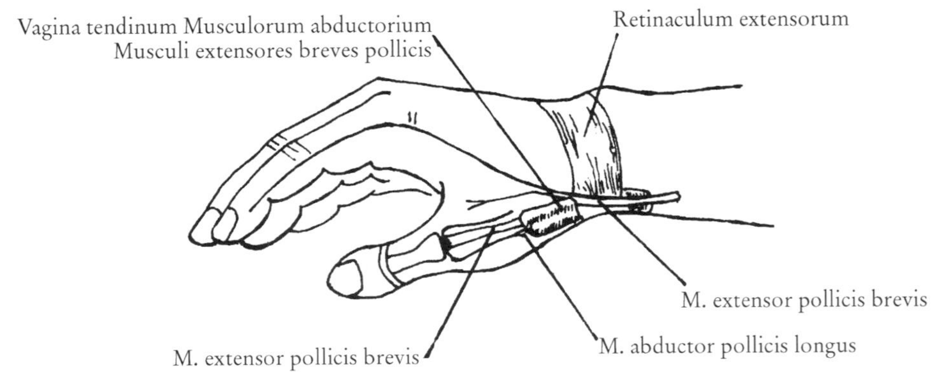

Abb. 7-11: Gemeinsame Sehnenscheide für die Mm. extensor pollicis longus und brevis

7. Konstriktive Tendovaginitis am Processus styloideus radii

Der M. extensor pollicis longus und M. extensor pollicis brevis haben eine gemeinsame 6-7 cm lange Sehnenscheide am distalen Ende des Radius (Abb. 7-11). Die Sehnenscheide liegt in der Nähe des Processus styloideus radii im Handgelenk und ist anfällig für Verletzungen durch Überbeanspruchung, bei Frauen häufiger als bei Männern und meist in Verbindung mit Berufen mit einer besonderen Beanspruchung des Handgelenks und der Finger.

7.1 Pathogenese

Langdauernde Überanstrengung des Handgelenks ist eine wichtige Ursache für diese Erkrankung. Die Sehnen der M. extensor pollicis longus und brevis erreichen den Daumenrücken durch die Sehnenscheide und entlang des ersten Mittelhandknochen des Daumens in einem Winkel

von etwa 105°. Unter dieser Sehnenscheide liegt der Processus styloideus radii. Über einer flachen und engen Grube ist diese Sehnenscheide durch Bänder an ihm fixiert. Häufige Bewegungen des Daumens und Handgelenks lassen die Sehne anschwellen. Das Reiben in der Sehnenscheide verursacht eine traumatische Entzündung und Schmerzen.

7.2 Klinische Erscheinungen

Schmerzen und Empfindlichkeiten an der radialen Seite des Handgelenks, die bis in die Finger oder in den Unterarm ausstrahlen, eingeschränkte Adduktion und Abduktion des Daumens, ein reibendes Gefühl im Processus styloideus radii bei der Daumenbewegung und bohnengroße Knoten sind die Befunde dieser Erkrankung. Durch Schonhaltung können die Daumenmuskeln atrophieren. In einem Test schließt der Patient seine Finger über dem Daumen bei Abduktion oder Adduktion der Hand. Entstehen dabei Schmerzen an der Sehnenscheide, ist dies der Hinweis auf eine Tendovaginitis (Abb. 7-12).

7.3 Behandlung

7.3.1 Der Patient sitzt, sein Handgelenk liegt mit der Innenseite auf einem Kissen. Der Therapeut knetet und rollt auf dem Unterarm des Patienten bis zum ersten Metakarpale auf der dorsalen Seite von proximal nach distal besonders am Processus styloideus radii. Gleichzeitig wird das Handgelenk des Patienten wiederholt zur ulnaren Seite hin mit allmählich zunehmender Amplitude gebeugt.

7.3.2 Sanft und schnell wird entlang des Mm. extensor pollicis longus und brevis auf dem dorsalen Anteil abwärts

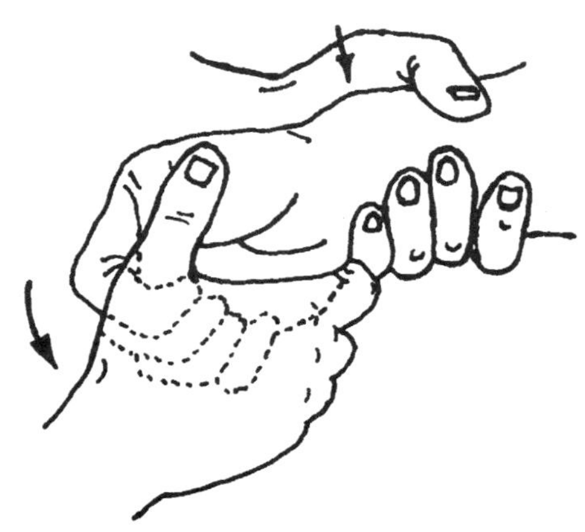

Abb. 7-12: Test zur Diagnose einer Tendovaginitis

bis zum ersten Metakarpale 4-5mal gerieben und gezupft besonders am Processus styloideus radii.

7.3.3 Der Therapeut hält mit der einen Hand das proximale Glied des Daumens und die schmerzhafte Stelle mit der anderen Hand, um dann den Daumen durch Traktion zu manipulieren. Dazu drückt und knetet er den YANGGU-Punkt (Dü 5) und bewegt den Daumen in alle Bewegungsrichtungen.

7.3.4 Reiben des Handgelenks vom ersten Metakarpale zum Unterarm auf dem dorsalen Anteil, bis der Patient ein Gefühl der Wärme spürt. Dann werden die Akupunkturpunkte QUCHI (Di 11), SHOUSANLI (Di 10), PIANLI (Di 6), HEGU (Di 4), TAIYUAN (Lu 9) und YUJI (Lu 10) mit dem Daumen gedrückt und geknetet.

8. Karpaltunnel-Syndrom

Das Karpaltunnel-Syndrom wird durch eine jede Form der Verletzung und Verkleinerung des Raumes innerhalb des Karpaltunnels verursacht mit Symptomen wie Taubheitsgefühlen, Schmerzen und Anschwellen der Finger, vorrangig bei Frauen mittleren Alters und bei älteren Frauen auftretend.

8.1. Pathogenese

Das Ligamentum palmaria carpi transversum (1,5-2 cm breit und 2,5-3 cm lang) und die Handwurzelknochen bilden einen fasrigen Kanal, bekannt als der Karpaltunnel. Neben dem N. medianus verlaufen die Sehnen der vier Mm. flexores digitorum superfaciales, der vier Mm. flexores digitorum profundi und des M. flexor pollicis

longus durch diesen Kanal (Abb. 7-13). Normalerweise hat der Karpaltunnel genügend Raum, damit die Sehnen weich in diesem Kanal hin- und hergleiten können, ohne den N. medianus zu beeinträchtigen. Wird der zur Verfügung stehende Raum reduziert, so wird der N. medianus gegen das Ligamentum palmaria carpi transversum gedrückt.

Die Folgen sind chronische Entzündungen, Verdickung der Sehnenscheiden (wie bei rheumatoider Arthritis), Osteoarthritis des Handgelenks, Fraktur oder Dislokation der Handwurzelknochen, speziell ausgelöst durch die Entzündung der Mm. flexores digitorum superfaciales. Weitere Folgen sind Schwellungen, Exsudation und Hyperplasie der Sehnen, die den Kanal völlig ausfüllen. Der N. medianus wird komprimiert. Dies löst neuralgische Symptome aus.

8.2 Klinische Erscheinungen

In einem frühen Stadium wacht der Patient in der Nacht oftmals auf mit einem unangenehmen Kribbeln, Taubheitsgefühl und Stechen in den radialen drei Fingern. Der Patient muß die Finger ausschütteln, um die Schmerzen aufzulösen. Bei Anstrengung verschlimmern sich die Symptome. Manchmal strahlt der Schmerz bis in den Arm oder in die Schulter aus. Manche Patienten können ein brennendes oder kaltes Gefühl verspüren oder sie haben zyanotische Finger und Bewegungseinschränkungen in den Fingern.

Wird auf die Mitte des Ligamentums palmaria carpi transversum geklopft, so wird ein Gefühl wie bei einem elektrischen Schlag oder ein stechender Schmerz ausgelöst. Im späten Stadium können Schwäche und Schwund

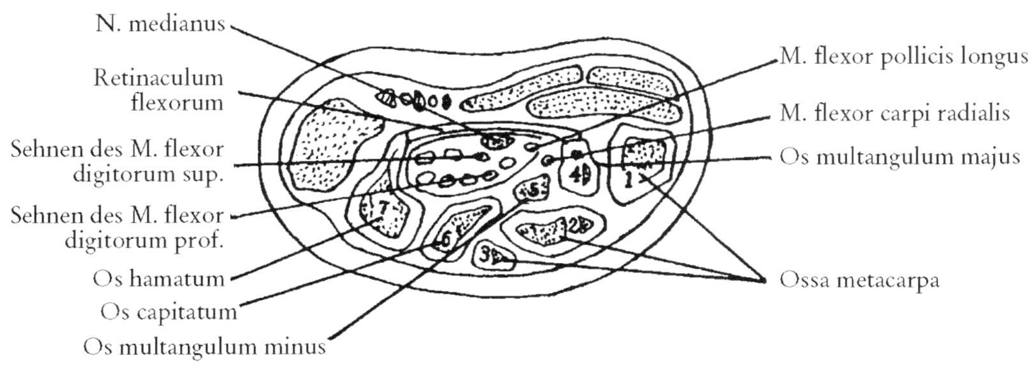

Abb. 7-13: Querschnitt des Karpaltunnels

der durch den N. medianus innervierten kleinen Muskeln der Hand auftreten.

8.3 Behandlung

8.3.1 Rollen und Reiben des ventralen Anteils am Unterarm drei Minuten lang, um die Muskeln zu entspannen; Drücken und Kneten des Handgelenks mit dem Daumen und gleichzeitig dabei zwei Minuten lang schütteln; Zupfen der Sehnen in senkrechter Richtung; abschließendes Reiben vom Handgelenk zum Ellenbogen, bis der Patient ein Gefühl von Hitze verspürt.

8.3.2 Drücken und Kneten des Mittelpunkts auf der Innenseite des Handgelenks mit dem Daumen eine Minute lang; dann Drücken der Punkte HEGU (Di 4), WAIGUAN (3E 5) (siehe Abb. 3-33 und 34), SHAOHAI (H 3), ZHIZHENG (Dü 7), TIANJING (3E 10) und SHENMEN (H 7); abschließend 2 Minuten lang Reiben des Ligamentums palmaria carpi transversum.

8.3.3. Der Patient sitzt. Der Therapeut hält mit der einen Hand den Arm des Patienten und knetet den Oberarm mit dem Daumen der anderen Hand; dann wird 2-3mal entlang des N. subaxillaris gezupft, bis der Patient ein kribbelndes Gefühl verspürt. Abschließend werden die Finger 2-3mal geschüttelt.

9. Verspannungen im Thorax und Hypochondrium

Verspannungen im Thorax und Hypochondrium werden durch Überanstrengung und bei ungeschickten Bewegungen des Thorax und Hypochondriums verursacht. Die Folge sind Verletzungen der Brustbein-Rippen-Gelenke und der sie umgebenden Muskulatur mit Symptomen wie Schmerzen im Thorax und Hypochondrium und Behinderung bei der Atmung.

9.1 Pathogenese

Die Rippen-Wirbel-Gelenke setzen sich aus Rippengelenkkopf und den Gelenkflächen für die Rippe am Querfortsatz und am Wirbelkörper zusammen. Beides sind einfache Gelenkverbindungen mit lockeren Kapseln, die durch starke Bänder verbunden sind. Diese Gelenke bewegen sich bei der physiologischen Atmung mit einer kleinen Amplitude. Bei Überanstrengung oder Verletzung kann es zu Subluxation dieser Gelenke kommen mit Schmerzen und Verkrampfungen der Muskulatur.

Weiterhin kann eine Überanstrengung zu einer übermäßigen Kontraktion und Verspannung der Atem- und Bauchmuskulatur führen.

9.2 Klinische Erscheinungen

Normalerweise hat der Patient bereits eine Vorgeschichte mit Verspannungen und Schmerzen auf der einen Seite des Brustkorbes und Hypochondriums, die sich bei normaler Atmung verschlimmern. Deshalb verringert er die Amplitude der Atembewegung. Auch durch Husten und Niesen werden die Schmerzen verschlimmert. Meistens kann der Patient die betroffene Stelle nicht genau bestimmen. Im oberen Bereich der Brust können Rasselgeräusche gehört werden. Röntgenaufnahmen können differentialdiagnostisch einen Lungenkollaps und in ernsthaften Fällen ein Emphysema mediastinale oder Emphysema subcutaneum aufzeigen.

9.3 Behandlung

9.3.1 Der Patient sitzt. Der Therapeut steht hinter dem Patienten und knetet mit beiden Handflächen drei Minuten lang beidseitig den Brustkorb (siehe Abb. 3-81). Er legt seine Hände unter die Achseln des Patienten, bittet den Patienten, nach dem Einatmen die Luft anzuhalten,

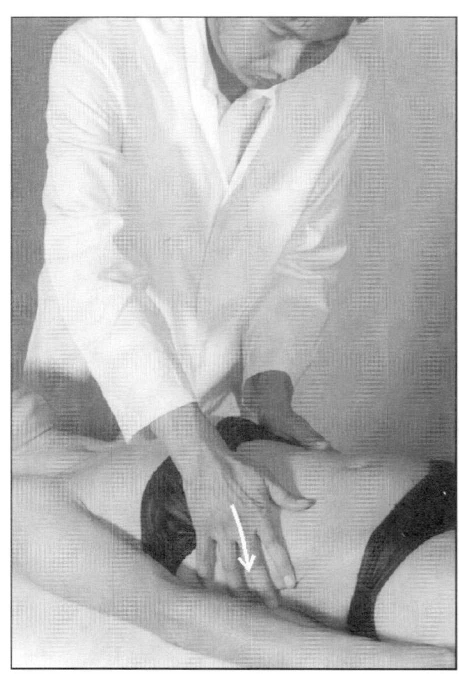

Abb. 7-14: Beidseitiges Stoßen und Kneten entlang der Zwischenrippenräume

dann wird der Arm mehrmals angehoben und geschüttelt (siehe Abb. 3-53). Zum Abschluß steht der Therapeut an der betroffenen Seite des Patienten und hebt dessen Schulter superiolateral mit dem Einatmen des Patienten an. Der Patient hält dann den Atem an, und der Therapeut bestreicht währenddessen kräftig den Brustkorb. Mit dem Ausatmen des Patienten senkt er die Schulter wieder ab.

9.3.2 Der Patient sitzt, die Hände sind hinter dem Nacken verschränkt. Der Therapeut legt seine Daumen auf den Brustkorb des Patienten und stößt beidseitig entlang der Zwischenrippenräume. Die Methode kann auch am Patienten in Rückenlage durchgeführt werden. Der Therapeut steht dann an der Seite des Patienten und stößt und knetet beidseitig entlang der Zwischenrippenräume (Abb. 7-14).

9.3.3 Der Patient liegt auf dem Rücken. Der Therapeut steht an seiner Seite und drückt mit übereinander gekreuzten Händen auf den HUAGAI-Punkt (KG 20) und läßt abschließend schnell und plötzlich los (Abb. 7-15).

9.3.4 Der Patient sitzt. Der Therapeut steht hinter dem Patienten, hebt die Hand des Patienten an und stößt dann mit der Handfläche entlang der Zwischenrippenräume (Abb. 7-16). Zum Abschluß liegt der Patient auf dem

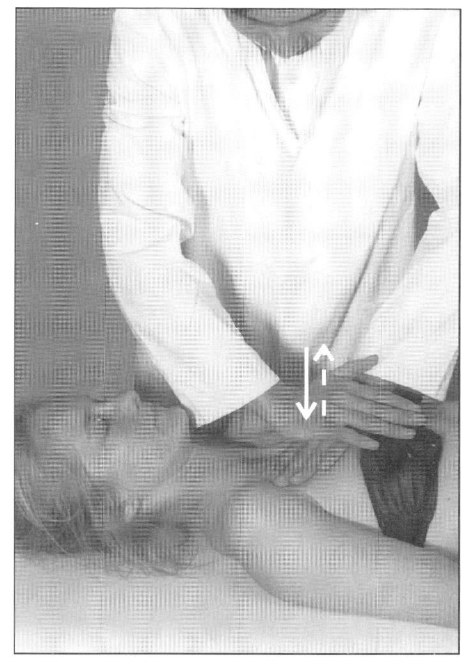

Abb. 7-15: Drücken auf den HUAGAI-Punkt und schnelles und plötzliches Loslassen

Rücken. Der Therapeut drückt drei Minuten lang die Brustbein-Rippen-Gelenke und den Processus xiphoideus.

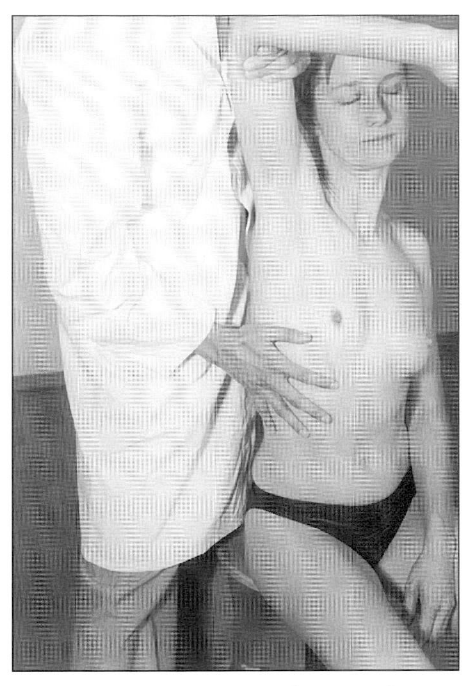

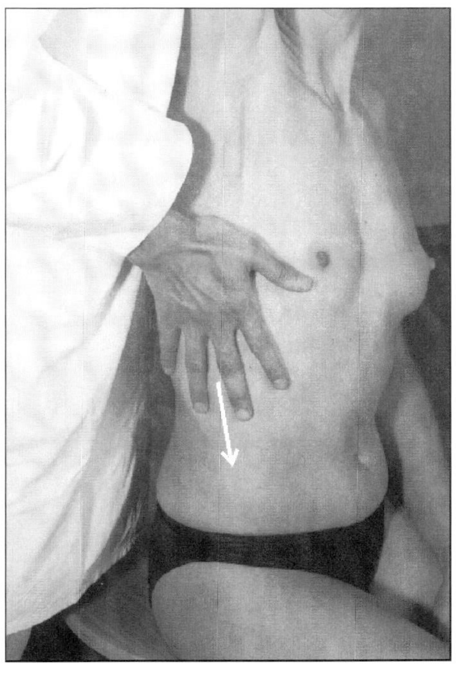

Abb. 7-16: Stoßen mit der Handfläche entlang der Zwischenrippenräume (links) oder Nachuntenstoßen (rechts)

9.3.7 Beklopfen von Akupunkturpunkten: Die ausgewählten Punkte sind ZHANGMEN (L 13), QIMEN (L 14), DABAO (MP 21), SHANZHONG (KG 17) und RIYUE (G 24).

Diese Manipulationen sind alle bei Hämoptysis oder Pneumothorax kontraindiziert.

10. Musculus-piriformis-Syndrom

Das Musculus-piriformis-Syndrom wird durch Verrenkung, anatomische Anomalie, Entzündung oder Kälteeinwirkung verursacht. Das Hauptsymptom sind Schmerzen im Lenden- und Gesäßbereich und in den Beinen. Die manipulative Therapie hat sich als sehr effektiv bei der Behandlung dieses Zustands erwiesen.

10.1 Pathogenese

Der M. piriformis hat seinen Ursprung am ventralen Anteil des 2., 3. und 4. Kreuzbeinwirbels, tritt durch das Foramen ischiadicum majus und setzt am Trochanter major an. Der Muskel wird von den Spinalnerven S_1 und S_2 innerviert und bewirkt v. a. die Außenrotation des Oberschenkels. Über den M. piriformis führen der N. glutaeus superior, die A. glutaea superior und die V. glutaea superior. Darunter liegen der N. pudendus, N. cutaneus femoris posterior, N. glutaeus inferior, N. ischiadicus, die A. glutaea inferior und die V. glutaea inferior (Abb. 7-17).

Nachfolgende Ursachen können der Auslöser für das Musculus-piriformis-Syndrom sein:

a) Bei manchen Personen können anatomische Anomalien (Abb. 7-18) festgestellt werden. Bei normaler Struktur läuft der Ischiasnerv aus dem Becken durch das Foramen inferior zum M. piriformis. Der M. piriformis kontrahiert bei der Außenrotation des Oberschenkels oder bei Kälteeinwirkung. Dadurch werden der Ischiasnerv oder der N. peroneus communis (dieser aber nur bei einer anatomischen Anomalie) deutlich komprimiert.

b) Verspannung des M. piriformis durch Überanstrengung oder Fehlbelastung. Dies führt zu schützenden Krämpfen mit einer nachfolgenden Kompression der anliegenden Blutgefäße und Nerven, speziell des Ischiasnerv.

c) Manche Patienten leiden unter einer chronischen Adnexitis oder Schädigung des Iliosakralgelenks. Dadurch kann der M. piriformis sekundär miteinbezogen werden und Ischiasbeschwerden verursachen.

10.2 Klinische Erscheinungen

Die meisten Patienten haben bereits eine Vorgeschichte mit Verrenkungen der unteren Extremitäten. Üblicherweise klagen die Patienten über Reizungen oder Schmerzen im Lenden- und Gesäßbereich, die bis in den Unterbauch und in den posterolateralen Anteil des Beines

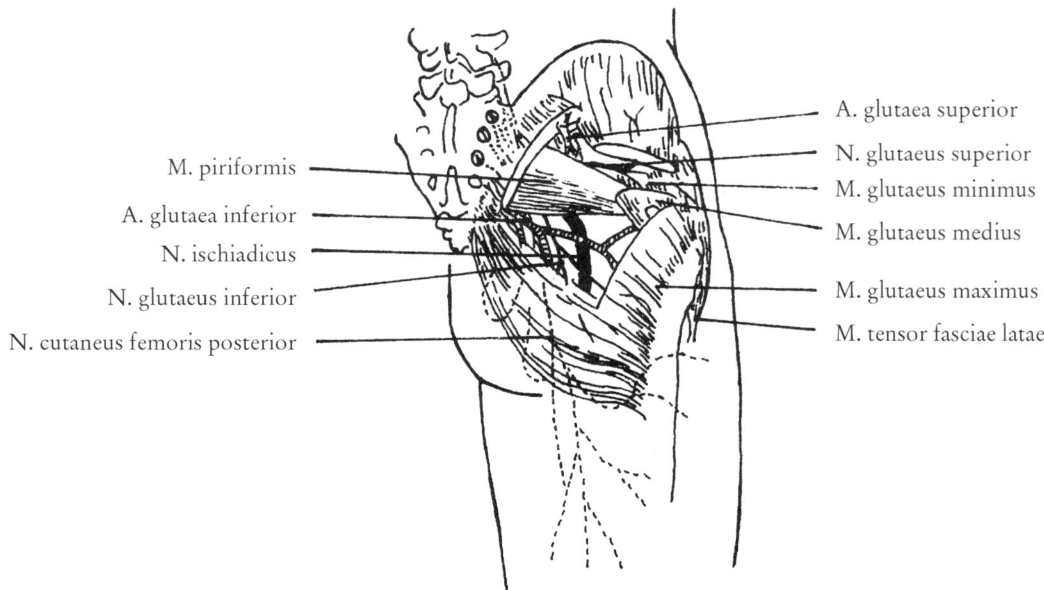

Abb. 7-17: Lokalisation des Musculus piriformis

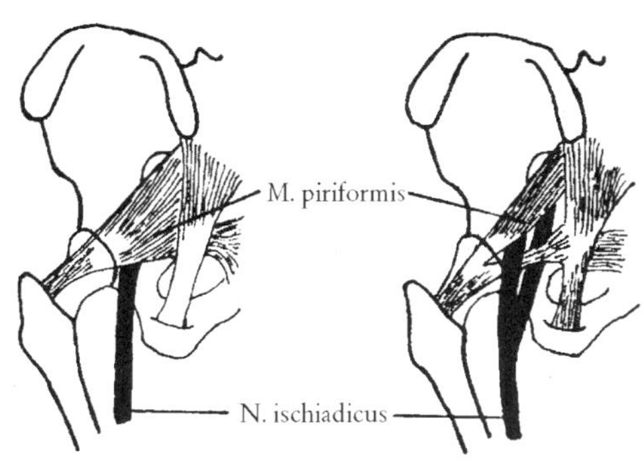

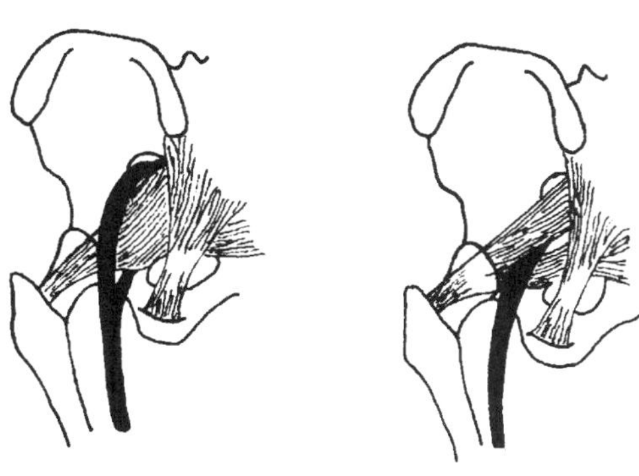

Abb 7-18: Anatomische Variationen des Musculus piriformis

ausstrahlen. Sie können sogar zu Impotenz und Hodenentzündung führen mit krampfartigen Schmerzen im Hoden. Die Schmerzen können sich durch Husten, Niesen oder Stuhlentleerung bei einem zunehmenden Abdominaldruck verschlimmern. Der Patient kann das Gefühl einer Verkürzung des betroffenen Gliedes haben. Er hat einen „watschelnden" Gang und den Oberkörper leicht nach vorne gebeugt. Generell ist immer nur ein Bein betroffen. Durch Palpation können eine Atrophie des M. glutaeus, diffuse Schwellungen des M. piriformis, schnurartige Muskelbündel entlang des Verlaufs des M. piriformis sowie eine Verdickung und Erschlaffung des angrenzenden Gewebes mit einer deutlichen Empfindlichkeit festgestellt werden. Der Lasègue-Test bereitet Schmerzen und einen Widerstand, bevor das Bein einen Winkel von 60° erreicht. Der Muskel-Sehnen-Test des M. piriformis ist positiv.

10.3 Behandlung

10.3.1 Der Patient liegt auf dem Bauch und entspannt den M. glutaeus maximus der betroffenen Seite. Der Thera-

peut rollt sanft, drückt und knetet entlang des Verlaufs der Muskelfasern des M. glutaeus maximus. Er dehnt passiv das betroffene Bein mit einer geringen Amplitude mehrmals, um die Verkrampfungen des M. glutaeus maximus zu lockern. Langsam und tief drückt und knetet er dann entlang des Verlaufs der Muskeln und dehnt und beugt das Bein mit einer großen Amplitude, um so den M. glutaeus maximus zu entspannen. Dann zupft er senkrecht die empfindlichen Punkte. Abschließend reibt er auf dem M. glutaeus maximus, bis der Patient ein Hitzegefühl spürt.

10.3.2 Der Patient liegt auf dem Bauch. Der Therapeut palpiert den Bauch des M. piriformis und drückt tief, bewegt oder zupft ihn mit seinem Daumen. Er versucht eventuell schnurartige Muskelbündel, Schwellungen oder deutliche Empfindlichkeiten zu finden. Dann stößt er mit einem seiner Daumen entlang des Verlaufs der Muskelfasern nach kranial und mit dem anderen Daumen drückt er den Muskel ohne Bewegung, bis dieser wieder weich wird. Anschließend drückt er mit dem Daumen 10 Sekunden tief auf die empfindlichen Punkte, um Schmerzen und Verkrampfungen zu lösen. Zum Abschluß schüttelt er mehrmals mit beiden Händen das betroffene Bein.

11. Ischias-Syndrom

11.1 Pathogenese

Der Ischiasnerv ist der größte und längste Nerv im Körper. Er ist die Fortsetzung des oberen Teils des Sakralplexus, tritt aus dem Becken durch das Foramen ischiadicum majus aus und kreuzt über dem M. piriformis. Dann verläuft er zwischen dem Trochanter major und dem Tuber ischiadicum entlang der Oberschenkelrückseite bis etwa zum unteren Drittel des Oberschenkels. Dort teilt er sich in zwei große Äste, in den N. tibialis und in den N. peroneus communis.

Patienten mit Ischiasbeschwerden haben Schmerzen im Bereich der Verteilung des Ischiasnervs. Mit eingeschlossen sind die Rückseite der Hüfte und der Oberschenkel, der posterolaterale Anteil des Beines und die laterale Seite des Fußes.

Primäre Ischiasbeschwerden werden durch eine Entzündung des Ischiasnervs verursacht. Oft werden die Ischiasbeschwerden von einer Myositis und Myofibrosis begleitet.

Sekundäre Ischiasbeschwerden können durch folgende Gründe verursacht werden:

a) Erkrankungen der Knochen und Gelenke: Protrusion einer Zwischenwirbelscheibe, rheumatische Spondylitis, spinale Tuberkulose und Deformation der Wirbelsäule.

b) Erkrankung des Wirbelkanals: Extradurales metastatisches Karzinom, Cauda-equina-Karzinom und Adhäsion der Arachnoidea.

c) Erkrankungen des Beckens: Adnexitis und Uterusmyom usw.

d) Fehlerhafte intramuskuläre Injektion stimulierender Drogen am M. glutaeus.

11.2 Klinische Erscheinungen

Ischiasbeschwerden treten meist unilateral bei jungen und Personen mittleren Alters auf. Der Patient kann über paroxysmale oder persistierende Schmerzen klagen, die von der Hüfte oder vom Gesäß in die Rückseite des Oberschenkels und lateral bis in den Unterschenkel oder sogar in den Fußrücken ausstrahlen. Die Schmerzen können sich bei Nacht oder durch Husten, Niesen oder Stuhlgang verschlimmern. Oft nimmt der Patient eine bestimmte Haltung ein, um die Schmerzen zu erleichtern. Er liegt z. B. auf der gesunden Seite, die Hüfte und das Kniegelenk der betroffenen Seite leicht angewinkelt. Wenn er steht, ist das Körpergewicht hauptsächlich auf die gesunde Seite verlagert. Die Hüfte und das Kniegelenk der betroffenen Seite sind dabei leicht angewinkelt. Die Wirbelsäule ist leicht zur gesunden Seite hin geneigt, so daß sich eine Skoliose entwickeln kann. Muskeldynamik und Muskelspannung können speziell im Bein reduziert sein. Der Achilles-Sehnen-Reflex ist abgeschwächt oder nicht mehr vorhanden. Am Gesäß oder der Beinrückseite können Empfindlichkeiten festgestellt werden. Der Lasègue-Test ist positiv.

11.3 Behandlung

20.3.1 Gerades oder intermittierendes Stoßen 3-5 Minuten auf dem betroffenen Bereich (siehe Abb. 3-38), dann 3-5 Minuten auf dem M. latissimus dorsi und auf dem Bereich vom Punkt GANSHU (B 18) zum Punkt DACHANGSHU (B 25).

11.3.2 Drücken mit den Daumen der Punkte beidseitig entlang der Wirbelsäule 2-4 Minuten von oben nach unten. Der Patient kann dabei eine Reizung oder ein Gefühl der Ausdehnung verspüren, die bis ins Bein ausstrahlt (siehe Abb. 3-14). Dann wird der Punkt HUANTIAO (G 30) 1 Minute lang mit dem Ellenbogen gedrückt (siehe Abb. 3-16).

11.3.3 Rollende Manipulation an den Beinen, speziell auf der Rückseite um die Punkte YINMEN (B 37) und CHENGSHAN (B 57) 2-3 Minuten, bis der Patient eine Reizung oder ein Gefühl der Ausdehnung verspürt (siehe Abb. 3-27).

11.3.4 Zupfen am Punkt YANGLINGQUAN (G 34) eine 1 Minute lang, damit der Patient ein elektrisierendes Gefühl verspürt, das bis in den Fuß ausstrahlt.

11.3.5 Der Patient liegt auf dem Rücken. Der Therapeut knetet mit seinem Ellenbogen die Rückseite des Oberschenkels, die Kniekehle und den M. peroneus longus. Anschließend drückt der Therapeut mit seinem Daumen die Punkte HUANTIAO (G 30), WEIZHONG (B 40), CHENGSHAN (B 57) und KUNLUN (B 60). Abschließend stößt oder beklopft er mit seiner Handfläche den Bereich vom Gesäß über das ganze Bein abwärts.

11.3.6 Der Patient steht. Der Therapeut drückt mit seinem Daumen und Zeigefinger die Punkte NEIGUAN (KS 6) und WAIGUAN (3E 5). Der Patient wird gebeten, gleichzeitig tief einzuatmen und seine Hüfte zu beugen und zu strecken (siehe Abb. 3-34).

12. Verletzung des Corpus adiposum infrapatellare

Dieser Fettkörper hat die Form eines Schmetterlings und liegt unter der Kniescheibe zwischen dem hinteren Kniescheibenband und der Gelenkkapsel des Kniegelenks. Er füllt den anterioinferioren Zwischenraum des Kniegelenks und paßt seine Form entsprechend den Bewegungen des Kniegelenks an. Er steigert dadurch die Stabilität des Gelenks und reduziert die Reibung.

12.1 Pathogenese

Wird das Kniegelenk einem Traum oder langen Übungen mit häufiger Hyperflexion, Hyperextension oder Rotation des Gelenks ausgesetzt, kann eine aseptische Entzündung mit einer Stauung oder Verdickung des Fettkörpers auftreten. Dies irritiert den N. cutaneus und verursacht Schmerzen. Der verdickte Fettkörper kann gelegentlich in den Gelenkraum hineindrücken und dadurch zu einer funktionellen Störung des Kniegelenks führen. Durch die aseptische Entzündung kann Exsudat entstehen. Daraus ergibt sich allmählich eine Adhäsion zwischen den Kniescheibenbändern und dem Fettkörper. Dies führt zu einer Bewegungseinschränkung des Kniegelenks.

12.2 Klinische Erscheinungen

Die Erkrankung wird meist bei Menschen festgestellt, die älter als 30 sind und oft in der Hocke sitzen oder viel gehen. Die Hauptbeschwerden sind Schmerzen und Schwäche des Kniegelenks und leichte Schwellungen an beiden Seiten der vorderen Kniescheibenbänder. Die Schmerzen verschlimmern sich bei einer kompletten Extension des Kniegelenks oder bei Ermüdung. Sie können nach unten bis zur Kniekehle ausstrahlen oder sogar dorsal entlang des Beins bis zur Ferse. In einem späten Stadium können im Gelenk kleine Mengen von Exsudat entstehen.

Oft sind die XIYAN-Punkte (Extra) empfindlich. Der Schmerz ist meistens unterhalb der Kniescheibe begrenzt, wenn das Gelenk ausgestreckt wird. Durch Entspannung des M. quadriceps femoris entsteht eine Empfindlichkeit im Zentrum des Fettkörpers mit einer Beteiligung der Kniescheibenbänder. Ist der M. quadriceps femoris angespannt, zeigt sich keine Reizung. Dieser Test kann angewendet werden, um zwischen einer Verletzung des Fettkörpers und der Kniescheibenbänder zu unterscheiden. Auf dem XIYAN-Punkt (Extra) kann eine bauchige Erhebung mit einer begrenzten Extension des Kniegelenks auftreten. Dies ist ein wichtiges Kennzeichen einer Fettkörper-Verletzung, die vermutlich durch das Hineindrängen des verdickten Fettkörpers in den Gelenkraum verursacht wurde.

12.3 Behandlung

12.3.1 Der Patient liegt auf dem Rücken, die Knie und die Hüfte sind 90° angewinkelt. Der Therapeut hält mit beiden Händen den Knöchel des Patienten und bittet einen Assistenten, den unteren Teil des Oberschenkels zu fixieren, während das Bein nach innen und außen gedreht wird. Dann wird das Kniegelenk vollständig gebeugt und allmählich zwei- bis dreimal ausgestreckt. Abschließend wird auf dem unteren Teil der Kniescheibe gerieben, um Wärme zu erzeugen.

12.3.2 Der Patient liegt auf dem Rücken mit einem flachen Kissen unter der Kniekehle. Um das Kniegelenk werden rollende Manipulationen angewendet, speziell um die Kniescheibe. Dann wird gerieben, um Wärme zu erzeugen.

12.3.3 Der Patient liegt auf dem Rücken mit einem flachen Kissen unter der Kniekehle. Um das Kniegelenk werden rollende Manipulationen angewendet. Dann wird entlang der Kniescheibenbänder kräftig gezupft. Gleichzeitig wird das Gelenk in alle Richtungen bewegt.

12.3.4 Der Patient sitzt, das Kniegelenk ist gestreckt und entspannt. Der Therapeut knetet 3-5 Minuten auf der Kniescheibe. Dann hält er mit einer Hand das Bein des Patienten und kratzt wiederholt auf dem Fettkörper, um die Adhäsion zu trennen.

13. Chondromalacia patellae (Büdinger-Ludloff-Läwen-Syndrom)

Die Chondromalacia patellae ist eine degenerative Erkrankung, hauptsächlich verursacht durch ein Trauma oder andere Einwirkungen auf das Knorpelgewebe der Kniescheibe.

13.1 Pathogenese

Diese Krankheit zeigt sich hauptsächlich bei Menschen, die bei ihrer täglichen Arbeit sehr lange stehen oder gehen müssen. Bei der Flexion und Extension des Kniegelenks reiben und drücken die Gelenkflächen der Kniescheibe und des Femurs gegeneinander. In halb gehockter Stellung ist die Belastung des Knorpels der Kniescheibe besonders stark. Eine häufige oder heftige Flexion oder Extension des Kniegelenks kann eine Verletzung oder sogar ein Ablösen des Kniescheibenknorpels verursachen. Gleichzeitig können auch noch das benachbarte Gewebe der Gelenkoberfläche, die Synovialmembran und der Fettkörper miteinbezogen sein. Daraus resultieren Stauung und Hyperplasie, was allmählich zu einer Chondromalacia patellae führt.

13.2 Klinische Erscheinungen

Der Patient kann über Reizungen, Schmerzen und Schwäche des Kniegelenks klagen, die sich bei Ermüdung oder halb gehockter Stellung verschlimmern. In manchen Fällen kann dies zu einer Kniegelenksperre führen. Um die Kniescheibe liegen empfindliche Punkte. Es entwickelt sich eine Atrophie des M. quadriceps femoris. Wenn der Arzt eine Hand auf die Kniescheibe des Patienten legt und mit der anderen Hand das Bein des Patienten beugt und streckt, dann kann er die Reibung innerhalb des Gelenks spüren und hören. Beidseitiges Ziehen der Kniescheibe kann Schmerzen oder Reibung im Gelenk erzeugen. Auf Röntgenaufnahmen können zystische degenerative Veränderungen auf der Kniescheibeninnenfläche sichtbar werden.

13.3 Behandlung

13.3.1 Der Patient liegt auf dem Rücken. Der Therapeut greift mit den Fingern einer Hand die Kniescheibe des Patienten und hebt sie 3-5mal kräftig an. Dann kneift und rotiert er die Kniescheibe 3 Minuten lang. Abschließend legt er seine Hand auf die Kniescheibe des Patienten und drückt und knetet sie 2 Minuten lang.

13.3.2 Der Patient liegt auf dem Rücken. Der Therapeut drückt und knetet intensiv das Bindegewebe um das Kniegelenk, um es zu entspannen. Dann greift und hebt er die Kniescheibe an und knetet, kneift und kratzt sie kräftig.

13.3.3 Beklopfen von Akupunkturpunkten: Die dafür ausgewählten Punkte sind CHENGSHAN (B 57), XUE-HAI (MP 10), YANGLINGQUAN (G 34), YINLING-QUAN (MP 9) und XIYAN (Extra).

13.3.4 Der Patient liegt auf dem Rücken. Der Therapeut legt seinen Daumen und Mittelfinger auf die inneren und äußeren Ränder der Kniescheibe, um sie einen Moment lang zu drücken. Dann kratzt er das umgebende Gewebe mit seinem Daumen (siehe Abb. 3-60) und beklopft die Kniescheibe mit der Faust 3 Minuten lang. Dann legt sich der Patient auf den Bauch. Der Therapeut rollt mit seinem Daumenballen auf dem hinteren Anteil des Kniekehlenmuskels und greift und beklopft dann 3 Minuten lang mit beiden Händen entlang des dorsalen Anteils des Beines.

14. Verletzungen des Meniskus

Die Menisken sind zwei halbmondförmige Knorpel, die bilateral zwischen Femur und Tibia liegen. Sie sind verbunden mit den vorderen und hinteren Kreuzbändern und dem Condylus tibiae. Sie stabilisieren das Kniegelenk, unterstützen die Beweglichkeit und absorbieren Vibrationen und andere Kräfte. Der äußere Meniskus ist nicht mit den äußeren kollateralen Bändern verbunden, deswegen beweglicher und übernimmt mehr Belastung als der mediale Meniskus. Dementsprechend sind Verletzungen des äußeren Meniskus häufiger.

14.1 Pathogenese

Plötzliche Adduktion, Abduktion und Rotation des Kniegelenks in einer halbgebeugten Position und einem fixierten Fuß können den Meniskus zwischen dem Condylus femoris und Condylus tibiae zusammendrücken. Eine weitere Extension und Rotation würde dann eine Ruptur des Meniskus verursachen.

Als Beispiel die Ruptur des medialen Meniskus: Der mediale Meniskus kann sich posteriomedial bewegen, wenn sich das Kniegelenk in einer halbgebeugten Position und Abduktion befindet. Bei einer plötzlichen Innenrotation wird er in den Raum zwischen Condylus femoris und Condylus tibiae hineingedrückt. Unter diesen Umständen kann ein kräftiger Zug am Condylus femoris eine Ruptur am Rand des Meniskus verursachen, Schmerzen und eine Schwellung des Kniegelenks auslösen. Unter dem Druck des Körpergewichtes kann der Meniskus nicht in seine ursprüngliche Position zurückkehren und reißen. Ähnlich kann eine plötzliche, kräftige Außenrotation eine Ruptur des äußeren Meniskus verursachen.

14.2 Klinische Erscheinungen

Die meisten Patienten haben bereits eine Vorgeschichte mit einer Verletzung, die durch eine abrupte Rotation des Kniegelenks bei Adduktion oder Abduktion verursacht wurde. Der Patient kann reißende Schmerzen haben. Das Knie kann angeschwollen sein mit empfindlichen Punkten am lateralen und medialen Anteil. Eine Atrophie des M. quadriceps femoris kann auftreten. In einigen Fällen kann sogar das Gelenk blockiert sein. Die Symptome können sich 4-5 Wochen später allmählich abschwächen. Aber die Instabilität und Schwäche des Kniegelenks bleibt bestehen, speziell beim Gehen auf unebenem Untergrund und beim Treppensteigen.

Entsprechend ihrer Lokalisation und Form kann die Verletzung als eine marginale, zentral longitudinale, transversale oder als eine Vorderhorn- oder Hinterhorn-Ruptur klassifiziert werden. Die einschlägigen Tests sind für die Diagnose hilfreich.

14.3 Behandlung

14.3.1 Als Beispiel eine Verletzung des äußeren Meniskus: Der Patient sitzt. Der Therapeut hält den Knöchel des Patienten mit der einen Hand und drückt den lateralen Raum des Kniegelenks mit dem Daumen der anderen Hand. Die Finger liegen auf dem medialen Anteil des Kniegelenks. Der Therapeut beugt das betroffene Kniegelenk des Patienten, rotiert den Unterschenkel nach außen und streckt es allmählich bei gleichzeitiger Traktion. Dabei wird mit dem Daumen das Vorderhorn und der laterale Rand des äußeren Meniskus nach medial reponiert.

Im Falle einer Verletzung des medialen Meniskus rotiert er den Unterschenkel nach innen und streckt das Bein bei gleichzeitiger Traktion. Dabei drückt er mit dem Daumen auf das Vorderhorn und den inneren Anteil des medialen Meniskus, um seine Fehlstellung zu korrigieren.

Abschließend drückt und knetet der Therapeut mit seinem Daumen von anterior nach posterior entlang des Gelenkspalts.

Auch kann im Kniekehlenbereich tief und langsam zusammen mit einer passiven Flexion und Extension des Kniegelenks gerollt werden. Dann wird mit dem Daumen entlang beider Seiten der Kniescheibe und des Kniegelenks gestoßen, gedrückt und geknetet, speziell auf den beiden Vertiefungen unterhalb der Kniescheibe. Abschließend wird am M. quadriceps femoris und um das Kniegelenk gerieben, bis Wärme entsteht.

15. Verstauchung des Sprunggelenks

Das Sprunggelenk ist ein Scharnier- und Drehgelenk. Die Gelenkpfanne wird aus den distalen Enden der Tibia und Fibula gebildet, die Gelenkköpfe aus dem oberen Teil und den Lateralflächen des Talus. Der laterale und mediale Anteil des Gelenks wird durch kollaterale Bänder geschützt. Knöchelverstauchungen machen 80% aller Verletzungen an Gelenken aus. Nachfolgende Faktoren verursachen Instabilität des Sprunggelenks:

a) Der anteriore und posteriore Anteil der Gelenkkapsel ist relativ schlaff, weil dies die Flexion und Extension des Gelenks erleichtert.

b) Bei einer Plantarflexion des Fußes stößt sich der relativ enge posteriore Teil der oberen Gelenkfläche des Talus in die Gelenkpfanne. Dies erleichtert eine Inversion und Eversion des Fußes.

Zusätzlich ist der äußere Malleolus länger als der innere, und die medialen kollateralen Bänder sind relativ stärker als die lateralen. Dies ermöglicht für eine Inversion des Gelenks einen größeren Spielraum als für eine Eversion. Aus diesem Grund treten Verstauchungen bei einer Inversion des Fußes häufiger auf.

15.1 Pathogenese

Beim Gehen oder Springen auf unebenem Boden, beim Treppensteigen oder wenn man einen Abhang hinuntergeht, verursacht eine plötzliche Inversion oder Eversion des Fußes bei einer Plantarflexion oft eine Verstauchung des Knöchelgelenks und ein Einreißen der kollateralen Bänder. In schweren Fällen führt es sogar zu einem Abriß dieser Bänder.

15.2 Klinische Erscheinungen

Der Patient mit einer Knöchelverstauchung hat Schmerzen, der Knöchel ist angeschwollen. Es fällt ihm schwer zu gehen. Oft werden eine deutliche Reizung und ein lokales subkutanes Hämatom festgestellt. Im Falle einer Verstauchung des äußeren Malleolus verschlimmert sich der Schmerz bei einer Inversion des Sprunggelenks. Schwellungen am äußeren und anterioinferioren Anteil des Gelenks weisen auf eine Verletzung des äußeren Anteils der Gelenkkapsel und der anterioren talofibularen Bänder hin. Eine Verrenkung des medialen Malleolus tritt oft in Verbindung mit einer Fraktur des äußeren Malleolus auf. Röntgenbilder sollten zur genauen Diagnostik herangezogen werden.

15.3 Behandlung

Eine CMT-Behandlung ist bei einer Fraktur des Gelenks und einer kompletten Ruptur eines Bandes kontraindiziert. Bei einer akuten Verstauchung des Gelenks sollte sanft behandelt werden.

15.3.1 Akuter Zustand: Der Patient liegt auf dem Bauch. Der Therapeut drückt und knetet sanft mit seiner Handfläche den posterioren Anteil des Beines und den Fußrücken. Dann schüttelt der Therapeut den Knöchel des Patienten. Abschließend drückt und knetet er mit seinem Daumen die Punkte ZUSANLI (M 36), YANGLINGQUAN (G 34), JUEGU (G 39), JIEXI (M 41), KUNLUN (B 60) und QIUXU (G 40).

15.3.2 Chronischer Zustand: Der Patient sitzt auf einem Tisch. Der Therapeut knetet mit seiner Handfläche drei Minuten um den Knöchel. Dann reibt er zwei Minuten auf dem medialen und lateralen Malleolus und dem Fußrücken. Zuletzt wird das Knöchelgelenk eine Minute lang in Traktion gehalten. Eine allgemeine Mobilisierung in alle Bewegungsrichtungen schließt die Behandlung ab.

16. Schmerzen in der Ferse

Mit der Evolution des Menschen und im Zusammenhang mit dem aufrechten Gang wurden der Kalkaneus und der Talus allmählich größer. Unter den drei gewichtstragenden Punkten, dem Tuber calcanei, dem Caput des ersten und des fünften Metatarsale ist der Tuber calcanei derjenige, der die meiste Belastung durch das Körpergewicht aufnimmt. Deshalb ist er auch besonders leicht für Verletzungen und Verrenkungen anfällig.

16.1 Pathogenese

Schmerzen in der Ferse treten oft bei Personen mittleren Alters und bei älteren Personen, bei Sportlern, Tänzern, Akrobaten und bei Personen auf, die bei der Arbeit lange stehen müssen. Die Hauptursachen für Schmerzen in der Ferse werden nachfolgend beschrieben:

a) Peritendinitis der Achillessehne: Die Achillessehne wird von lockerem Bindegewebe umgeben. Lokale entzündliche Reaktionen können aus einer Prellung der Sehne oder des umgebenden Gewebes resultieren. Schmerzen und Überreizung im oberen Teil der Ferse und um die Sehne herum sind die Folge. Eine leichte lokale Verdickung kann in diesem Bereich gefunden werden, auch wenn die Sehne eine normale Größe und Konsistenz hat.

b) Achillobursitis: Sie wird durch eine langdauernde Verspannung oder durch ständiges Reiben der Schuhe verursacht und führt zu einer chronischen Entzündung sowie zu einer Verdickung der Schleimbeutelwände. Die Hautoberfläche färbt sich dabei dunkelrot.

c) Osteophytenbildung des Kalkaneus: Sie wird hauptsächlich durch einen langzeitigen Zug auf die Achillessehne und andere Stimulationen auf den Knochen verursacht. In den meisten Fällen werden die Schmerzen durch eine lokale Entzündung ausgelöst, anders als die Osteophytenbildung selbst. Die Schmerzen entstehen in dem Augenblick, in dem der Fuß den Boden berührt, können dann für einen Augenblick nachlassen und verschlimmern sich bei Ermüdung.

d) Schädigung des subkalkanealen Fettkörpers: Sie wird verursacht durch Fettleibigkeit, Trauma, Osteophytenbildung oder durch Atrophie des Fettkörpers, wenn der Patient längere Zeit bettlägerig war. Der subkalkaneale Fettkörper wird dünner, verliert seine Elastizität und Schutzfähigkeit. Schmerzen in der Ferse beim Gehen oder Stehen sind das übliche Symptom. Durch Druck wird eine lokale Empfindlichkeit über dem Fettkörper festgestellt.

e) Plantaraponeurositis: Sie wird durch Verstauchung und Verletzung am Ansatz der Plantaraponeurose zum inferioren Anteil der Tuberositas des Kalkaneus verursacht, die zur Degeneration oder sogar zur Kalzifizierung des lokalen Gewebes führt. Die Hauptbeschwerden sind Schmerzen in der Ferse beim Stehen oder Gehen, die bis in den Talus oder die Fußsohle ausstrahlen.

f) Periostitis des Kalkaneus: Wenn die Ferse beim Gehen, Rennen, Springen oder beim Tragen schwerer Gewichte oft durch Erschütterungen gereizt wird, kann eine traumatische Periostitis mit Stauung, Schwellung oder sogar subperiostaler Blutung entstehen. Dies wird auch Ermüdungs-Periostitis genannt. Die Hauptbeschwerden sind Schmerzen, Schwellung und Empfindlichkeit um die Ferse herum.

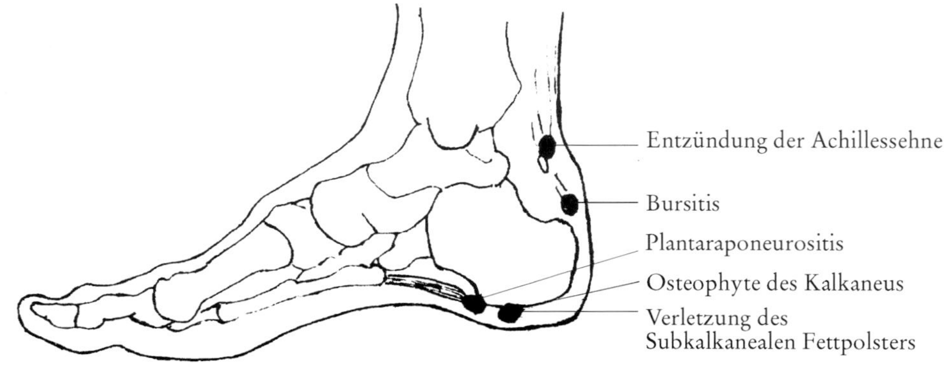

Abb. 7-19: Reizstellen am Fuß

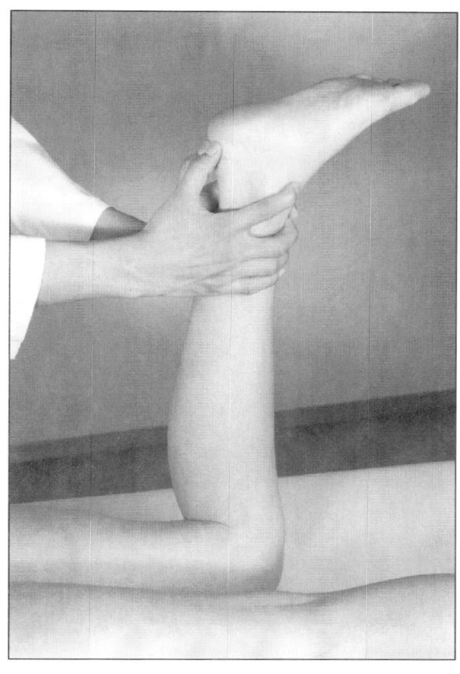 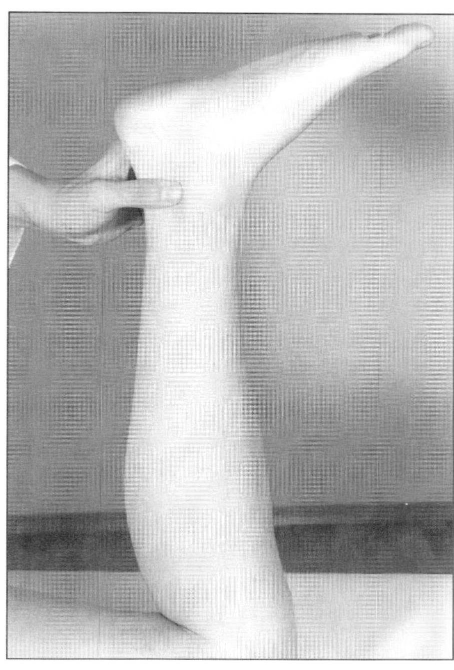

Abb. 7-20: Links: Kratzen der Ferse mit dem Daumennagel; rechts: Stoßen entlang der Achillessehne

16.2 Klinische Erscheinungen

Der Patient kann Schmerzen und eine lokale Überreizung in diesem Bereich verspüren, die sich durch Bewegung oder auch beim Stehen verschlimmern. Bei Osteophytenbildung ist das Ausmaß der Schmerzen nicht von der Größe, aber von der Richtung der Osteophyte abhängig. Ist die Richtung der Osteophyte parallel zur Basis der Ferse, treten keine Schmerzen auf. Zeigt die Osteophyte nach kaudal, können Schmerzen auftreten. Gewöhnlich werden empfindliche Stellen am vorderen Anteil des subkalkanealen Fettkörpers und am medialen Anteil des Tuber calcanei festgestellt (Abb. 7-19). Schmerzen durch eine Verletzung der Plantaraponeurose treten normalerweise in der Ferse oder Fußsohle auf. Der Patient kann in der Fußsohle ein Gefühl der Spannung und eine Gehstörung haben, die sich beim Gehen oder bei Kälte verschlimmert. Schmerzen bei einer akuten Bursitis sind sehr stark. Bei einer Verletzung des subkalkanealen Fettkörpers sind die Schmerzen nur temporär.

16.3 Behandlung

16.3.1 Der Patient liegt auf dem Rücken. Der Therapeut drückt und knetet die Ferse, zieht dann mehrmals die Plantaraponeurose entlang ihres Verlaufs und reibt sie eine Minute lang.

16.3.2 Kneten der Achillessehne: Der Patient liegt auf dem Bauch. Der Therapeut greift mit seinem Daumen und Zeigefinger die Achillessehne mehrmals und knetet sie dann zwei Minuten lang.

16.3.3 Beklopfen von Akupunkturpunkten: Die dazu ausgewählten Punkte sind YONGQUAN (N 1), CHENGSHAN (B 57), WEIZHONG (B 40), PUSHEN (B 61), SHENMAI (B 62). Sie werden nacheinander mit dem Daumen und der Spitze des Mittelfingers gedrückt und beklopft.

16.3.4 Der Therapeut kneift die Achillessehne 3-5mal und hebt sie 3-5mal an. Dann kratzt er mit seinem Daumennagel 10mal die Ferse und stößt für einen Moment entlang der Sehne (Abb. 7-20).

16.3.5 Der Patient liegt auf dem Bauch. Der Therapeut beklopft mit einem Holzhammer drei Minuten lang die Achillessehne. Das Beklopfen sollte schnell und sanft sein. Abschließend werden die Ferse, die Achillessehne und der M. triceps surae geknetet.

Behandlung von Allgemein- und Inneren Erkrankungen

1. Kopfschmerzen

Kopfschmerzen sind ein sehr verbreitetes klinisches Symptom, ausgelöst durch vielfältige Krankheiten der inneren Medizin, Chirurgie, Neurologie, Ophtalmologie, Otorhinolaryngologie usw. Die Ursachen können in nachfolgende Kategorien zusammengefaßt werden:

a) Intrakraniale Schädigungen, wie Gehirntumore, Gehirnabszesse oder Hämorrhagien;

b) Extrakraniale Schädigungen, wie Glaukom, Sinusitis und nasopharyngeales Karzinom;

c) Systemische Krankheiten, wie Anämie, Urämie, Sepsis und vaskuläre Hypertension;

d) Trauma oder degenerative Schädigungen der HWS, die zu zervikalen Kopfschmerzen führen;

e) Neurovaskuläre Kopfschmerzen.

Behandlungen durch CMT sind effektiv für die beiden letzten Kategorien und besonders effektiv bei Spannungskopfschmerz, Bluthochdruck und bei zervikalen oder neurovaskulären Störungen.

1.1 Kopfschmerzen – Sichtweise und Kategorisierung der TCM

Entsprechend der TCM fließen im Kopf die Essenz des viszeralen Blutes und das QI zusammen. Äußere und innere pathogene Faktoren können den normalen Fluß von QI und Blut unterbrechen und die Harmonie des Meridiansystems und das Aufsteigen des klaren YANG stören. Daraus resultiert eine Insuffizienz von QI und Blut im Gehirn oder eine Schädigung des Gehirns durch pathologische Hitze, die unterschiedliche Arten von Kopfschmerzen in verschiedenen Bereichen verursacht.

Die Manifestationen von Kopfschmerzen können entsprechend der verschiedenen Meridiane differenziert werden, in die pathogene Faktoren eingedrungen sind. Kopfschmerzen des TAIYANG-Meridians sind meist im Okzipitalbereich lokalisiert und strahlen in den Nacken aus. Kopfschmerzen des YANGMING-Meridians sind häufig auf der Stirn und über dem Auge lokalisiert. Kopfschmerzen des SHAOYANG-Meridians sind gewöhnlich auf beiden Seiten des Kopfes lokalisiert und beziehen oft die Ohren mit ein. Kopfschmerzen des JUEYIN-Meridians sind am Scheitel lokalisiert und beziehen die Augen mit ein, häufig in Verbindung mit erhöhtem Speichelfluß, Übelkeit und Erbrechen.

Kopfschmerzen werden auch entsprechend ihrer Ätiologie sowie ihrer pathologischen und klinischen Manifestationen klassifiziert. Die Haupttypen von Kopfschmerzen sind in der Tabelle 8-1 aufgeführt.

1.2 Klinische Erscheinungen

1.2.1 Wind-Hitze-Typ: Die Störung wird durch eine Kombination von Wind und Hitze verursacht. Der Patient hat Kopfschmerzen, Erröten im Gesicht, Bedürfnis nach kalten Getränken, Fieber und eine leichte

Tabelle 8-1:

Kopfschmerzen	Kopfschmerzen durch äußere pathogene Faktoren:	a) Wind-Hitze-Typ
		b) Wind-Kälte-Typ
		c) Sommer-Nässe-Typ
	Kopfschmerzen durch innere pathogene Faktoren:	a) Leber-YANG-Typ
		b) Schleim-Nässe-Typ
		c) Blut-Mangel-Typ
		d) Nieren-Schwäche-Typ
		e) Blutstase-Typ

Kälteaversion. Der Puls ist fließend und schnell. Die Behandlung soll Wind und Hitze eliminieren.

1.2.2 Wind-Kälte-Typ: Der pathogene Faktor Wind-Kälte ist in den TAIYANG-Meridian eingedrungen. Eine Blockierung des Meridians durch Kälte behindert den freien Fluß von QI und Blut und führt zu Schmerzen. Diese sind am Scheitel und im Nacken lokalisiert. Der Patient hat Fieber, eine ausgeprägte Aversion gegen Kälte, einen steifen Nacken und Schmerzen im Kopf und in den Gelenken. Die Nase ist verstopft und läuft. Der Zungenbelag ist dünn und weißlich, der Puls fließend. Die Behandlung soll Wind und Kälte eliminieren.

1.2.3 Sommerhitze-Nässe-Typ: Die pathogenen Faktoren Sommerhitze und Nässe befallen die Körperoberfläche und behindern den Mittleren Erwärmer. Dies führt zu einer Schwächung der Milzfunktion, die Nährstoffe im Körper zu verteilen. Durch den blockierenden Stau der Nässe wird auch die Blase in ihrer Funktion geschwächt. Dadurch wird die Nässe weiterverbreitet. Das klare YANG steigt nicht mehr auf und das trübe YANG sinkt nicht mehr ab. Die Symptome sind Kopfschmerzen, Gliederschmerzen und schwere Beine, Appetitlosigkeit mit einem Völlegefühl in der Brust und im Magen, Reizbarkeit und Durst sowie Fieber mit Schwitzen. Der Zungenbelag ist gelblich oder weißlich, der Puls schwach und schnell. Die Behandlung soll Hitze und Nässe eliminieren.

1.2.4 Leber-YANG-Typ: Hauptsächlich durch emotionale Störungen ausgelöst, versagt die Leber in ihrer Funktion, die Zirkulation von QI und Blut zu regulieren. Ein Überfluß von Leber-YANG entsteht, das aufsteigt und zu Kopfschmerzen führt. Die Symptome sind Kopfschmerzen, Schwindel, Reizbarkeit, Tinnitus, Schlaflosigkeit, Völlegefühl im Magen und in der Brust und rotes Gesicht. Die Zunge ist rot mit einem gelblichen Belag. Der Puls ist gespannt, kräftig und schnell. Die Behandlung soll die Leber beruhigen und das YANG nach unten leiten oder das YIN stärken und das Feuer reduzieren.

1.2.5 Schleim-Nässe-Typ: Meist wird er durch Ängste, übermäßiges Essen oder durch eine Milzschädigung nach einer schweren Krankheit ausgelöst. Die Milz ist in ihrer Funktion der Verdauung und Umwandlung der Nahrung geschwächt. Dies erzeugt Schleim-Nässe. Daraus resultiert ein Mangel an Nährstoffen und Blut im Gehirn mit nachfolgenden Kopfschmerzen. Die Symtome sind Kopfschmerzen, Benommenheit, Schwindel und Reizbarkeit, Völlegefühl im Magen und in der Brust, Erbrechen von Schleim sowie ein Gefühl der Gleichgültigkeit. Die Zunge hat einen schmierigen Belag. Der Puls ist schlüpfrig. Die Behandlung soll die Milz kräftigen und die Schleim-Nässe eliminieren.

1.2.6 Blut-Mangel-Typ: Blutverlust oder Fehlernährung führen zu einer Schwächung der Milz und des Magens. Daraus entwickelt sich ein Mangel an QI und Blut zur Versorgung des Gehirns. Die Symptome sind Kopfschmerzen, Schwindel, ein Gefühl der Gleichgültigkeit und Müdigkeit mit einer fahlen Gesichtsfarbe, Herzklopfen und Appetitlosigkeit. Die Zunge hat einen dünnen Belag. Der Puls ist fadenförmig und schwach. Die Behandlung soll das QI und das Blut kräftigen.

1.2.7 Nieren-Schwäche-Typ: Eine Schwäche der Nieren kann angeboren sein, durch fiebrige Erkrankungen, die das YIN geschädigt haben, oder durch exzessives Sexualleben entstehen. Die Nieren bilden und kontrollieren das Mark. Das Gehirn ist das Reservoir des Marks. Eine Schwäche der Nieren verursacht einen Mangel an Mark. Dadurch entstehen Kopfschmerzen. Die zusätzlichen Symptome sind Tinnitus, Schlaflosigkeit und Vergeßlichkeit, Müdigkeit und allgemeine Schwäche, Ausfluß oder übermäßige Leukorrhoe. Die Zunge ist rot mit geringem Belag. Der Puls ist schwach und fadenförmig. Die Behandlung soll die Nieren tonisieren und das YIN kräftigen.

1.2.8 Blutstase-Typ: Blutstase wird oft durch Verletzungen, wie durch Frakturen, Quetschungen und Verrenkungen verursacht. Dabei kommt es zu Fehlstellung von Gelenken, Blutungen oder Blutergüssen und einer Blockierung der Meridiane. Kopfschmerzen entstehen durch eine Unterversorgung des Gehirns mit QI und Blut. Die Symtome sind langanhaltende, stechende Kopfschmerzen an bestimmten Stellen des Kopfes, besonders stark bei Nacht. Die Zunge ist dunkelpurpurn. Der Puls ist fadenförmig und unregelmäßig. Die Behandlung soll die Blutzirkulation unterstützen und die Sinnesorgane öffnen.

1.3 Behandlung mit Routine-Manipulationen

1.3.1 „Öffnen der Himmelspforte": Der Therapeut drückt mit beiden Daumen den Punkt YINTANG (Extra) (zwischen den medialen Enden der Augenbrauen) des Patienten und manipuliert dann 30-50mal aufwärtsstoßend zum TIANTING-Punkt (genau innerhalb des Haaransatzes (Abb. 4-8).

1.3.2 „Abwischen der Augenbrauen": Der Patient sitzt vor dem Therapeuten. Der Therapeut drückt mit beiden

Daumen den Punkt YINTANG. Die Daumen wischen dann 5-10mal über die Augenbrauen und über die Punkte ZANZHU (B 2), YUYAO (Extra) und SIZHUKONG (3E 23).

1.3.3 Knetende Manipulation des Punktes TAIYANG (Extra) zwei Minuten lang.

1.3.4 „Kämmen der Kopfhaut": Der Patient sitzt. Der Therapeut steht vor dem Patienten und legt die Fingerspitzen beider Hände – die Daumen ausgenommen – auf die Kopfhaut des Patienten. Die Finger durchkämmen das Haar des Patienten dann 10-20mal mit engem Kontakt zur Kopfhaut vom vorderen bis zum hinteren Haaransatz.

1.3.5 Beklopfen der Kopfhaut: Mit den Fingerspitzen beider Hände – die Daumen ausgenommen – beklopft der Therapeut federnd zwei Minuten lang die Kopfhaut des Patienten (Abb. 3-45).

1.3.6 Reibende Manipulation der Kopfhaut: Mit einer Hand hält der Therapeut den Kopf des Patienten, legt die andere Hand mit der Handfläche auf die Kopfhaut des Patienten und reibt so kräftig, daß der Druck die tiefen Schichten der Kopfhaut erreichen kann.

1.3.7 Stoßende Manipulation des Punktes TONGTIAN: Der Therapeut drückt und reibt mit beiden Handflächen auf dem TONGTIAN-Punkt (B 7) und manipuliert dann stoßend mehrmals nach kranial, bis der Patient im Kopf ein Gefühl warmer Ausdehnung verspürt (Abb. 8-1).

1.3.8 Reiben des Haaransatzes: Der Therapeut steht vor dem Patienten, legt seine gespreizten Finger auf die

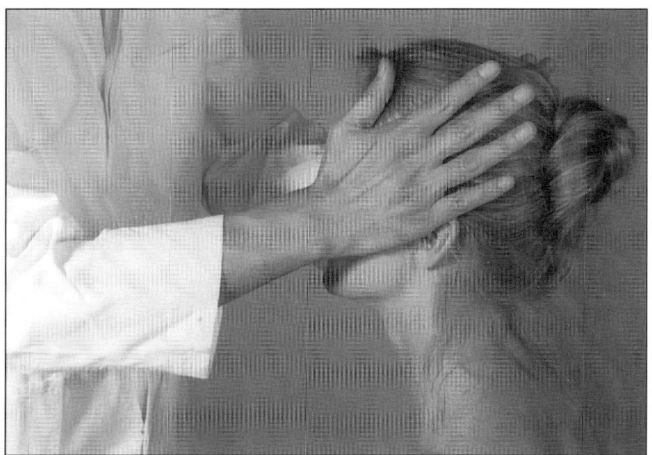

Abb. 8-1: Drücken und Reiben des TONGTIAN-Punktes und dann mit beiden Handflächen nach kranial stoßen

Kopfhaut des Patienten und manipuliert dann stoßend mehrmals nach lateral und aufwärts entlang des Haaransatzes, um beim Patienten ein Gefühl warmer Ausdehnung hervorzurufen.

1.3.9 Kneten der Ohrmuschel: Der Therapeut steht hinter dem Patienten und manipuliert knetend und reibend mehrmals mit den Daumen und Zeigefingern beide Ohrmuscheln des Patienten von oben nach unten, bis ein Gefühl der Wärme entsteht.

1.3.10 Kneten des Augapfels: Der Patient liegt mit geschlossenen Augen auf dem Rücken. Der Therapeut manipuliert knetend 3-5mal kreisförmig und sanft mit den Daumenkuppen die Augäpfel des Patienten. Man muß darauf achten, daß die Augäpfel nicht zu stark eingedrückt werden.

1.3.11 Drücken des Orbitarandes: Der Patient liegt mit geschlossenen Augen auf dem Rücken. Der Therapeut manipuliert drückend eine Minute lang mit dem Zeige-, Mittel-, Ring- und kleinen Finger den medialen Teil des oberen Orbitarandes.

1.3.12 Stoßen des Nackens: Der Patient liegt auf dem Bauch. Der Therapeut manipuliert stoßend mit beiden Handflächen in synchronen Bewegungen vom Nacken abwärts bis zum CHANGQIANG-Punkt (LG 1) am Sakrum.

1.3.13 Beklopfen der Punkte FENGCHI (G 20), FENGFU (LG 16) und BAIHUI (LG 20); greifende Manipulation der Punkte KUNLUN (B 60), HEGU (Di 4) und JIANJING (G 21); knetende Manipulation auf dem YONGQUAN-Punkt (N 1).

1.3.14 Sorgfältiges Suchen nach kordelartigen Knoten unter der Kopfhaut. Diese werden dann kräftig gedrückt und geknetet.

1.4 Modifikationen entsprechend den verschiedenen Kopfschmerz-Typen

1.4.1 Wind-Hitze-Typ: Kneten auf den Akupunkturpunkten DAZHUI (LG 14), FEISHU (B 13) und FENGMEN (B 12), auf jedem eine Minute lang; beidseitig greifende Manipulation der QUCHI-Punkte (Di 11); Drücken mit der Daumenspitze eine Minute lang jeden der Punkte LIEQUE (Lu 7), SHAOSHANG (Lu 11) und WEIZHONG (B 40).

1.4.2 Wind-Kälte-Typ: Zuerst wird zwei Minuten lang von oben nach unten entlang des TAIYANG-Meridians auf beiden Seiten der Wirbelsäule knetend und dann zwei Minuten lang reibend manipuliert.

1.4.3 Sommerhitze-Nässe-Typ: Kräftiges Stoßen und Reiben im Bereich zwischen den beiden Augenbrauen (YINTANG-Extrapunkt) und Reiben im Nacken, bis die Haut rot wird.

1.4.4 Leber-Yang-Typ: Abwechselnd beide QIAO-GONG-Punkte 20mal von oben nach unten stoßend manipulieren; Kneten der Punkte QUCHI (Di 11) und YONGQUAN (N 1); den TAICHONG-Punkt (L 3) mit der Daumenspitze zwei Minuten lang drückend manipulieren.

1.4.5 Schleim-Nässe-Typ: 3-5 Minuten lang auf dem Abdomen streichend manipulieren und dann Kneten auf den Punkten PISHU (B 20), WEISHU (B 21), DACHANGSHU (B 25), ZUSANLI (M 36) und NEI-GUAN (KS 6).

1.4.6 Blut-Mangel-Typ: Fünf Minuten lang auf dem Abdomen streichend mit Nachdruck auf den Punkten GUANYUAN (KG 4), QIHAI (KG 6) und ZHONG-WAN (KG 12) manipulieren; beidseitiges Kneten auf den Punkten XINSHU (B 15), GESHU (B 17) und ZUSAN-LI (M 36); mit der Daumenspitze drei Minuten lang auf den Punkten XUEHAI (MP 10) und SANYINJIAO (MP 6) drückend manipulieren.

1.4.7 Nieren-SchwächeTyp: Vertikales und horizontales Reiben entlang des DU-Meridians (Lenkergefäß) und zusätzlich Drücken auf den Punkten SHENSHU (B 23), MINGMEN (LG 4) und ZHISHI (B 52).

1.4.8 Blutstase-Typ: Beidseitiges Kneten und leichtes Beklopfen beginnend vom Nacken abwärts entlang der Wirbelsäule (dreimal); Traktion, falls eine Subluxation der Halswirbelsäule festgestellt wurde.

Anhang: Migräne

Migräne ist ein Syndrom charakterisiert durch vasomotorische Dysfunktion der Blutgefäße im Kopf. Frauen sind häufiger davon betroffen. Migräne tritt üblicherweise als ein einseitiger, starker, periodisch auftretender, pochender Schmerz in Verbindung mit Übelkeit, Erbrechen und Augensymptomen auf. Diese Erkrankung steht im Zusammenhang mit genetischen, endokrinologischen, allergischen und emotionalen Faktoren. Bei der Behandlung können die vorangegangen Routine-Manipulationen angewendet werden. Eine besondere Beachtung gilt dem Aufsuchen von Punkten auf der Kopfhaut, die Schmerzen

ausstrahlen und bei Druck ein Gefühl der Ausdehnung und des Prickelns im Bereich der Stirn und der Augen auslösen. Kräftiges Drücken, Kneten und Kneifen auf diesen Punkten kann beachtliche Effekte erzeugen.

2. Erkältungen

Eine Erkältung ist eine Infektionskrankheit des oberen Respirationstrakts. In der TCM wird sie als Eindringen von Wind bezeichnet. Wird die Körperabwehr durch ungünstige Bedingungen geschwächt, wie z. B. durch einen plötzlichen Klimawechsel, können Wind oder toxische Faktoren durch Mund, Nase oder über die Körperoberfläche in den Körper eindringen, zuerst die Lunge angreifen und das QI der Lunge stören. Wird der eingedrungene pathogene Faktor nicht sofort eliminiert, dann kann er sich in Hitze umwandeln und zu fiebrigen Symptomen führen.

2.1 Typisierung und klinische Erscheinungen

2.1.1 Wind-Kälte-Typ: Ausgeprägte Aversion gegen Kälte mit Fieber, aber ohne Schwitzen, keine Kopf- und Gliederschmerzen sowie keine verstopfte, laufende Nase. Der Hals kratzt, die Stimme ist rauh. Es treten Husten und weißes Sputum auf. Der Zungenbelag ist dünn und weißlich. Der Puls ist fest und fließend.

2.1.2 Wind-Hitze-Typ: Der Patient hat Fieber mit Schwitzen und eine leichte Aversion gegen Kälte und sein Hals schmerzt. Er hat zunehmende Kopfschmerzen verbunden mit Husten und gelblichem Sputum, Durst und Schmerzen am ganzen Körper sowie eine laufende Nase mit gelblichem Ausfluß. Der Zungenbelag ist trocken und gelblich, der Puls fließend und schnell.

2.1.3 Sommerhitze-Nässe-Typ: Dieser Typ tritt oft im Sommer und in feuchten Regionen auf. Die Symptome des Patienten sind Fieber mit Schwitzen, Durst, Ruhelosigkeit, Kopfschmerzen, schwere Glieder, ein Völlegefühl im Magen und Übelkeit. Der Urin ist spärlich und rötlich. Der Zungenbelag ist schmierig und gelb, der Puls weich und schnell.

2.2 Behandlung

2.2.1 Im kranialen und fazialen Bereich:

a) Stoßende Manipulation vom YINTANG-Punkt (Extra) entlang der Augenbrauen zum TAIYANG-Punkt (Extra) mit einem kurzen abschließenden Kneten;

b) 5-10mal Stoßen vom YINTANG-Punkt (Extra) aufwärts über die Kopfhaut zum DAZHUI-Punkt (LG 14);

c) Klopfen auf den Punkten ZANZHU (B 2), YINGXIANG (Di 20) und FENGCHI (G 31) und dann Drücken auf den Punkten BAIHUI (LG 20) und FENGFU (LG 16);

d) Die Haut zwischen den Augenbrauen wird mit dem Daumen und dem Zeigefinger mehrmals kräftig gezogen, bis sie rot wird;

e) Die Ohrmuscheln werden nach oben gezogen und 5-10mal kräftig kneifend manipuliert.

2.2.2 Im Nackenbereich: Vom FENGCHI-Punkt (G 20) abwärts werden die Muskeln auf beiden Seiten der Halswirbelsäule kneifend und knetend, dann mit der Handwurzel vom FENGFU-Punkt (LG 16) abwärts zum DAZHUI (LG 14) reibend manipuliert, bis die Haut rot wird.

2.2.3 Beklopfen der Punkte FEISHU (B 13) und QUCHI (Di 11); Drücken mit der Daumenspitze auf den Punkten LIEQUE (Lu 7), HEGU (Di 4) und SHAOSHANG (Lu 11); greifende Manipulation auf den JIANJING-Punkten (G 21).

2.2.4 Im Rückenbereich: 5-10mal kräftiges Stoßen und Kneten mit Vibrieren von oben nach unten entlang des Blasen-Meridians.

2.3 Modifikationen entsprechend der verschiedenen Erkältungs-Typen

2.3.1 Wind-Kälte-Typ: Zusätzliches Beklopfen der Punkte YANGLINGQUAN (G 34), SANYINJIAO (MP 6) und NEIGUAN (KS 6).

2.3.2 Wind-Hitze-Typ: Zusätzliches Beklopfen der Punkte FENGLONG (M 40), WAIGUAN (3E 5) und YIFENG (3E 17).

2.3.3 Sommerhitze-Nässe-Typ: 3-5 Minuten lang Streichen auf dem Abdomen; Beklopfen der Punkte ZHONGWAN (KG 12), GUANYUAN (KG 4), ZU-SANLI (M 36), XINSHU (B 15) und PISHU (B 20), jeden Punkt eine Minute lang.

3. Schlaflosigkeit

3.1 Pathogenese und klinische Erscheinungen

Schlaflosigkeit kann sich durch Schwierigkeiten beim Einschlafen, durch mangelnden Tiefschlaf und leichtes Aufwachen zeigen oder wenn man nach einem Aufwachen nicht mehr einschlafen kann. Die damit verbundenen Symptome sind üblicherweise Müdigkeit am ganzen Körper mit Schmerzen in der Taille oder in den Beinen, Herzklopfen, Vergeßlichkeit und Schwindel mit geistiger Verwirrung. Schlaflosigkeit tritt gewöhnlich auf in Verbindung mit einer Neurose, dem klimakterischen Syndrom oder mit vielen anderen Ursachen wie z. B. exzessive körperliche Aktivitäten, Ängstlichkeit und starke mentale Anspannung, Ärger oder Sorgen, falsche Ernährung, zu viel Essen, exzessives Sexualleben usw.

3.2 Behandlung

3.2.1 Im kranialen und fazialen Bereich:

3.2.1.1 Mehrfaches Stoßen und Kneten vom YINTANG-Punkt (Extra) zum SHENTING-Punkt (LG 24).

3.2.1.2 Mehrfaches Stoßen und Kneten vom YINTANG-Punkt (Extra) entlang der Augenbrauen zum TAIYANG-Punkt (Extra) (siehe Abb. 3-7).

3.2.1.3 Mehrfaches Stoßen und Kneten vom YINTANG-Punkt (Extra) abwärts beidseits entlang der Nase, vorbei am YINGXIANG-Punkt (Di 20) bis zu den Ohren.

3.2.1.4 Die Kopfhaut wird mit den Fingernägeln drei Minuten lang beklopft (Abb. 3-45).

3.2.1.5 Drücken der Punkte SHENTING (LG 24), FENGCHI (G 20) und JINGMING (B 1).

3.2.1.6 Kraniale Manipulationen am sensorischen Bereich und am Gleichgewichtsbereich (siehe Kapitel 6).

3.2.2 Streichen im Uhrzeigersinn auf dem Bauch, anschließendes Drücken und Kneten auf den Punkten ZHONGWAN (KG 12), QIHAI (KG 6) und GUANYUAN (KG 4).

3.2.3 Der Patient liegt auf dem Bauch. Der Therapeut reibt 3-5 Minuten entlang des DU-Meridians (Lenkergefäß) und drückt dann jeweils kurz die Punkte PISHU (B 20), WEISHU (B 21), XINSHU (B 15) und SHEN-SHU (B 23).

3.2.4. Beklopfen der Punkte ZUSANLI (M 36), FENG-LONG (M 40), SHENQUE (KG 8), QIHAI (KG 8),

2.1 Pathogenese

Entsprechend der TCM wird Amenorrhoe in zwei Typen klassifiziert: Leere- und Fülle-Typ.

Der Leere-Typ bezieht sich auf eine Schwäche der Leber und Nieren sowie eine Insuffizienz des QI und des Blutes, die zu einer Unterversorgung der CHONG- und REN-Meridiane führt. Der Fülle-Typ bezieht sich auf eine Stagnation von QI und Blut, einer Blockierung des Uterus oder auf eine innere Blockierung durch Schleim und Nässe. Daraus resultiert eine Blockierung des CHONG- und REN-Meridians.

2.2 Klinische Erscheinungen

Zusätzlich zum Ausbleiben der Menstruation gibt es noch Symptome wie ein aufgeblähter Bauch und Schmerzen, emotionale Frustration, Reizungen im Lumbalbereich und eine Schwäche der Extremitäten, ein generelles Krankheitsgefühl, Schwindel, Tinnitus, Völlegefühl und Schmerzen in der Brust.

2.3 Behandlung

2.3.1 Die Patientin liegt auf dem Rücken. Der Therapeut streicht langsam mit seiner Handfläche über den Unterbauch bei Patientinnen des Leere-Typs im Uhrzeigersinn und entgegengesetzt bei Patientinnen des Fülle-Typs. Die Manipulationen sollten tief, langsam und fest sein. Nach 5-10 Minuten wird in drückende und knetende Manipulationen gewechselt mit Nachdruck auf den Punkten GUANYUAN (KG 4), QIHAI (KG 6), GUILAI (M 29) und ZHONGJI (KG 3).

2.3.2 Die Patientin liegt auf dem Bauch, beide Beine sind gestreckt, der Rücken und die Hüfte sind entspannt. Der Therapeut manipuliert stoßend und drückend mit seinen Handflächen oder Fäusten beidseitig entlang der Wirbelsäule vom Nacken bis zum Sakrum (siehe Abb. 3-4). Anschließend werden die Punkte GANSHU (B 18), SHENSHU (B 23) und PISHU (B 20) beklopft und geknetet, jeder Punkt eine Minute lang.

2.3.3 Kraniale Manipulationen auf dem sensorischen und genitalen Bereich (siehe Kapitel 6).

2.3.4 Beklopfen der Punkte XUEHAI (MP 10), SANYIN-JIAO (MP 6), ZUSANLI (M 36), TAICHONG (L 3) und XINGJIAN (L 2).

3. Krankhafte Leukorrhoe

Krankhafte Leukorrhoe ist die Exkretion einer zähen Flüssigkeit aus der Vagina in Verbindung mit Lumbalschmerzen, Müdigkeit, Schwindel usw. Eine geringe Menge vaginaler Sekretion ist physiologisch und hier nicht gemeint.

3.1 Pathogenese

Krankhafte Leukorrhoe ist sekundär bei gewissen gynäkologischen, besonders bei infektiösen Erkrankungen. Entsprechend der TCM gibt es innere und äußere Faktoren, die die Krankheit auslösen. Zu den inneren Faktoren gehören Störungen des REN-Meridians, eine Schwäche des DAI-Meridians und eine Nässe-Hitze-Ansammlung. Dies steht auch in Verbindung mit funktionellen Störungen der Leber und vor allem der Milz und der Nieren. Äußere Faktoren sind die Einwirkung von Kälte und Nässe.

3.2 Klinische Erscheinungen

Hauptsymptom ist die vaginale Sekretion einer zähen Flüssigkeit in großen Mengen und mit einem fauligen Geruch in Verbindung mit Dysmenorrhoe, Schmerzen im unteren Rücken, mentaler Müdigkeit, Schwäche in den Beinen, Schwere im Hypogastrium, Schwindel, Appetitlosigkeit mit einem bitteren Geschmack im Mund und einem trockenen Rachen.

3.3 Behandlung

3.3.1 Die Patientin liegt auf dem Bauch. Der Therapeut reibt mit einer Handfläche 50mal auf den BALIAO-Punkten (bilateral B 31, 32, 33 und 34) auf- und abwärts bis zum Sakrum, bis die Patientin ein Hitzegefühl spürt, das bis in das Hypogastrium ausstrahlt (siehe Abb. 3-28).

3.3.2 Die Patientin liegt auf dem Bauch. Der Therapeut manipuliert stoßend kräftig mit den Spitzen des Zeige- und Mittelfingers auf dem CHANGQIANG-Punkt (LG 1). Diese Methode reguliert den REN-Meridian und stärkt die Nieren (Abb. 9-1).

3.3.3 Die Patientin liegt auf dem Bauch. Der Therapeut preßt und drückt mit starkem Fingerdruck (siehe Abb. 4-24) den SHENSHU-Punkt (B 23), um ein Gefühl der Schwere und Ausdehnung zu erzeugen.

3.3.4 Die Patientin liegt auf dem Rücken. Der Therapeut drückt und knetet mit einer Hand mehrmals auf dem

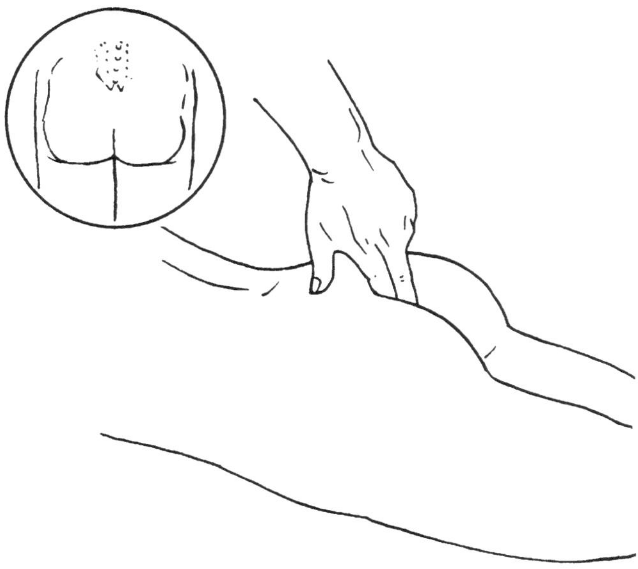

Abb. 9-1: Stoßende Manipulation auf dem CHANGQIANG-Punkt
mit den Spitzen des Zeige- und Mittelfingers

Hypogastrium. Dann manipuliert er stoßend mit der Handwurzel vom ZHONGWAN-Punkt (KG 12) zum ZHONGJI-Punkt (KG 3) entlang des REN-Meridians, mit Nachdruck auf den Punkten ZHONGWAN (KG 12), XIANWAN (KG 10), QIHAI (KG 6), GUANYUAN (KG 4) und ZHONGJI (KG 3) etwa fünf Minuten lang. Abschließend drückt und knetet er beidseits auf den Punkten ZHANGMEN (L 13), QIMEN (L 14) und DAIMAI (G 26).

3.3.5 Beklopfen und Kneten der Punkte XUEHAI (MP 10), SANYINJIAO (MP 6), ZUSANLI (M 36) und FENGLONG (M 40).

3.3.6 Drücken und Kneten beidseits auf den YONGQUAN-Punkten (N 1), bis die Patientin ein Gefühl der Reizung und Ausdehnung spürt, dann noch eine Minute länger (siehe Abb. 3-36). Abschließend reibt er longitudinal auf der Fußsohle, um ein Gefühl der Hitze zu erzeugen.

3.3.7 Zusammenpressen der Wirbelsäule (siehe Abb. 3-58).

4. Uterusprolaps

Die Dislokation des Uterus in die Vagina unter die Ebene der ischialen Wirbelsäule bezeichnet man als Uterusprolaps. In schweren Fällen kann der Uterus aus der Vulva hervortreten.

4.1 Pathogenese

Diese Anomalität tritt oft bei Frauen auf, die mehrmals geboren haben oder die schwer körperlich arbeiten. Daraus resultiert eine Schädigung oder Überdehnung des Gewebes und der Faszien des Beckenbodens, die den Uterus nicht mehr halten können. Besonders nach einer Geburt wird das Beckengewebe schlaff und der Uterus nimmt eine retroversive Position ein. Seine longitudinale Achse zur Vagina verändert sich. Werden Gewichte gehoben, schwere Lasten getragen, bückt man sich und hustet häufig, begünstigt dies die Dislokation des Uterus in die Vagina bis hin zu einem Prolaps.

4.2 Klinische Erscheinungen

Normalerweise prolapiert der Uterus, wenn die Patientin steht oder geht, und tritt wieder in seine normale Position zurück, wenn sich die Patientin hinlegt. In schweren Fällen wird er auch beim Liegen nicht mehr in seine normale Position zurückgehen. Durch mechanische Reizung kann sich ein Geschwür entwickeln. Weitere Begleitsymptome sind Lumbalschmerzen, Schweregefühl im Hypogastrium, Dysmenorrhoe und Leukorrhoe. Durch eine Ausbauchung der Vaginawände entsteht Druck auf die Harnblase und das Rektum. Die Folgen sind häufige, erschwerte oder inkontinente Urination sowie Obstipation.

4.3 Behandlung

Weil die Erkrankung aufgrund einer Schädigung des uterinen Kanals, eines Absinkens des QI des Mittleren Erwärmers und einer Schwäche der CHONG- und DAI-Meridiane entsteht, sind die Mechanismen fast dieselben wie bei einer Gastroptose und einem Rektumprolaps. Deshalb ist die Behandlung auch ähnlich.

4.3.1 Die Patientin soll täglich 2-3mal, jeweils 5-10 Minuten lang, den M. sphincter ani kontrahieren.

4.3.2 Die Patientin soll täglich 2-3mal 15 Minuten lang in Bauchlage die Knie zur Brust heben. Während der Übung sollten die Gesäßbacken bei entspanntem Abdomen so hoch wie möglich gezogen werden. Die Atmung sollte dabei weich und tief sein, um so das Zurücktreten des Uterus zu unterstützen.

4.3.3 Kraniale Manipulationen auf dem fußmotorischen und sensorischen Bereich einmal am Tage 10 Minuten lang (siehe Kapitel 6).

5. Menopausen-Syndrom

Die Menopause tritt bei Frauen etwa im Alter von 50 Jahren auf, wenn die Uterus-Funktion mit menstrualen Störungen und Symptomen aufgrund hormonaler Veränderungen abnimmt. Das Menopausen-Syndrom schließt emotionale und mentale Störungen während dieser Periode des physiologischen Übergangs ein.

5.1 Pathogenese

Das Menopausen-Syndrom ist noch nicht vollständig geklärt. Aber man geht generell davon aus, daß durch die abnehmenden Uterus-Aktivitäten der Östrogenanteil im Blut absinkt und sich die hemmende Wirkung auf die Hypophyse verändert. Die sekundäre Hyperfunktion der Hypophyse wirkt auf die Schilddrüse und den adrenergen Kortex. Daraus ergeben sich die Störungen der endokrinen, mentalen und neurologischen Funktionen.

5.2. Klinische Erscheinungen

Die erste Veränderung in der Menstruation beginnt mit einer Unterbrechung der Regelmäßigkeit und einer Zunahme der Blutungsmenge und -dauer zusammen mit Schwindel, Tinnitus, Schlaflosigkeit, Ruhelosigkeit, Hitzewallungen, Schweißausbrüchen, Herzklopfen, Kurzatmigkeit, Müdigkeit, Besorgnis und emotionaler Instabilität. Manche Patientinnen haben Diarrhoe, lockeren Stuhl,

Ödeme, Polyurie, Lumbalschmerzen und Schwäche in den Beinen.

5.3 Behandlung

5.3.1 Eine Minute lang abdominales Streichen mit der Handfläche (siehe Abb. 3-17).

5.3.2 2-3mal Zusammenpressen der Wirbelsäule (siehe Abb. 3-58); anschließend werden die Punkte FEISHU (B 13), XINSHU (B 15), GAOHUANG (B 43), GANSHU (B 18) und SHENSHU (B 23) gedrückt.

5.3.3 Die Patientin sitzt aufrecht. Der Therapeut steht hinter ihr und drückt und knetet einmal über den Rücken. Anschließend drückt er eine Minute lang mit beiden Mittelfingern beidseits die JIANJING-Punkte (G 21) und mit beiden Daumen den DAZHUI-Punkt (LG 14).

5.3.4 Rollen, Stoßen oder Drehen 3-5 Minuten lang im Bereich der Punkte JIANJING (G 21), FENGMEN (B 12), FEISHU (B 13), GAOHUANG (B 43), GANSHU (B 18) und SHENSHU (B 23).

5.3.5 Drücken der Punkte ZUSANLI (M 36), SANYINJIAO (MP 6), NEIGUAN (KS 6) und BALIAO (B 31, 32, 33 und 34).

5.3.6 Kraniale Manipulationen auf dem fußmotorischen und sensorischen Bereich (siehe Kapitel 6).

6. Separation der Symphysis pubis (Schambeinfuge) nach der Geburt

Die Symphysis pubis wird knorpelig verbunden und durch umgebende Bänder verstärkt. Sie kann eine Spannung von 320 kg aushalten, deshalb ist eine Separation selten. Bei schwangeren Frauen, besonders kurz vor der Geburt, lockern sich durch die Wirkung endokriner Hormone die Bänder des Iliosakralgelenks und der Symphysis pubis. Diese Schwächung ermöglicht eine Separation durch die Belastungen während der Geburt.

6.1 Pathogenese

Zur Unterstützung der Geburt werden durch hormonale Einwirkungen während der Schwangerschaft die Bänder des Beckens und der Symphysis pubis gelockert. Durch einen langen Geburtsvorgang, die Größe des Kindes, ungünstige Belastungen und Kälteeinwirkung auf den Iliosakralbereich wird auch nach der Geburt die Progesteronsekretion fortgesetzt. Die Bänder bleiben zu entspannt und ermöglichen eine Separation der Symphysis pubis und eine Fehlstellung des Iliosakralgelenks. Eine Subluxation des Iliosakralgelenks tritt direkt in Verbindung mit einer Separation der Symphysis pubis auf, während eine spätere Subluxation des Iliosakralgelenks andere Ursachen hat.

6.2 Klinische Erscheinungen

Es entstehen deutliche Schmerzen und eine Empfindlichkeit im Bereich der Symphysis pubis mit Bewegungseinschränkungen der Beine und einem schwankenden Gang. Die Patientin kann nur auf dem Rücken liegen und ist unfähig, den Körper zu drehen. Jede Bewegung der Beine verschlimmert die Schmerzen. Die Patientin kann die Beine nicht spreizen und nicht auf einem Bein stehen. Das Iliosakralgelenk kann nach ventral oder nach dorsal disloziert sein. Bei ersterem ist der postero-superiore Teil der Wirbelsäule auf der betroffenen Seite höherliegend, die Flexion des Knie- und Hüftgelenks wird erschwert. Im anderen Fall ist die betroffene Seite der Wirbelsäule tieferliegend, die Extension des Hüftgelenks ist erschwert.

Die Untersuchung ergibt eine Empfindlichkeit und Schwellung des Bindegewebes im Bereich der Symphysis pubis, der Separationsspalt ist tastbar.

6.3 Behandlung

6.3.1. Grundlegend für die erfolgreiche Behandlung ist die Korrektur der Fehlstellung des Iliosakralgelenks.

6.3.2. Die Patientin liegt auf dem Rücken. Der Therapeut drückt mit beiden Händen von ventral mit allmählich zunehmender Kraft auf den Hüftknochen, um die Adhäsion im Bereich der Symphysis pubis zu lösen. Dann stößt er mehrmals mit seinen Händen abwärts entlang der ventralen Oberschenkelmuskeln bis zum Knie, um die Zirkulation des QI und des Blutes zu verbessern. Die Knie der Patientin sind gebeugt, angehoben und so gespreizt, daß die Fußsohlen einander zugewandt sind. Von den Knien aufwärts bis zur Brust wird stoßend und drückend manipuliert, um eine Annäherung der Schambeinknochen zu bewirken.

Die Beine der Patientin sind gebeugt und der Therapeut hält mit der einen Hand beide Knie und legt die andere Hand unter beide Fersen der Patientin, um Knie- und Hüftgelenk zu beugen. Dann werden die Beine flach auf das Bett gelegt, und der Therapeut hält die Knie mit einer Hand. Mit der anderen Hand hebt er die Fersen an und manipuliert mehrmals beide Beine durch Traktion. Abschließend liegen die Beine wieder flach auf der Liege. Die Symphysis pubis wird zwei Minuten lang geknetet.

6.3.2 Die Patientin liegt auf dem Bauch. Der Therapeut knetet die Punkte BALIAO (B 31, 32, 33 und 34), HUANTIAO (G 30), DACHANGSHU (B 25) und GUANYUANSHU (B 26). Anschließend wird drei Minuten lang auf dem Iliosakral- und Lumbal-Bereich gerollt. Ist die rechte Seite betroffen, steht der Therapeut auf der rechten Seite der Patientin, hält deren rechten Fußknöchel unter seiner rechten Achsel fest, ihre Wade liegt auf seinem Unterarm, während seine rechte Hand auf seinem linken Unterarm ruht und seine linke Hand auf dem Knie der Patientin liegt. Das rechte Bein der Patientin wird fest vom Therapeuten gehalten, damit er es kräftig zwei Minuten lang durch Traktion manipulieren kann.

Ist die linke Seite betroffen, dann wird diese Methode genau umgekehrt angewendet.

7. Chondritis pubis

Chondritis pubis ist auch bekannt als nichteitrige Ostitis oder Arthritis der Symphysis pubis. Sie tritt häufig nach operativen Eingriffen in das Urogenital-System bei Männern oder bei Frauen während der Schwangerschaft und nach der Geburt auf. Sie ist auch bei Sportlern, besonders bei Fußballspielern, eine übliche Erkrankung.

7.1 Pathogenese

Die Ätiologie ist unklar, aber einige medizinische Schulen glauben an eine Infektion durch Bakterien geringer Virulenz. Andere glauben an eine Nekrose aufgrund von Durchblutungsstörungen. Bei Sportlern kann die Ursache eine Verletzung dieses Bereichs aufgrund einer ständigen Überanstrengung der Muskulatur im unteren Abdomen, im Iliolumbalbereich und im Becken sein.

7.2 Klinische Erscheinungen

Diese Erkrankung beginnt im Bereich der Symphysis pubis und dehnt sich über den Tuber ischiadicum aus, mit starken unilateralen oder bilateralen Schmerzen oder Reizungen in diesem Bereich, die in das Perineum oder bis in den Oberschenkel ausstrahlen können. Die Beweglichkeit der Beine ist begrenzt.

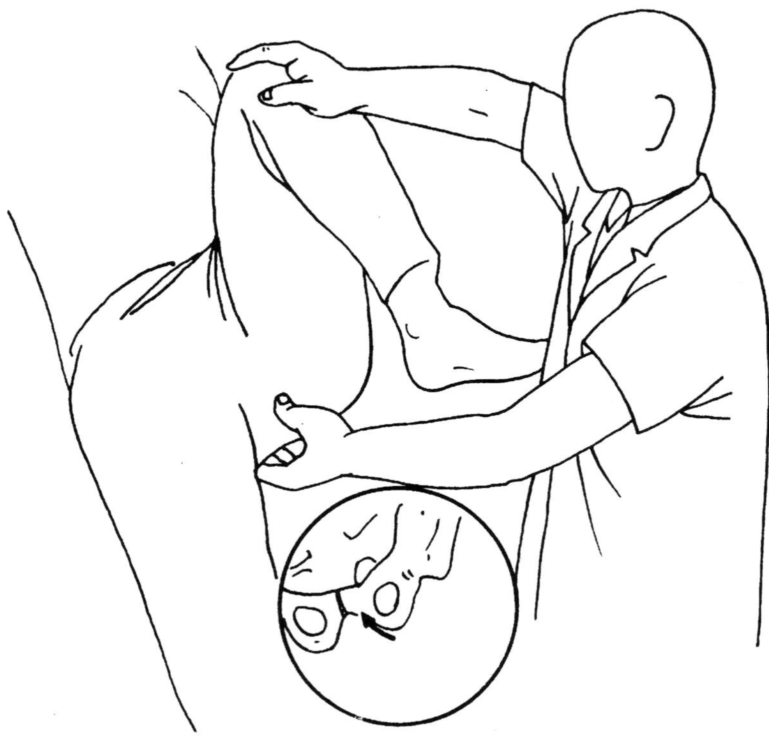

Abb. 9-2: Drücken und Stoßen mit dem Daumen zur Behandlung einer Chondritis pubis

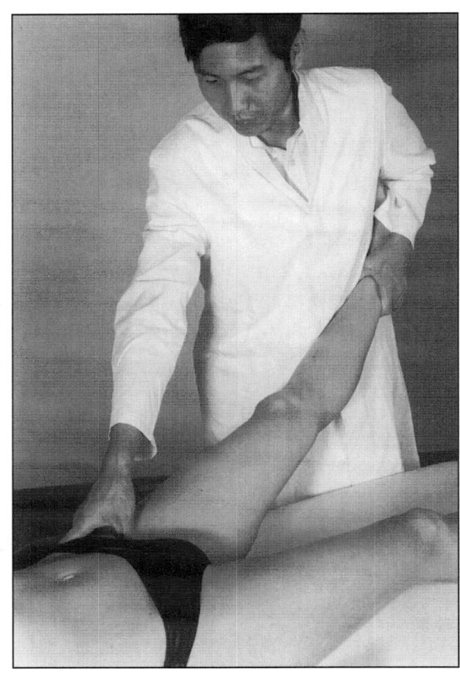

Abb. 9-3: Kneten des Oberschenkelansatzes
mit dem Daumen

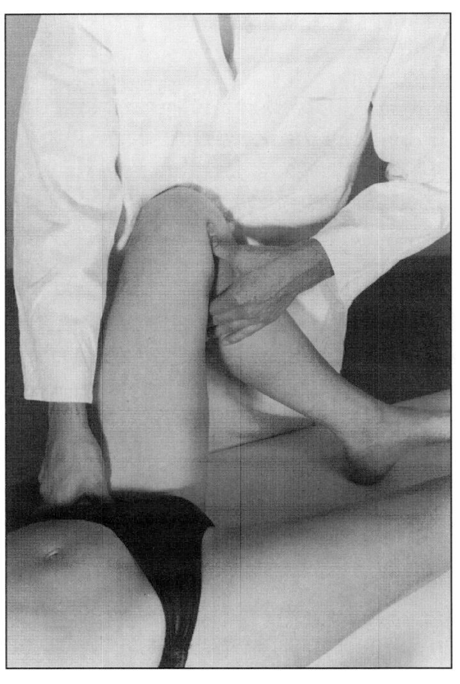

Abb. 9-4: Stoßen des Punktes bei
angewinkeltem Knie

Der Verlauf dieser Erkrankung ist unterschiedlich, aber eine spontane Heilung ist die Regel. Trotzdem ist eine manipulative Behandlung während des Auftretens dieser Erkrankung mit deutlichen Symptomen empfehlenswert.

7.3 Behandlung

Der Patient liegt auf dem Rücken, die betroffene Seite ist leicht erhöht. Der Therapeut stützt mit der einen Hand das gebeugte Knie der betroffenen Seite, um diese Seite zu exponieren. Mit dem Daumen der anderen Hand drückt und stößt er mehrmals aufwärts in Richtung des betroffenen Bereichs (Abb. 9-2).

Anhang: Schmerzen in diesem Bereich können auch durch Verspannungen der betreffenden Bänder ausgelöst werden, wenn der Sportler zu laufen oder springen beginnt oder eine Grätsche macht.

Behandlung:

1. Der Patient liegt auf dem Rücken. Der Therapeut hält den Fußknöchel mit einer Hand und knetet mit der anderen Hand den Ansatz des Oberschenkels der betroffenen Seite, besonders auf dem empfindlichen Punkt (Abb. 9-3).

2. Mit derselben Körperhaltung manipuliert der Therapeut mit der einen Hand den betreffenden Punkt stoßend und stützt mit der anderen Hand das angewinkelte Knie (Abb. 9-4).

3. Der Therapeut drückt mit dem Daumen der einen Hand auf den entsprechenden Punkt und stützt mit der anderen Hand das Knie der betroffenen Seite, um den Patienten bei der mehrfachen Beugung und Streckung des Beines zu unterstützen (Abb.9-5).

8. Impotenz

Mit Impotenz bei Männern bezeichnet man die Unfähigkeit zur Erektion und der daraus folgenden Unfähigkeit zum Geschlechtsverkehr.

8.1 Pathogenese

Männliche Impotenz kann durch Krankheiten, Drogen, Alkoholismus, psychisches Trauma, Masturbation und durch exzessiven Geschlechtsverkehr verursacht werden. Sie tritt oft bei frisch Verheirateten oder bei 30-40jährigen auf. Die Behandlung der meisten Fälle von funktioneller

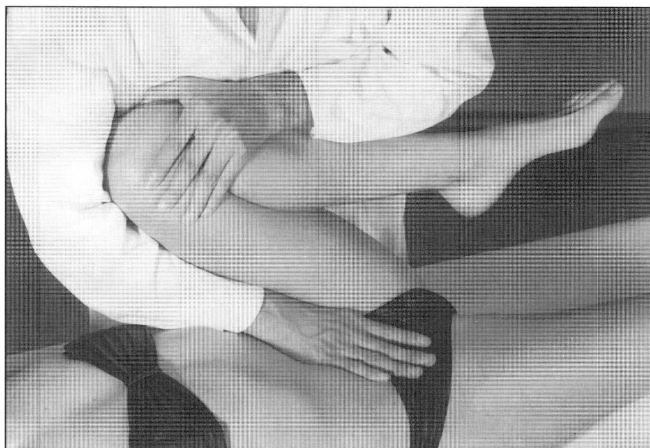

Abb. 9-5: Drücken des Spannungspunktes bei Bewegung des Kniegelenks

Impotenz bringt deutliche Effekte. Ausgenommen sind die wenigen Fälle einer tatsächlich organischen Störung.

Entsprechend der Theorien der TCM sind die Nieren außer an der Harnproduktion auch an der Fortpflanzung beteiligt. Deshalb steht eine Impotenz im Zusammenhang mit einer Störung der Nierenfunktion. Aus dem gleichen Zusammenhang beeinflußt eine sexuelle Inabstinenz die Nieren, schwächt das Feuer in Mingmen (LG 4, „Das Tor der Vitalkraft") und führt zu einer Impotenz.

Psychische Traumata und exzessive Besorgnis zehren an Herz- und Milz-QI, so daß eine mangelnde Blutversorgung der Genitalien eine Impotenz verursacht. Extreme Ängste oder Erschrecken schädigen die Leber, die Nieren und die Gallenblase. Auch dies kann eine Impotenz auslösen. Weiter beeinträchtigt Milzschwäche durch langdauernde Erkrankungen oder durch das Ansammeln von Nässe-Hitze die männliche genitale Potenz. Zusammengefaßt entsteht durch die meisten der obengenannten Ursachen eine Dysfunktion der Nieren und eine Schwäche des Nieren-Feuers.

8.2 Klinische Erscheinungen

Die Erkrankung beginnt gewöhnlich als eine zeitweilige Unfähigkeit zur Erektion, die beim Patienten Besorgnis auslöst und psychischen Druck ausübt, wodurch sich das Symptom noch verschlimmert und chronisch wird. In wenigen Fällen kann es sich nur um eine insuffiziente und unbefriedigende Erektion mit einer abnehmenden Libido handeln. In schweren Fällen bedeutet es eine völlige Unfähigkeit zur Erektion. Zusätzlich kann der Patient blaß sein mit Lumbalschmerzen, Schwäche in den Beinen, Schwindel, Herzklopfen, Schlaflosigkeit, Gleichgültigkeit und einer generellen Aversion gegen Kälte.

8.3 Behandlung

Während der Behandlung sollte der Patient von seiner Besorgnis und Befürchtung entlastet und ihm versichert werden, daß er wirklich kein ernsthaftes Problem hat. Er muß beraten werden, sich von sexuellen Aktivitäten zurückzuhalten, auch wenn es Zeichen der Besserung gibt. Nachfolgende Methoden sind bei Impotenz und Hyposexualität effektiv.

8.3.1 Der Patient liegt auf dem Rücken. Der Therapeut drückt und knetet drei Minuten lang mit seiner Handfläche den SHENQUE-Punkt (KG 8) bis der Patient unterhalb des Nabels Wärme verspürt. Dann drückt und knetet er mit der Handfläche die Punkte QIHAI (KG 6), GUANYUAN (KG 4) und ZHONGJI (KG 3) jeweils eine Minute lang. Abschließend reibt er drei Minuten lang die Punkte GUANYUAN und QIHAI, um im Hypogastrium Wärme zu erzeugen.

8.3.2 Der Patient liegt auf dem Bauch. Der Therapeut drückt und knetet auf den Punkten SHENSHU (B 23) und MINGMEN (LG 4) jeweils eine Minute lang, bis der Patient ein lokales Gefühl der Reizung oder Ausdehnung verspürt. Dann drückt der Therapeut mit beiden Daumen die BALIAO-Punkte (B 31, 32, 33 und 34) eine Minute lang nacheinander von oben nach unten und rollt drei Minuten lang auf dem Iliosakralbereich. Abschließend reibt er transversal zwei Minuten lang auf dem YAO-YANG-GUAN-Punkt (LG 3), bis der Patient im Hypogastrium Hitze verspürt.

8.3.3 Der Patient liegt auf dem Bauch. Der Therapeut drückt und knetet zuerst auf den Punkten BAIHUI (LG 20), CHANGQIANG (LG 1), NEIGUAN (KS 6) und SANYINJIAO (MP 6). Dann drückt und knetet er mit beiden Daumen auf die Peniswurzel. Die angewendete Kraft sollte dabei allmählich gesteigert werden. Die meisten Patienten verspüren lokal oder im Penis eine Wärme.

8.3.4 Der Patient sitzt aufrecht. Der Therapeut beklopft mit den Fingerspitzen sanft den kranialen Scheitelpunkt. Dann folgen kraniale Manipulationen nacheinander auf dem motorischen, fußmotorischen und sensorischen Bereich.

Anhang: Hyposexualität

Mit Hyposexualität bezeichnet man ein reduziertes oder kein Bedürfnis nach Sexualität sowie eine frühzeitige Ejakulation während des Geschlechtsverkehrs. Das Auftreten dieser Erkrankung aufgrund einer organischen Störung ist selten. Die meisten Fälle sind funktioneller oder psychischer Natur. In jedem Fall aber ist eine Reduktion der Sexualität mit zunehmendem Alter normal.

Entsprechend der TCM sind Impotenz und Hyposexualität in ihren Ursachen ähnlich und die Behandlung kann auch – wie oben beschrieben – durchgeführt werden.

9. Chronische Rhinitis

Chronische Rhinitis ist eine chronische Entzündung der nasalen Mukosa. Entsprechend der modernen Medizin wird die chronische Rhinitis in einfache, hypertrophische, allergische und atrophische Rhinitis klassifiziert.

9.1 Pathogenese

Entsprechend der TCM kontrolliert die Lunge die Haut und die Haare und öffnet sich über die Nase. Deshalb stehen Erkrankungen der Nase in enger Verbindung mit der Lunge. Ist die Körperabwehr geschwächt, dringen äußere pathogene Faktoren in den Körper ein, vorrangig Wind, in Verbindung mit Hitze, Kälte, Trockenheit oder Nässe. Sind die Lungen von diesen Faktoren belastet, wird das QI der Lungen behindert und kann nicht zirkulieren. Daraus entwickelt sich eine Rhinitis aufgrund eines Mangels an Lungen-QI, der die Nase erreicht.

9.2 Klinische Erscheinungen

9.2.1 Einfache Rhinitis: Mit einer übermäßigen mukösen Sekretion sind die Nasenlöcher abwechselnd verstopft. Bei schweren Fällen können Schmerzen an der Nasenwurzel und Hyposmie (herabgesetztes Geruchsvermögen) auftreten.

9.2.2 Hypertrophische Rhinitis: Konstante nasale Verstopfung mit einer geringen Menge an muköser oder eitriger Sekretion oft in Verbindung mit Kopfschmerzen, Schwindel und Hyposmie.

9.2.3 Allergische Rhinitis: Die nasalen Verstopfungen variieren. Sie treten oft plötzlich und am Morgen mit einem Jucken in der Nase, einer klaren wäßrigen Sekretion und mit Niesen auf. Nach dem Anfall können deutliche Schmerzen in der Nase, Kopfschmerzen und Tränenfluß auftreten.

9.2.4 Atrophische Rhinitis: Die Nasenhöhlen erweitern sich durch eine Atrophie der Nasenschleimhäute, die trocken und mit einer dicken Kruste bedeckt sind. Die Ausdünstung ist wohlriechend mit Hyposmie und Kopfschmerzen.

9.3 Behandlung

Trotz der unterschiedlichen Ätiologie und Pathologie können alle Typen der Rhinitis mit nachfolgenden Methoden behandelt werden:

9.3.1 Der Patient sitzt aufrecht. Der Therapeut stößt und reibt mehrmals bilateral von den FENGCHI-Punkten (G 20) abwärts entlang der Wirbelsäule. Dann manipuliert er die Punkte FENGCHI (G 20), BAIHUI (LG 20) und FENGFU (LG 16) greifend, bis beim Patienten ein Gefühl der Reizung oder Ausdehnung entsteht. Dann folgt 3-4mal Greifen vom FENGCHI-Punkt abwärts beidseitig entlang der Wirbelsäule, Greifen auf dem JIANJING-Punkt (G 21) und Drücken und Kneten auf den Punkten DAHUI (LG 14), FEISHU (B 13) und FENGMEN (B 12), jeweils eine Minute lang.

9.3.2 Der Patient sitzt aufrecht. Der Therapeut stößt mit beiden Daumen vom YINTANG-Punkt (Extra) beidseitig entlang der Nase abwärts zum YINGXIANG-Punkt (Di 20). Dann wird vom YINGXIANG-Punkt beidseitig entlang der Nase und den Augenbrauen zu den TAI-YANG-Punkten (Extra) gestoßen. Anschließend wird auf den Punkten TAIYANG und YINGXIANG gedrückt und geknetet. Abschließend wird auf beiden Seiten der Nase mehrmals gerieben, bis ein Gefühl der Wärme entsteht.

9.3.3 Der Patient sitzt aufrecht. Die ZHONGFU-Punkte (Lu 1) werden beidseits gedrückt und geknetet, bis ein Gefühl der Reizung oder Ausdehnung entsteht. Dann wird auf beiden Armen von den Schultern abwärts bis zu den Handgelenken 3-5mal gegriffen, mit Nachdruck auf den Punkten QUCHI (Di 11) und HEGU (Di 4). Abschließend werden die Arme 2-3mal gerieben.

9.3.4 Eigenbehandlung des Patienten: Der Patient liegt auf dem Rücken mit dem Kopf auf einem Kissen und drückt und knetet eine kurze Zeit die Punkte TAIYANG (Extra) und YINGXIANG (Di 20). Dann wird das Kissen weggenommen, um eine volle Extension des Nackens zu ermöglichen. Mit einem tiefen Atemzug

stoßen die Daumen wiederholt vom TAIYANG-Punkt entlang der Augenbrauen und auf beiden Seiten der Nase zu den Punkten YINGXIANG und XIAGUAN (M 7). Während der Behandlung sollte auf Konzentration in einer ruhigen Umgebung geachtet werden.

10. Fazialislähmung

Die Fazialislähmung ist eine periphere Nervenerkrankung, die durch eine nichteitrige Entzündung eines Teils des N. facialis im Foramen stylomastoideum verursacht wird. Sie betrifft oft junge Menschen und ist auch bekannt als *Bell'sche* Lähmung.

10.1 Pathogenese

Der N. facialis ist ein motorischer Nerv, der durch das Foramen stylomastoideum hindurchtritt und die Gesichtsmuskeln versorgt. Ist die Körperabwehr aus irgendwelchen Gründen geschwächt und der Körper Kälte und Wind ausgesetzt, kann eine nichteitrige virale Infektion des N. facialis entstehen, die zu einer Lähmung der Gesichtsmuskeln führt. Entsprechend der TCM wird eine Fazialislähmung durch einen QI-Mangel und Inkonsistenz des Hautgewebes verursacht, die zu einer Invasion des Fazialiskanals und der Nebengefäße durch Wind führt.

10.2 Klinische Erscheinungen

Diese Erkrankung tritt plötzlich und oft am Morgen auf, mit Schmerzen hinter den Ohren und Taubheitsgefühl im Gesicht. Sie ist charakterisiert durch eine einseitige Unfähigkeit, das Auge zu schließen und die Stirn zu runzeln, durch Einsinken der nasolabialen Grube, durch Entspannung und Reduktion des Muskeltonus auf der betroffenen Seite, durch Abweichung des Mundwinkels, manchmal durch ein reduziertes Geschmacksempfinden auf zwei Dritteln der Zunge und durch eine Hyperakusis (pathologisch gesteigertes Hörempfinden). Aufgrund der Lähmung der Mund- und Wangenmuskulatur hat der Patient Schwierigkeiten beim Reden, Trinken und Essen.

10.3 Behandlung

10.3.1 Der Patient liegt auf dem Rücken. Der Therapeut steht an der Seite und stößt mit seinen Daumen vom YINTANG-Punkt (Extra) zu den Punkten YANGBAI (G 14), JINGMING (B 1), SIBAI (M 2), YINGXIANG (Di 20), XIAGUAN (M 7) und JIACHE (M 6) 5-10mal

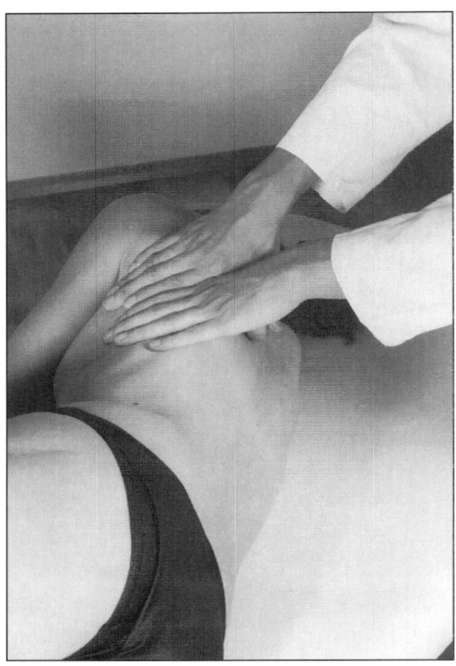

Abb. 9-6: Stoßen und Kneten entlang
der betroffenen Interkostalräume

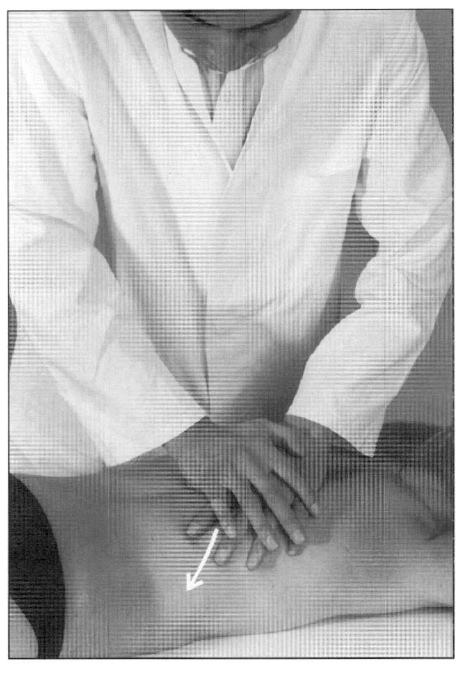

Abb. 9-7: Stoßen mit überkreuzten Händen entlang
der betroffenen Interkostalräume in der Bauchlage

vor und zurück. Dann wird auf der betroffenen Seite des Gesichtes fünf Minuten lang gerollt und geknetet.

10.3.2 Der Patient sitzt aufrecht. Der Therapeut greift und kneift mit dem Daumen und den anderen Fingern den Nacken und drückt und knetet dann die Punkte FENGCHI (G 20), FENGFU (LG 16), TAIYANG (Extra), JIACHE (M 6), QUCHI (Di 11), SHOUSANLI (Di 10) und HEGU (Di 14), jeweils eine Minute lang.

10.3.3 Kraniale Manipulation: Der Patient sitzt aufrecht. Der Therapeut knetet den BAIHUI-Punkt (LG 20) eine Minute lang. Anschließend beklopft er mit allen Fingerspitzen den Scheitelpunkt und stößt und knetet dann drei Minuten lang kräftig auf dem motorischen, sensorischen und fußmotorischen Bereich.

11. Interkostalneuralgie

11.1 Pathogenese

Diese Erkrankung wird in einen primären und sekundären Typ klassifiziert. Der primäre Typ tritt oft in Verbindung mit einer viralen Infektion auf. Der sekundäre Typ tritt oft im Zusammenhang mit einer Skoliose der Wirbelsäule, einem Rippentrauma oder mit Erkrankun-

gen der intrathorakalen Organe auf. Sportler, die werfen, können unter einer interkostalen Neuralgie aufgrund einer Überanstrengung oder ungünstigen Körperhaltung beim Werfen leiden.

11.2 Klinische Erscheinungen

Eine interkostale Neuralgie zeigt sich durch konstante Schmerzen in einem oder mehreren Interkostalräumen, die sich beim Husten, Niesen oder bei tiefem Atmen verschlimmern. Manchmal strahlen die Schmerzen bis in die Schultern aus. Die Schmerzen sind denen einer Verspannung des Hypochondriums ähnlich, aber in ihrer Lokalisation mehr fixiert.

11.3 Behandlung

11.3.1 Der Patient liegt auf der gesunden Seite. Die betroffene Seite ist dem Therapeuten zugewandt. Er stößt und knetet mit beiden Händen lateral entlang der betroffenen Interkostalräume (Abb. 9-6). Die angewendete Kraft sollte stark und fest sein.

11.3.2 Ist die Lokalisation der Schmerzen mehr im Rücken, liegt der Patient auf dem Bauch und der Therapeut stößt mit überkreuzten Händen kräftig und fest entlang der betroffenen Interkostalräume (Abb. 9-7).

GUA SHA